AF474534

BIBLIOTHÈQUE
DES MERVEILLES

PUBLIÉE SOUS LA DIRECTION

DE M. ÉDOUARD CHARTON

LE CORPS HUMAIN

PARIS. — IMP. SIMON RAÇON ET COMP., RUE D'ERFURTH, 1.

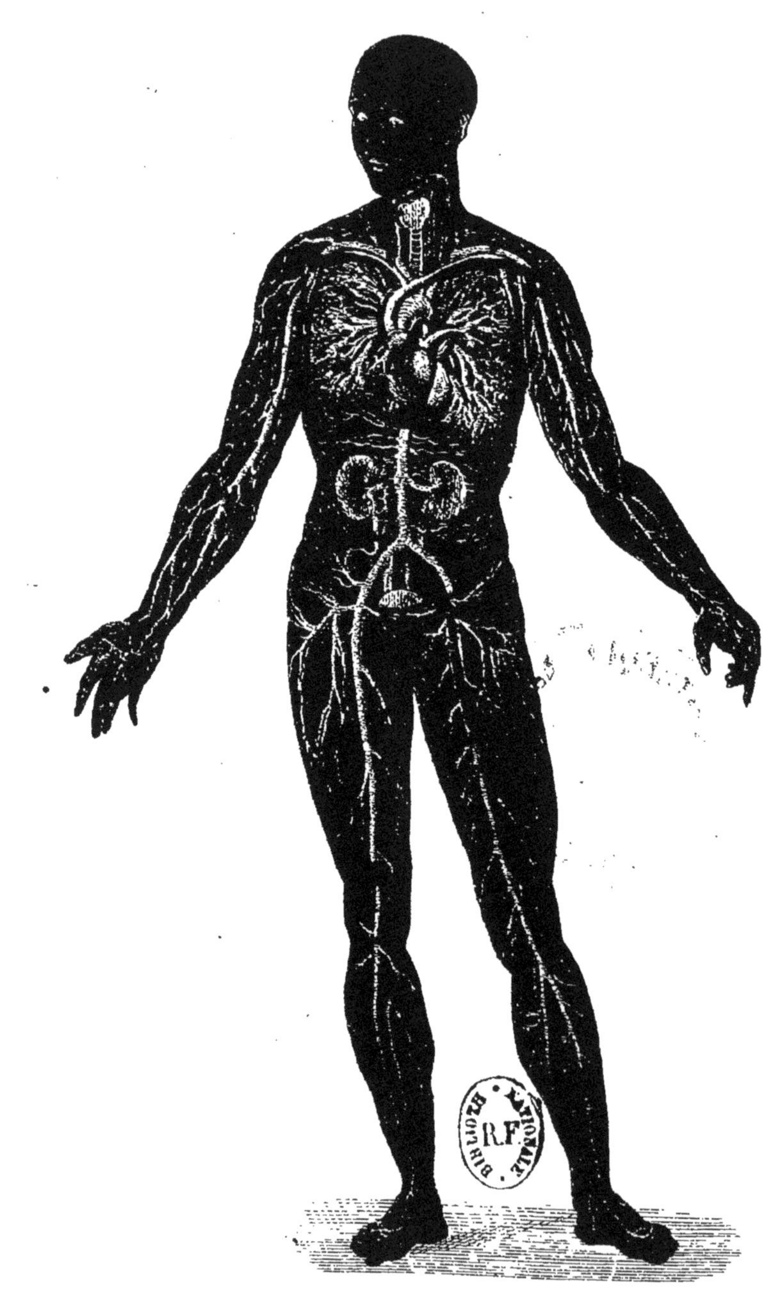

CIRCULATION DU SANG.

(Cœur, Poumons, Artères et Veines.)

BIBLIOTHÈQUE DES MERVEILLES

LE
CORPS HUMAIN

PAR

A. LE PILEUR

DOCTEUR EN MÉDECINE

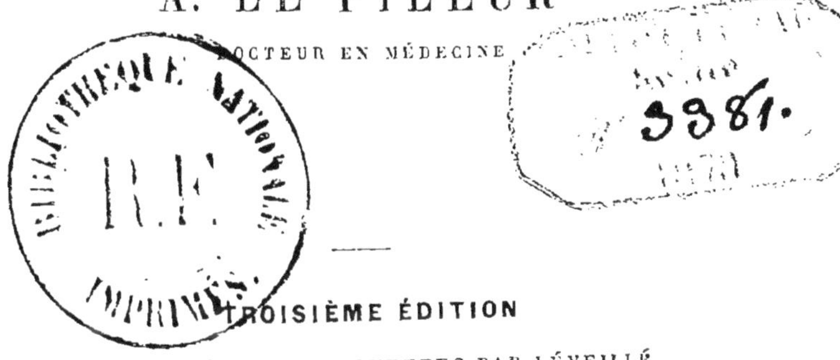

TROISIÈME ÉDITION

ILLUSTRÉE DE 46 VIGNETTES PAR LÉVEILLÉ

PARIS

LIBRAIRIE HACHETTE ET Cie

79, BOULEVARD SAINT-GERMAIN, 79

1873

LE
CORPS HUMAIN

CHAPITRE PREMIER

INTRODUCTION

Idée que les anciens se faisaient du corps humain. — Notions sommaires d'anatomie générale. — Substance du corps ou matière organisée. Principes immédiats. — Éléments anatomiques. — Nutrition. — Humeurs. — Tissus.

On a dit avec raison que l'esprit de l'homme, qui parcourt les espaces célestes et peut calculer la marche et la densité des astres, se trouve fort dérouté lorsque, au retour de ces excursions lointaines, il rentre dans sa propre maison. Son organisation est, parmi les mystères de la nature, un de ceux qu'il a le moins pénétrés, malgré ses efforts incessants pour en soulever le voile. De tout temps, en effet, il a cherché à se connaître lui-même, de tout temps il a étudié les rapports de sa propre existence avec celle du monde et les influences cosmiques, évidentes pour lui, mais presque toutes inexpliquées dans leur action sur les êtres vivants.

Emportés par leur imagination dans cette voie de rapprochements entre le corps humain et l'ensemble de la création, Aristote et quelques autres philosophes voyaient dans l'homme un abrégé des merveilles de l'univers. C'était pour eux le microcosme, le diminutif et comme le résumé du monde entier. Paracelse et les médecins astrologues développèrent à leur point de vue les idées des philosophes grecs et poussèrent à ses dernières limites la doctrine des influences sidérales sur l'homme. Suivant eux, le corps avait, comme la terre, un axe et deux pôles ; la tête, siége de l'âme, correspondait au ciel où résidait la divinité, etc.

Depuis lors, et surtout de nos jours, l'imagination a fait place dans l'étude à une méthode rigoureuse et à des idées positives. Mais qu'on suive à l'aventure Aristote et Paracelse, ou qu'on préfère à leurs théories poétiques les données exactes de la science, on verra toujours dans le corps de l'homme ce que la nature a créé de plus complet et de plus élevé parmi les êtres vivants, et l'on admirera, dans l'organisation même du corps humain, les efforts et les découvertes que son étude a fait accomplir à l'intelligence, depuis les maîtres de l'antiquité jusqu'à ceux de notre temps.

Dans le corps humain, comme chez les animaux et dans le règne végétal, la matière organisée est constituée par ce qu'on a nommé les *principes immédiats* et les *éléments anatomiques*. Parmi les principes immédiats, les uns sont d'origine minérale, comme l'oxygène, l'eau, les carbonates, les chlorures, les phosphates, etc. ; ils pénètrent dans l'organisme et fournissent les matériaux à l'aide desquels s'y forment d'autres principes d'un ordre différent. Ceux-ci constituent essentiellement le corps, d'où le nom de *substances organiques* qui leur est spécialement réservé. Les substances organiques n'ont déjà plus d'analogues dans le règne minéral, quoiqu'elles lui empruntent leurs matériaux d'origine; elles sont solides ou demi-solides (globuline, musculine...), liquides ou demi-liquides (fibrine, albumine, caséine...), colorantes ou colorées (hématosine, biliverdine.....). Elles se décomposent au lieu même où elles se sont formées ou déposées et donnent naissance à une autre classe de principes immédiats. Ces derniers, bien différents entre eux par leur nature et leurs attributions, sont des acides, des sels, des alcaloïdes, des corps gras : ce sont l'urée, la créatine, la stéarine, la cholestérine, les sucres du lait et du foie, les acides lactique, urique, etc., etc.

Ce mouvement double et continu de combinaison et de dissociation des principes immédiats a pour résultat la formation des éléments anatomiques. On nomme ainsi de très-petits corps, libres ou contigus, présentant un ensemble de caractères géométriques, physiques et chimiques spéciaux, ainsi qu'une structure sans analogie avec celle des corps bruts. Ce sont les plus petites subdivisions organiques auxquelles on puisse ramener les tissus et les humeurs par l'analyse anatomique. Leur réunion, leur enchevêtrement constituent les solides et les liquides de l'organisme. Par l'*assimilation*, ils empruntent leur substance aux molécules des principes immédiats; par la *désassimilation*, ils abandonnent en même temps et en proportions égales, d'autres molécules de ces mêmes principes.

L'ensemble de ces phénomènes est ce qu'on nomme la *nutrition*.

Ainsi l'eau, le carbone, la chaux, le phosphore, le fer et les autres principes qui pénètrent dans l'économie concourent à former la globuline, la fibrine, la musculine et les autres substances organiques qui, par leur combinaison constituent les éléments anatomiques du sang, des muscles, des os, des nerfs, du corps en un mot; c'est l'assimilation.

En même temps, d'autres molécules de ces mêmes principes, en proportions égales, abandonnent par désassimilation la substance de l'organisme et concourent à former le lait, la salive, les larmes, la bile et les autres sécrétions qui doivent être ou complétement excrétées, comme impropres à la nutrition, ou rejetées partiellement au dehors et partiellement reportées dans l'économie.

Quant aux éléments anatomiques, les uns ont une forme descriptible : globule, fibre, cellule, tube ; d'autres, sans forme distincte ou amorphes, remplissent les intervalles compris entre les premiers.

Nous avons vu que les principes immédiats et les éléments anatomiques constituaient la matière organisée à l'état solide ou liquide. La masse des liquides l'emporte de beaucoup sur celle des solides dans le corps de l'homme ; on l'évalue aux $\frac{9}{10}$ du poids total. L'eau entre en proportion considérable dans la composition de ces liquides, dont une partie seulement est contenue dans les vaisseaux ou les réservoirs spéciaux à chacun d'eux, tandis que le reste pénètre intimement les parties solides et fait corps avec elles.

On donne le nom d'*humeurs* aux parties liquides ou

semi-liquides de l'organisme, formées par mélange et dissolution des principes immédiats et tenant ordinairement des éléments anatomiques en suspension. Les parties solides sont ce qu'on nomme les *tissus*.

Les humeurs sont classées, suivant le rôle qu'elles jouent dans l'économie, en humeurs constituantes, humeurs sécrétées ou sécrétions, excrétions et produits médiats qui tiennent des trois autres genres. Les *humeurs constituantes* sont au nombre de trois : le sang, le chyle et la lymphe. Le *sang* est le liquide nourricier du corps ; il contient tous les principes immédiats que l'on rencontre dans l'économie. Incessamment reconstitué par la digestion et la respiration, il porte à tous les organes les matières assimilables, et aux appareils spéciaux celles qui formeront les sécrétions ou qui, désassimilées, doivent sortir de l'organisme. C'est donc un liquide à la fois réparateur et épurateur. La qualification de *chair coulante*, qu'on lui a donnée, est insuffisante ; car, aussi bien que le tissu musculaire, les autres tissus de l'économie sont essentiellement dans sa masse.

Le sang est plus lourd que l'eau ; sa pesanteur spécifique est de 1052 à 1057, celle de l'eau étant de 1000. Dans les vaisseaux le sang se compose : 1° d'éléments anatomiques, *globules* et *globulins*, les premiers sont rouges, *hématies*, ou blancs, *leucocytes ;* les globulins se rapprochent beaucoup dans leurs apparences des globules blancs ; 2° d'un liquide où l'eau représente 779 pour 1000 en poids, chez l'homme, et 791 pour 1000, chez la femme ; ce liquide est le *plasma*, la substance plastique, le suc nourricier ; on y trouve en dissolution tous les principes immédiats du sang. Ce sont, entre autres, de la chaux, de l'ammoniaque, de la soude, de la potasse, du phosphore, de la magnésie, du fer et d'autres métaux à l'état de sels ; chlorures, chlorhydrates, sulfates, carbonates, phosphates, etc., auxquels sont mêlés les principes des sécrétions et les substances organiques dont les plus importantes, par leur quantité, sont : la fibrine, 2,5 pour 1000, et l'albumine, 69 à 70 pour 1000.

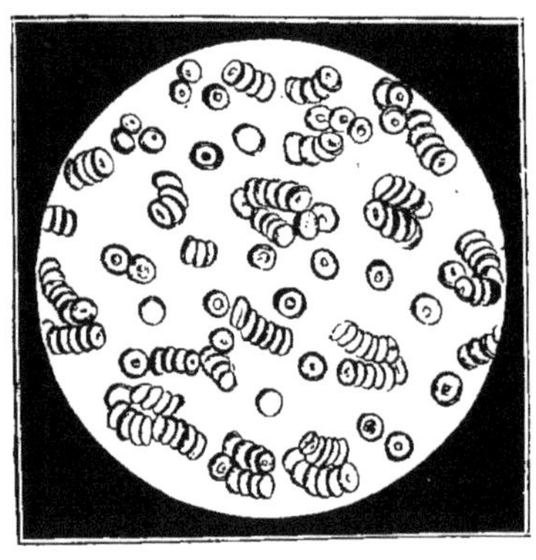

Fig. 1.
Le sang vu au microscope.

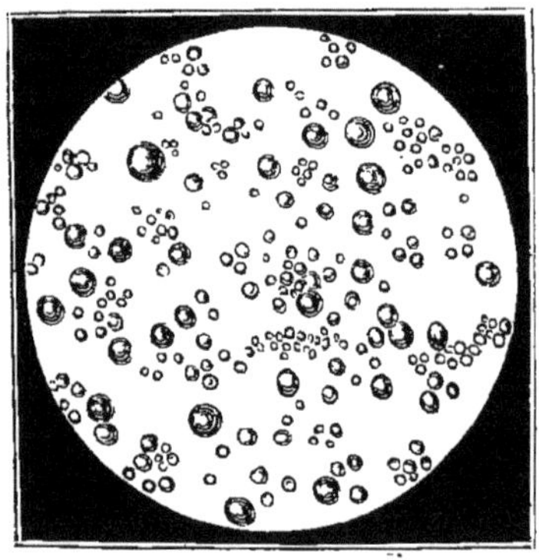

Fig. 2.
Le lait vu au microscope.

Le sang doit sa couleur aux *globules rouges* ou *hématies*, colorés eux-mêmes par une matière que de Blainville a nommée *hématosine*, et qui contient 7 pour 100 de fer. Les *hématies* sont aplaties en forme de disques ronds, du diamètre de $0^{mm},006$ à $0^{mm},007$ et d'une épaisseur de $0^{mm},002$. Elles se présentent, au microscope, groupées sans ordre ou empilées comme des pièces de monnaie, de couleur rouge à la lumière réfléchie. Les *leucocytes*, dont nous avons parlé plus haut, sont des corpuscules sphériques, à surface lisse, d'un blanc jaunâtre à la lumière réfléchie, et de 0mm,008 à 0mm,014 de diamètre.

La couleur du sang est d'un beau rouge cramoisi dans les artères, d'un rouge plus ou moins noir dans les veines ; nous aurons occasion de l'examiner à ce point de vue en parlant de la circulation.

La température du sang, environ 38°, 5, est plus élevée que celle d'aucune autre partie constituante du corps ; elle diffère, comme nous le verrons plus loin, suivant qu'on l'observe sur tel ou tel point de l'appareil circulatoire.

Lorsqu'on laisse reposer le sang tiré des vaisseaux, il se sépare en deux parties distinctes, l'une demi-solide, le caillot, l'autre liquide, le sérum. Le *caillot* résulte de la coagulation de la fibrine qui entraîne avec elle les globules rouges en suspension dans le sang ; ces globules étant plus denses que les autres éléments du sang, quand la coagulation de la fibrine tarde quelque temps, ils tombent vers la partie déclive ; alors une portion de la fibrine, n'en rencontrant pas, se coagule en conservant sa coloration propre, et le caillot se compose de deux couches : l'une superficielle, grisâtre ou blanche et demi-transparente, appelée *couenne*, formée de fibrine pure ou mélangée de globules blancs ; l'autre composée de fibrine et de globules rouges qui lui donnent leur couleur. Le *sérum* est un liquide transparent, d'un jaune verdâtre, quelquefois teinté de blanc par des gouttelettes graisseuses, auquel cette coloration et d'autres points d'analogie ont fait donner le même nom qu'au petit-lait. Il est un peu moins dense que le caillot, et contient, entre autres principes, beaucoup d'albumine.

Le sérum est le plasma moins la fibrine.

Le *chyle* est un liquide blanc, opaque, ayant à peu près l'aspect du lait, qui est séparé des aliments pendant l'acte de la digestion, et que les vaisseaux *chylifères* pompent à la surface de l'intestin grêle et portent dans le sang pour servir à sa formation. En avançant vers le point où il doit se mêler au sang, il devient de plus en plus analogue à ce dernier liquide par sa composition, prend une teinte rosée et, abandonné à lui-même, il se partage en caillot fibrineux et en sérum albumineux.

La *lymphe* est un liquide clair, transparent, légèrement teinté de jaune ou de vert. Puisée par les vaisseaux *lymphatiques* dans l'épaisseur des organes, surtout à la peau et à la surface des membranes séreuses et muqueuses, la lymphe est versée dans la masse du sang par deux canaux principaux. Elle contient, comme le chyle, des globules blancs et des gouttelettes de graisse. Extraite des vaisseaux lymphatiques, elle se sépare de même en caillot fibrineux et en sérum contenant un peu d'albumine.

Le chyle et la lymphe sont, comme on voit, un sang imparfait. Le chyle sort, à l'état d'ébauche, de l'appareil digestif et va s'achever dans les appareils de l'hématose. La lymphe vient de la limite extrême des organes à ces mêmes appareils et y pénètre avec le chyle en se mêlant au sang, à l'humeur constituante par excellence.

Les *humeurs sécrétées* ou *sécrétions* sont produites par des appareils spéciaux, aux dépens des matériaux qu'y apportent les humeurs constituantes; elles diffèrent de ces dernières en ce qu'elles servent seulement de milieu aux éléments qu'elles tiennent en suspension, sans que ces éléments leur soient propres, comme les hématies, par exemple, le sont au sang. Toutes renferment une ou plusieurs substances organiques, liquides, à la nature desquelles l'humeur sécrétée doit ses propriétés essentielles. Ces humeurs sont nombreuses et jouent dans l'économie des rôles très-distincts. Elles sont normales ou morbides suivant qu'elles doivent leur origine aux fonctions régulières des organes ou que la maladie détermine leur sécrétion. Parmi ces humeurs, nous nous bornerons à citer le *lait*, qui se rapproche du sang par son sérum et que rien ne peut remplacer dans l'alimentation de la première enfance ; les *humeurs aqueuse* et *hyaloïde*, qui font partie de l'œil ; la *synovie*, qui baigne et lubrifie les surfaces articulaires ; les *larmes* ; la *salive*, qui se rattache, comme nous le verrons plus loin, à la digestion, et dans laquelle Longet a démontré l'existence, à dose minime et par conséquent inoffensive, du sulfocyanure de potassium, un des poisons les plus violents. Dans le langage vulgaire, on donne exclusivement le nom d'humeur aux liquides purulents, produits morbides qui diffèrent à quelques égards suivant les conditions et les organes dans lesquels ils se forment ; c'est à tort qu'on leur réserve spécialement une dénomination qui appartient à tous les liquides organiques.

Indiquons seulement les *produits médiats*, parmi lesquels figure le *chyme*, pâte demi-liquide, élaborée par l'estomac pendant la digestion, et les *excrétions* dont l'organisme se débarrasse après les avoir séparées de presque tous les principes assimilables.

Les *tissus* sont les parties solides du corps, formés

d'éléments anatomiques enchevêtrés ou seulement juxtaposés. On distingue les tissus d'après les éléments qui leur sont propres, d'après leur texture, c'est-à-dire le mode d'arrangement de ces éléments et d'après leurs propriétés essentielles, qui sont ou physico-chimiques, comme la consistance, l'extensibilité, la rétractilité, l'élasticité, l'hygrométricité; ou organiques, comme les propriétés d'absorption, de sécrétion, de développement, de régénération, de contractilité et d'innervation. Ces propriétés sont variables, suivant les tissus, qui sont plus ou moins tenaces, plus ou moins extensibles, etc., ou particulières à certains tissus et indépendantes, car un tissu peut être rétractile et non extensible ou élastique, et *vice versa*. On appelle *tissus constituants* ceux qui, formés d'un élément fondamental, fibre, cellule, tube, composent essentiellement l'organisme, et *tissus produits*, ceux qui, émanés des premiers, peuvent s'en détacher sans les détruire et ne sont que des parties accessoires ou de perfectionnement. Ces produits sont *normaux* ou *morbides*, suivant leur nature et leur masse. Parmi les tissus nombreux qui existent dans l'économie nous citerons les suivants :

Tissu *osseux*, composé principalement d'un élément anatomique nommé *ostéoplaste*. Compacte dans certaines parties des os, spongieux dans d'autres, le tissu osseux est creusé de conduits ramifiés à l'infini, *canalicules de Havers*, dans lesquels passent le sang et la substance médullaire.

Tissu *cartilagineux* et *fibro-cartilagineux*.

Tissu *cellulaire* ou *conjonctif*, plus exactement nommé tissu *lamineux*, formé de fibres lamineuses, filaments longs, aplatis, onduleux, fasciculés, et de fibres appartenant au tissu élastique. Sur presque tous les points de

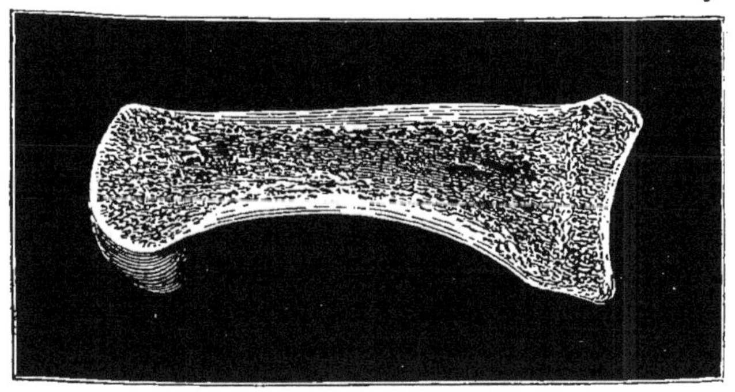

Fig. 3. — Tissu osseux vu à l'œil nu.

l'économie, il remplit les vides que laissent entre eux, ou entre leurs faisceaux, les autres tissus ; à la sur-

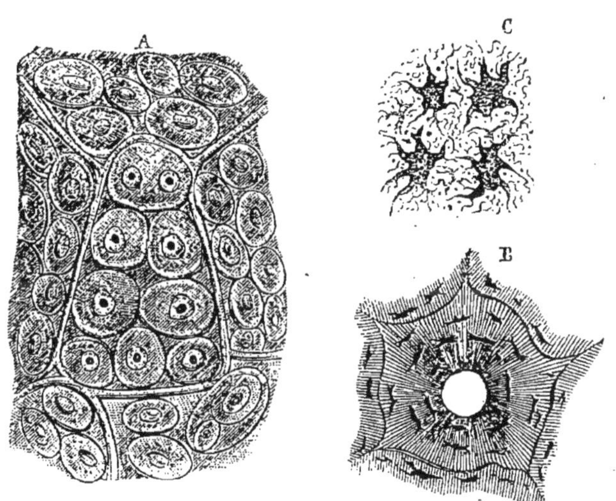

Fig. 4. Tissus osseux et cartilagineux vus au microscope.

A Cellules du tissu cartilagineux.
B Coupe d'un canalicule de Havers, montrant la disposition des cellules étoilées dans la masse d'un os.
C Cellules étoilées plus grossies.

face du corps et de ses cavités, ainsi qu'au pourtour

des organes, il est disposé en membranes enveloppantes.

Tissu *adipeux*, formé de cellules ou vésicules contenant la graisse. On ne le rencontre que dans le tissu cellulaire et sur les points où ce dernier est le moins dense. Ces deux tissus réunis sont communément désignés sous le nom de couche graisseuse, de graisse; ils sont néanmoins distincts, et l'amaigrissement ou l'augmentation d'embonpoint n'amènent aucun changement dans la masse du tissu cellulaire, mais seulement dans la graisse que renferment les cellules du tissu adipeux.

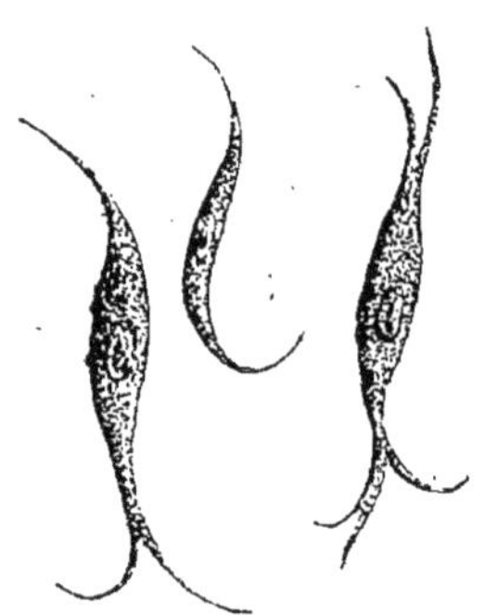

Fig. 5. — Fibres lamineuses à leur première phase de développement.

Tissu *épithélial*, ayant pour élément anatomique des cellules ou des noyaux libres qui forment, par juxtaposition, soit une couche unique et très-mince, soit plusieurs couches superposées. C'est de ce tissu que sont essentiellement composés l'épiderme et l'épithélium, sorte d'épiderme interne.

Tissu *musculaire*. C'est celui qui constitue les muscles, c'est-à-dire la chair à proprement parler; il est composé d'éléments désignés sous le nom de *fibres musculaires*; les unes *fibres lisses* ou *fibres-cellules*, les autres *fibrilles* qui, par leur réunion, forment les *faisceaux striés*. Les fibrilles sont l'élément fondamental du tissu musculaire; leurs faisceaux primitifs et microscopiques se réunissent en faisceaux secondaires, visibles à l'œil nu et qui sont connus en anatomie descriptive sous le nom de fibres des muscles. Les fibrilles sont contractiles, mais non élastiques, et leurs faisceaux primitifs ont une enveloppe homogène de tissu élastique, mais non contractile, nommé *sarcolemme*.

Tissu *fibreux*; mêmes éléments que le tissu cellulaire, mais réunis en faisceaux compactes et visibles à l'œil nu, plus fortement adhérents entre eux et entre-croisés en tous sens. Le tissu fibreux se rencontre surtout dans les ligaments articulaires et interosseux, ainsi que dans certaines membranes d'enveloppe, comme la sclérotique qui forme le blanc de l'œil.

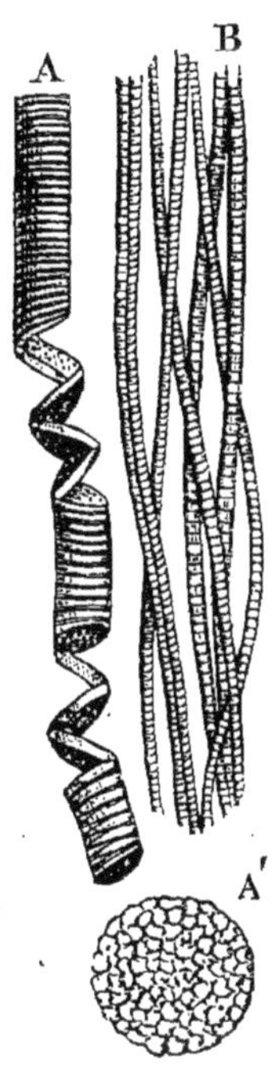

Fig. 6. — Tissu musculaire vu au microscope.

A Fibrille dépouillée du sarcolemme pour faire voir les disques qui la constituent.
A' Un de ces disques.
B Plusieurs fibrilles moins grossies.

Tissu *tendineux* et *aponévrotique*, constitué par une variété de fibres lamineuses, très-minces, à bords froncés, onduleuses, adhérant immédiatement par une de leurs extrémités au sarcolemme des faisceaux musculaires striés et par l'autre à la substance osseuse. Ces fibres s'unissent en petits faisceaux aplatis, polyédriques, larges de $0^m,001$ à $0^m,002$ et dont l'ensemble forme les tendons et les aponévroses, qui sont des toiles tendineuses. Le tissu tendineux est inextensible dans le sens de sa longueur et sans élasticité.

Tissu *nerveux*, essentiellement formé de tubes qu'on distingue en *tubes larges* ou tubes de la vie animale, et *tubes minces* ou tubes de la vie organique. Les uns et les autres offrent une paroi homogène, transparente et très-mince, contenant un liquide visqueux et graisseux,

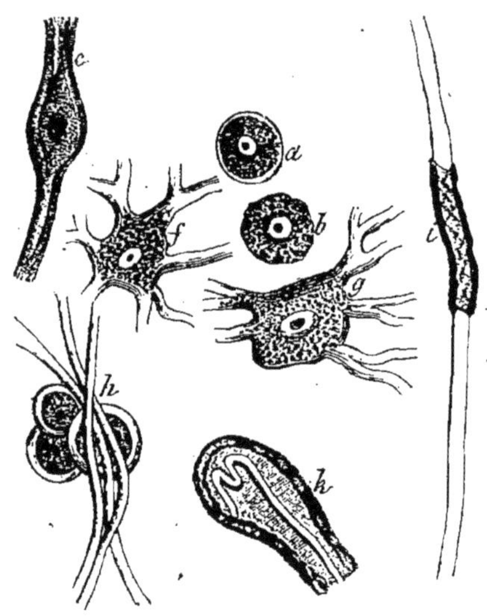

Fig. 7. — Tissu nerveux vu au microscope.

a b Cellules nerveuses sphériques.
e Cellule bipolaire.
g Cellules multipolaires.
h Cellules des ganglions et fibres nerveuses.
i Tube nerveux et cylindre-axe.
k Terminaison d'une fibre nerveuse dans un organe.

substance ou *tube médullaire* ou *substance blanche de Schwann* au centre de laquelle existe une sorte de tige, *cylindre-axe*. Dans la moelle épinière et dans l'encéphale, la paroi du tube n'existe pas et le tube est formé par la substance médullaire et le cylindre-axe seulement; au contraire, en s'approchant de la périphérie du corps, les tubes nerveux contiennent moins de substance médullaire et, à leur extrémité terminale, ils sont réduits à un filament formé par la paroi et le cylindre-axe, sans cavité ni substance médullaire. Sur certains points du système nerveux, les tubes larges ainsi que les tubes minces diffèrent anatomiquement, suivant qu'ils appartiennent aux nerfs sensitifs ou aux nerfs moteurs. On trouve encore dans le tissu nerveux d'autres éléments, ce sont les *cellules* ou *corpuscules ganglionnaires* et les *fibres de Remak*.

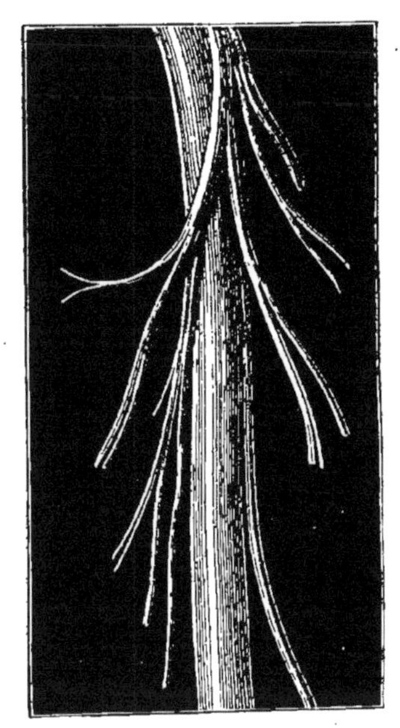

Fig. 8. — Un nerf et ses ramifications vus à l'œil nu.

Les *corpuscules ganglionnaires*, ainsi nommés parce qu'on les rencontre au niveau des ganglions, reçoivent les tubes sensitifs venus du cerveau ou de la moelle. Ces tubes se confondent avec la paroi du corpuscule sur un des points ou *pôles* de sa périphérie et repartent du pôle opposé. On distingue les corpuscules ganglionnaires en *bipolaires* et *multipolaires*, suivant qu'ils reçoivent un ou plusieurs tubes.

Les *fibres de Remak* paraissent un des éléments constituants des filets nerveux moteurs.

CHAPITRE II

Forme du corps, sa beauté. Chefs-d'œuvre qu'elle a inspirés aux artistes. Description de la peau, ses fonctions.

La nature, en modelant les animaux, a merveilleusement approprié leurs formes aux fonctions et au genre de vie qu'elle leur attribuait, mais nulle créature n'a reçu d'elle au même point que l'homme ce mélange de force et d'élégance dans les contours, de grandeur et de délicatesse dans les lignes ; chez aucune autre elle n'a mis tant de soin à distinguer les deux sexes en leur partageant ses dons les plus précieux. C'est de l'espèce humaine seulement que Buffon pouvait dire : « L'homme a la force et la majesté, les grâces et la beauté sont l'apanage de l'autre sexe. »

Le fabuliste, usant du privilége des poëtes, a fait dire au lion :

> Avec plus de raison nous aurions le dessus
> Si mes confrères savaient peindre.

Sans doute, en se comparant à certains animaux, l'homme ne peut méconnaître l'infériorité de la force musculaire et des armes que la nature lui a données,

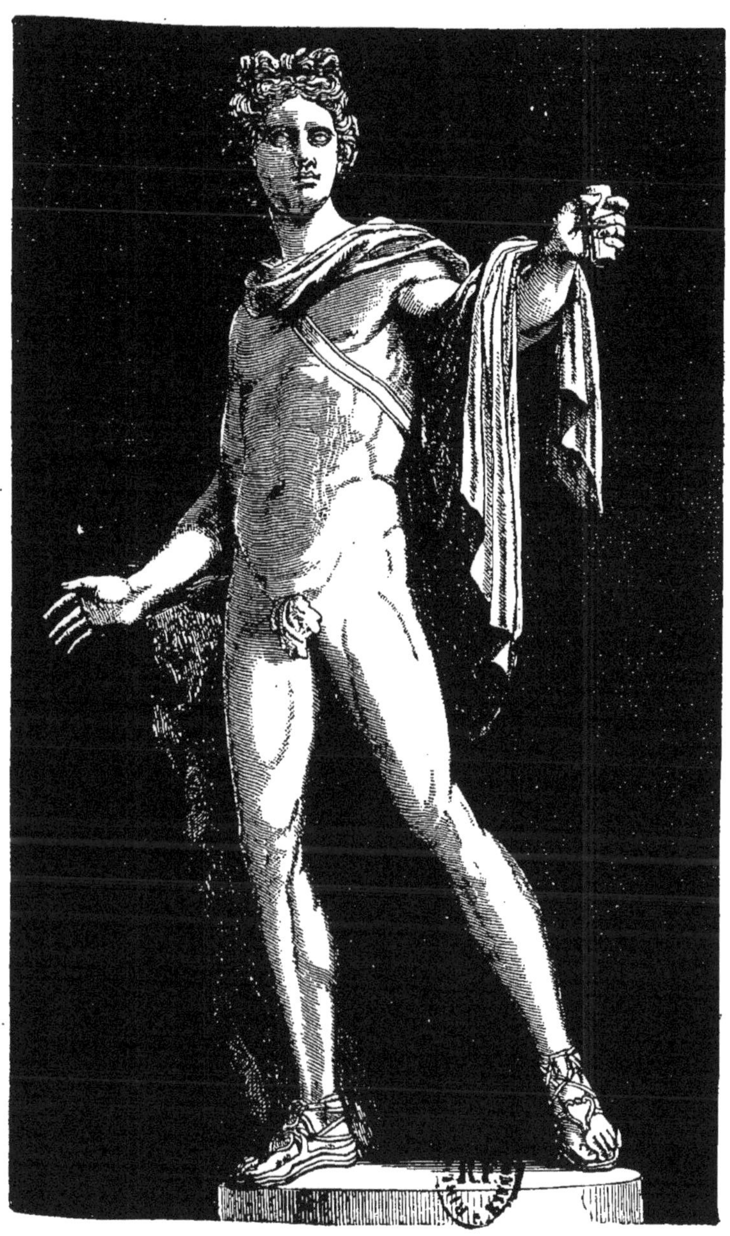

Fig. 9. — Apollon du Belvédère.

mais qu'importe, il se sent au-dessus de ces êtres plus forts et mieux armés que lui. Il sait éviter leurs atteintes et triompher de leur force brutale; il les contraint à le servir et dispose de leur vie et de leurs dépouilles en obéissant, non à un instinct aveugle, mais à la voix de la raison. S'il se croit le premier parmi les hôtes de sa planète, ce n'est pas sa vanité qui le lui persuade, c'est son intelligence qui le lui démontre et lui donne le droit de traiter en maître les autres créatures.

Nous admirons le port majestueux d'un arbre, l'élégance d'une fleur, le plumage et le vol d'un oiseau, la démarche puissante d'un grand mammifère; mais rien dans la nature ne nous impressionne autant que la forme humaine. Ce n'est pas par une sympathie instinctive pour les êtres de notre espèce que nous les trouvons plus beaux, ce n'est pas non plus au penchant d'un sexe pour l'autre qu'est dû le jugement que nous portons de la beauté; cette sympathie, ce penchant sont communs à la plupart des animaux supérieurs, mais l'homme seul possède le sentiment du beau, il n'appartient qu'à lui de distinguer la forme normale de la difformité, d'apprécier le développement de l'intelligence chez les individus comme dans les espèces, et cette faculté lui donne le droit de se placer au premier rang parmi les êtres animés.

Les arts plastiques reçoivent de la forme humaine leurs inspirations les plus élevées, et c'est aux efforts des peintres et des statuaires pour la reproduire dans sa perfection que nous devons les trésors de nos musées. On dit souvent de ces chefs-d'œuvre qu'ils sont l'idéal de la beauté, mais il ne faut pas entendre par là quelque chose de supérieur à la nature même. L'artiste peut apprécier la beauté relative des modèles qui s'offrent à ses yeux, mais en cessant de suivre la nature, en voulant lui devenir supérieur, il ne pourrait enfanter qu'un produit imaginaire, une monstruosité. L'anatomie doit être sa première étude ; s'il oublie ses préceptes, il devient incorrect comme le musicien qui manquerait aux lois de l'harmonie. L'idéal n'est donc pas une forme plus parfaite, c'est la perfection même de la forme naturelle que l'artiste s'efforce d'atteindre, soit en s'inspirant d'un modèle unique, soit en réunissant dans une seule figure les détails qu'il emprunte à différents individus. Loin de chercher à faire mieux que la nature, il sent que sa main est impuissante à rendre complétement l'impression que reçoit son œil exercé.

Dans certaines limites, il peut cependant exagérer ou atténuer tel détail de forme, et cela sans cesser d'imiter la nature qui lui montre à préciser ainsi le caractère et la physionomie. Le peintre et même le statuaire s'attribuent donc avec raison une certaine latitude dans la ligne et les proportions; ce sont des licences poétiques, analogues à celles qui permettent au musicien d'obtenir de grands effets en passant par la dissonance. Aussi, dans les questions de ce genre, la critique nous semble-t-elle devoir procéder avec beaucoup de réserve. On ne saurait contester à l'anatomiste le droit de signaler une incorrection, et l'artiste doit être averti que le génie seul peut s'en permettre de semblables : mais, dût-on admettre comme toujours fondées les critiques adressées à la peinture ou à la sculpture au nom des sciences naturelles, qui pourrait, en présence d'un chef-d'œuvre, s'arrêter obstinément à une faute de détail ?

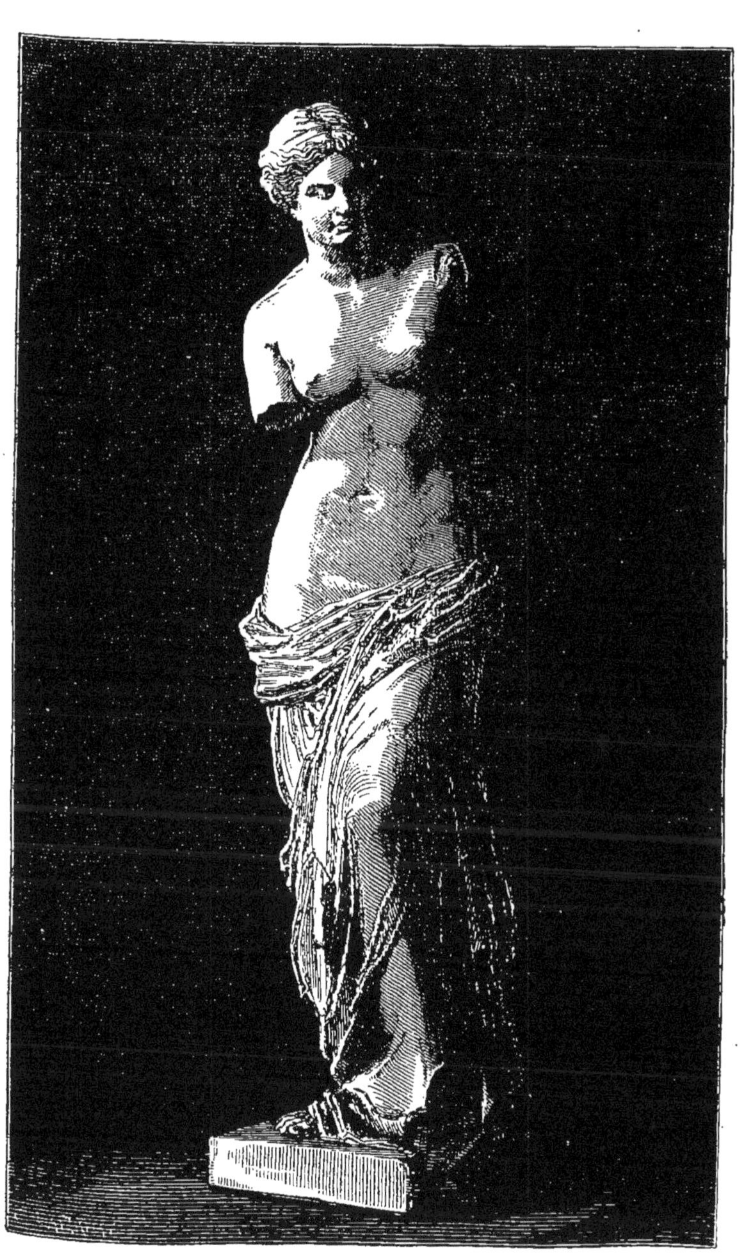

Fig. 10. — Vénus de Milo.

Au point de vue de l'inspiration puisée dans la forme humaine, la beauté des madones de Raphaël et les admirables peintures des Vénitiens nous impressionnent peut-être encore plus que la statuaire. Sous le pinceau des grands maîtres, c'est l'homme même que l'on voit. Quoi de plus beau que la *Vierge à la Chaise* ou que cette *Violante*, peinte par Giorgion et dont Venise possédait autrefois la resplendissante image ?

Dans la sculpture, la forme seule nous apparaît ; la peinture ajoute au modèle l'illusion de la couleur et la transparence des tons ; les figures du statuaire ont la justesse du mouvement, la correction et la souplesse des formes ; le peintre anime les siennes, il donne à leurs yeux la lumière et la vie, enfin il fait circuler le sang dans la peau, qu'il semble dérober au modèle vivant.

La *peau* est un tissu membraneux, résistant et flexible, d'une épaisseur et d'une densité variables suivant les régions, qui revêt tout le corps et complète sa forme en adoucissant les contours. Elle adhère et s'unit intimement au tissu cellulaire sous-cutané par des prolongements fibreux. Sur quelques points elle reçoit des insertions aponévrotiques, comme à la paume de la main et à la plante du pied ; sur d'autres, comme au cou, les fibres musculaires s'insèrent au tégument et se mêlent aux fibres de sa couche profonde. On remarque sur la peau des plis, temporaires ou constants, qui, résultant de la flexion des parties ou de la contraction des muscles, deviennent plus prononcés avec l'âge et sont plus ou moins nombreux et profonds suivant la maigreur ou l'embonpoint des sujets.

La peau glisse sur les organes dans des limites variables, selon que le tissu cellulaire qu'elle entraîne avec elle est plus lâche ou plus serré, suivant aussi qu'elle-même est plus mince ou plus épaisse. C'est ainsi que, mobile à la face dorsale de la main et des pieds, à la face antérieure du col, à la surface des membres, elle est presque fixe au crâne, à la paume de la main, à la plante du pied, etc.

Élastique, très-extensible et très-résistante, elle supporte, sans se déchirer, des pressions et des chocs violents. Ainsi dans certaines blessures par arme à feu, on voit le projectile pénétrer à travers les vêtements jusqu'à la peau et broyer les organes qu'elle recouvre, sans l'entamer elle-même.

La peau est l'organe du tact, toute sa surface est douée d'une sensibilité qui devient très-délicate sur plusieurs points. Constamment en rapport plus ou moins immédiat avec l'atmosphère, elle transmet à l'économie l'influence des agents extérieurs; enfin, c'est à travers son tissu que sont éliminés en partie les liquides et les gaz qui doivent être rejetés au dehors comme produits ultimes et abandonnés de la nutrition.

Cette fonction d'exhalation continuelle fait de la peau un régulateur de la température du corps. Lorsque, soit par le mouvement, soit par une autre cause interne ou externe, la température de l'organisme s'élève, aussitôt la sueur apparaît, et le refroidissement que détermine son évaporation ramène la température du corps à ses limites normales. Lavoisier a donné le premier cette juste appréciation du rôle de la transpiration, rôle doublement important par ses résultats utiles et par les conséquences fâcheuses qui peuvent résulter de sa perturbation.

Presque entièrement dépourvue du vêtement que la nature a donné aux animaux, la peau de l'homme se colore des nuances les plus riches et les plus variées. Les sensations, les mouvements, les émotions morales ou physiques modifient incessamment la coloration de ce tissu dont la transparence donne aux tons qui l'animent autant de finesse que de vigueur; ce n'est pas, comme dans le plumage des oiseaux ou dans la coquille des mollusques, un assemblage de couleurs vives et souvent sans transition, c'est l'ensemble le plus harmonieux et le plus éclatant à la fois, c'est la lumière dans ses chatoiements les plus doux et dans sa splendeur éblouissante.

En examinant la peau dans son épaisseur, nous voyons d'abord à sa surface une membrane mince, transparente, sorte de vernis organique, destiné à recevoir le contact de l'air et des objets extérieurs, c'est l'*épiderme*. Élastique et très-flexible, il se prête à tous les mouvements de la peau, dont il protége l'exquise sensibilité en même temps qu'il modère sa faculté d'absorber rapidement les gaz et les corps solubles.

Si mince que soit cette membrane, on y distingue une *couche superficielle* ou *cornée* et deux couches profondes. La première, épiderme proprement dit, s'épaissit et devient calleuse sous l'influence du frottement ou de la pression, comme au talon, par exemple.

Les deux autres couches sont le *réseau muqueux* de Malpighi et la *couche pigmentaire*; c'est dans l'épaisseur de cette dernière surtout que se développe la matière colorante de la peau, le *pigment*, substance noire ou brunâtre, plus ou moins abondante suivant les régions du corps, les individus et les races, mais existant constamment, à l'état normal, chez les Européens comme chez les peuples du Soudan et de l'Australie.

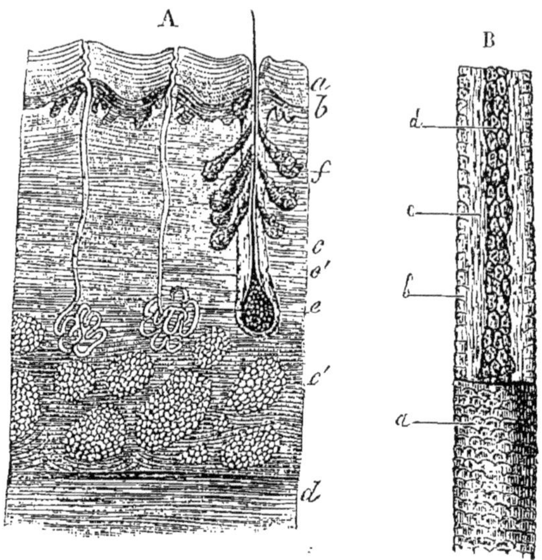

Fig. 11. — La peau.

A Coupe de la peau vue au microscope.
a b Couches superficielles et profondes de l'épiderme.
c Derme.
c' Aréoles de la partie profonde du derme.
d Couche musculaire sous-jacente à la peau.
e e' Glandes sudoripares et conduits sudorifères.
f Follicule pileux et glandes sébacées.
B Cheveu vu au microscope.

La présence du pigment et sa répartition inégale contribuent à la variété des teintes que revêt la peau dans la race blanche.

Sous la couche pigmentaire est le *derme* ou *chorion*, partie la plus épaisse et la plus résistante de la peau. Le derme est blanc, demi-transparent, composé de fibres du tissu cellulaire, fasciculées et très-serrées ; de fibres élastiques, ramifiées et disposées en réseau ; enfin de fibres-cellules contractiles.

Immédiatement au-dessous de l'épiderme, le derme présente à sa surface des *papilles*, petites éminences coniques ou arrondies, formées par l'extrémité périphérique des nerfs et des vaisseaux, et qui se distinguent en papilles nerveuses et papilles vasculaires. Chaque papille nerveuse est surmontée d'un organe qui doit à ses dimensions microscopiques et à sa fonction le nom de *corpuscule du tact*. Les papilles nerveuses, beaucoup moins nombreuses que les autres, n'existent pas sur toute l'étendue de la peau. On les voit à la paume de la main, aux faces palmaires et latérales des doigts, à la plante du pied, à la langue, aux lèvres et sur d'autres points. L'épiderme se moule exactement sur les papilles et forme, en dessinant les sillons qui les séparent, ces méandres gracieux, ces courbes élégantes que l'on remarque surtout à la paume de la main. Très-serrée vers le milieu de son épaisseur, la trame du derme devient de plus en plus lâche en se rapprochant de sa face profonde, elle forme des mailles ou aréoles dans lesquelles se développe du tissu adipeux, enfin elle s'unit intimement au tissu cellulaire sous-cutané dont le derme reçoit et auquel il envoie des prolongements fibreux.

Gratiolet tend à admettre que les papilles, dites nerveuses, sont presque dépourvues de nerfs; il les compare à de petites touches pressant légèrement une surface très-sensible, mais n'y laissant que des impressions limitées.

D'autres liens existent entre le tégument et le tissu cellulaire sous-cutané; ce sont les nerfs et les vaisseaux lymphatiques et sanguins qui partent de la peau ou qui s'y rendent; de plus, des follicules ou des glandes situés dans l'épaisseur du derme, suivant la plupart des auteurs, dans le tissu adipeux sous-cutané, suivant M. Robin, envoient à l'épiderme, par des conduits spéciaux, les produits de leurs sécrétions. Ces conduits traversent en ligne tantôt droite, tantôt flexueuse, toute l'épaisseur de la peau, et donnent passage les uns aux cheveux, à la barbe et aux produits du même genre qui se forment dans le *bulbe* des *follicules pileux*, les autres aux sécrétions des *follicules sudoripares* et des *glandes sébacées*. Les orifices des follicules sudoripares, situés à la base des papilles, exhalent la sueur sous forme de perspiration insensible ou la versent en gouttelettes à la surface de la peau; ceux des glandes sébacées s'ouvrent, les uns dans les conduits pilifères, les autres au niveau de l'épiderme, et fournissent à cette membrane et à ses dépendances une substance grasse qui semble destinée à entretenir leur souplesse et à prévenir leur altération par le liquide sudoral; aussi les glandes sébacées abondent-elles surtout dans les points où la transpiration est le plus active.

De ces follicules, de ces glandes dont le microscope nous fait voir les détails, quelques-uns atteignent la grosseur d'un grain de millet, mais la plupart ont à peine un millimètre de diamètre. Leurs orifices à la surface de l'épiderme, longtemps discutés par les anatomistes, sont maintenant admis. Ce n'était pas à des ouvertures de ce genre que l'on donnait autrefois le nom de *pores*. On supposait que le tissu de la peau présentait des lacunes analogues à celles d'un tamis et que ces interstices donnaient issue aux sécrétions cutanées ; mais ni l'épiderme ni la peau dans son ensemble ne présentent de lacunes, et l'on voit par ce qui précède en quoi diffèrent et en quoi se rapprochent, sur cette question, les doctrines anciennes et celles d'aujourd'hui.

L'épiderme est considéré par les anatomistes comme imperméable. Cependant l'expérience a démontré que la peau intacte laisse pénétrer dans l'organisme des liquides et des gaz. Si l'on n'admet pas que cette absorption ait lieu seulement par les orifices ouverts à la surface de l'épiderme, et si l'on pense qu'elle se fait par imbibition ou par endosmose, il faut reconnaître que l'épiderme est perméable, du moins dans certaines conditions. Quoi qu'il en soit, la peau n'absorbe pas également dans toute son étendue ; plus l'épiderme est épais, plus l'absorption est lente et difficile ; enfin la peau, comme tous les tissus, absorbe certaines substances exclusivement à d'autres.

Nous aurons lieu de revenir sur ces phénomènes en parlant de l'absorption.

Après avoir enveloppé le corps, le peau se replie sur les ouvertures qui donnent accès dans les cavités, et, modifiant sa nature, devient, sous le nom de membrane muqueuse, une peau interne qui présente, comme nous le verrons plus loin, beaucoup d'analogie avec l'externe par sa structure, ses fonctions et le rapport intime qu'établissent entre les deux membranes l'influence réciproque de ces fonctions mêmes et leur solidarité.

CHAPITRE III

Structure du corps. — Os, cartilages, articulations. — Muscles, tendons, aponévroses.

Os. Les os sont la charpente du corps humain. Formés d'un tissu dur et très-résistant, ils entourent plus ou moins complétement de parois solides les cavités renfermant des organes délicats, ils servent d'attache et de soutien aux parties molles et donnent aux mouvements un point d'appui; enfin, par leur résistance, ils maintiennent dans des proportions permanentes les différentes parties du corps.

La substance osseuse se compose de sels calcaires (phosphate et carbonate de chaux) combinés intimement avec des principes organiques dont la décomposition produit la gélatine. Si, par l'immersion de l'os dans l'acide chlorhydrique étendu, on dissout la matière calcaire, la gélatine isolée conserve la forme de l'os dans son intégrité; de même si, par la combustion, on enlève la gélatine, la chaux restée seule présente les dimensions et la forme de l'os normal. A l'état gélatineux l'os est flexible et mou, à l'état calcaire il est dur, rigide et cassant; dans l'os normal, chacune des deux substances qui le constituent sert de correctif à l'autre, et leurs propriétés réunies donnent au tissu osseux sa résistance élastique et sa solidité.

Dans le tissu osseux, comme dans tous ceux du corps, on reconnaît, surtout pendant la période de développement, un mouvement de composition et de décomposition des molécules, assimilées puis reprisés après un certain temps; mais dans aucun organe on n'a pu démontrer aussi bien que dans les os ce double mouvement de la nutrition. Si l'on mêle pendant quelque temps de la garance à la nourriture d'un animal, ses os ne tardent pas à se colorer en rouge, puis redeviennent blancs quand on cesse l'usage de la matière colorante. De plus, si, après avoir donné la garance, puis en avoir suspendu l'usage, on en mêle de nouveau aux aliments, les os présentent une couche blanche entre deux couches rouges, ce qui prouve qu'ils s'accroissent de la circonférence au centre par l'ossification des couches les plus profondes du périoste. Ces phénomènes de formation et de résorption continuelles de substances ne sont plus sensibles dans les os arrivés à leur développement complet; on sait seulement que le plasma, qu'y apportent les vaisseaux, est la condition essentielle de la vie pour le tissu osseux comme pour l'épiderme et les tissus analogues.

On divise les os, suivant leur forme, en os longs, os larges et os courts. Les *os longs*, qui se développent les premiers et le plus rapidement, sont plus denses à leur partie moyenne, ou corps, qu'à leurs extrémités. Le corps de l'os est formé principalement d'une écorce compacte, *tissu éburné*, et percé dans sa longueur du canal médullaire ; les extrémités se composent de *tissu spongieux* qu'enveloppe une couche mince de tissu éburné. Les os longs concourent à former les membres et le thorax; destinés à agir comme des leviers ou comme des colonnes, ils sont tordus sur leur axe ou courbés de manière à présenter la plus grande résistance possible à l'effort ou au poids qu'ils doivent supporter.

Les *os plats* contribuent à former les parois des cavités du crâne, de la poitrine et du bassin; il sont plus minces vers leur milieu qu'à leurs bords et formés de deux feuilles ou tables de tissu éburné adossées et confondues sur quelques points, séparées sur d'autres par une couche de tissu spongieux.

Les *os courts*, de formes très-irrégulières et difficiles à décrire, très-spongieux et relativement légers, se développent tard et lentement; ils sont disposés en groupes dans les régions où la charpente osseuse doit se prêter à des mouvements restreints et présenter une grande solidité, comme au pied, à la main et à la colonne vertébrale.

On compte cent quatre-vingt-dix-huit os dans le squelette à l'époque où son développement est complet. A la surface des os et notamment aux extrémités des os longs, on remarque des prolongements de formes diverses destinés, soit à l'union des os entre eux, soit à l'insertion des muscles ou des ligaments. Ces prolongements sont les *apophyses*, que les anatomistes distinguent par des noms empruntés à leur position, à leur usage, et souvent à des objets dont elles rappellent plus ou moins exactement la forme.

Le corps des os longs et la partie centrale des os larges se développent avant leurs extrémités et leurs

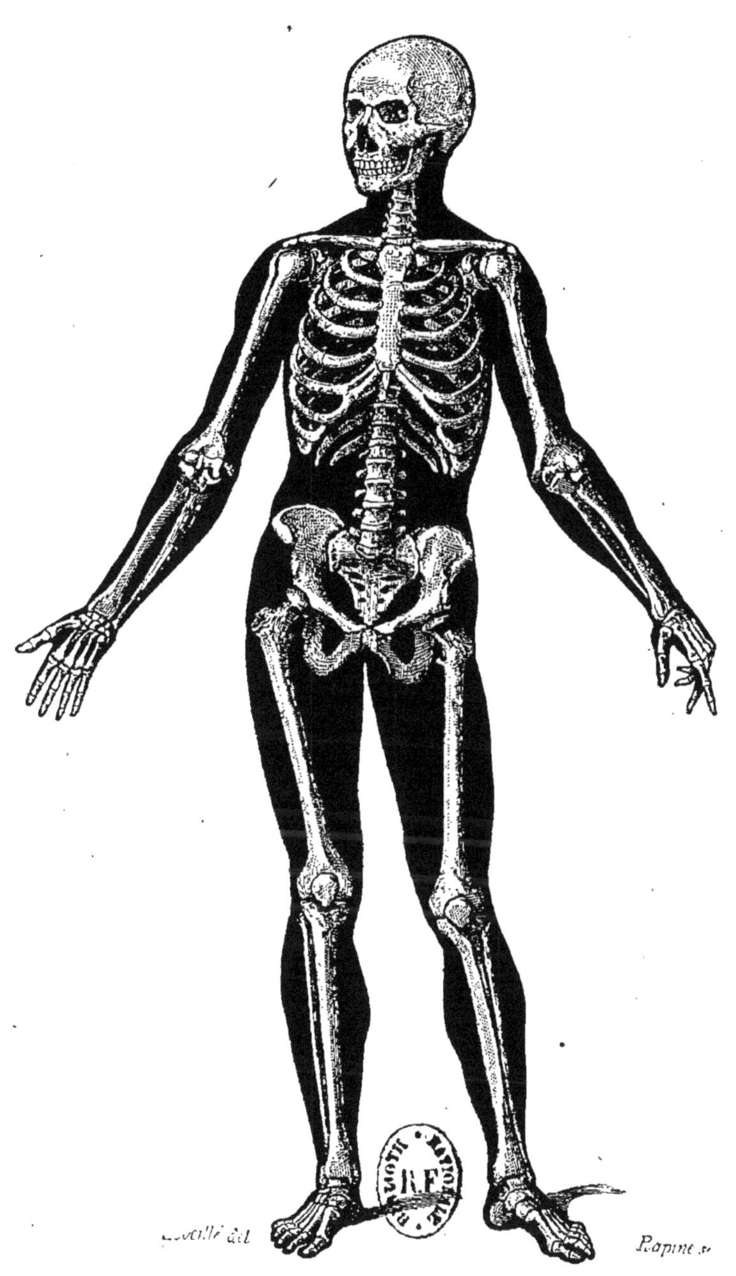

Fig. 12. — Squelette.

bords. Les extrémités des os longs sont cartilagineuses dans le premier âge ; leurs surfaces articulaires se modèlent dans un cartilage adhérent mais non continu à l'os dont il dépend ; c'est l'*épiphyse*, qui, plus tard, s'ossifie, mais reste incomplétement unie à l'os jusque vers l'âge de vingt ans. Quelques os larges présentent aussi des épiphyses sur une partie de leurs bords.

Une membrane fibreuse, blanche, résistante dans la jeunesse, réduite à une couche mince de tissu cellulaire chez l'adulte et le vieillard, et qu'on nomme le *périoste*, enveloppe les os de toutes parts, sauf dans les points où ils sont revêtus de cartilages et dans ceux où s'attachent les tendons et les ligaments. Le périoste adhère intimement aux os et leur distribue les vaisseaux ramifiés dans son épaisseur. Des observations récentes ont fait voir que le périoste est pour beaucoup dans la régénération partielle des os, à la suite de certaines opérations.

Cartilages. Au système osseux se rattachent les cartilages, formés de ce qu'on peut appeler un tissu de transition entre les substances osseuses et fibreuses. Ce tissu, homogène dans les cartilages vrais, mélangé de substance fibreuse dans les fibro-cartilages, est élastique et flexible, d'un blanc nacré ou jaunâtre. Les cartilages unissent les os entre eux dans les régions où, comme à la poitrine, la charpente osseuse doit se prêter à des mouvements d'expansion ; ils fournissent un squelette flexible à certains organes, comme à l'oreille externe, au nez, aux paupières, au larynx, etc. ; enfin ils jouent un rôle important dans les articulations.

Aucune partie de l'organisme ne démontre mieux que le système osseux le travail de la nature préparant avec soin, pendant l'enfance, les dons qu'elle doit prodiguer à l'âge adulte et retirer peu à peu à la vieillesse. Chez l'enfant, que protégent les soins maternels et dont la croissance doit être rapide, la gélatine prédomine dans les os, qui sont flexibles et n'ont qu'une résistance proportionnée aux mouvements et aux efforts du premier âge; c'est le rameau plein de séve, mais dont la partie ligneuse est à peine développée. Chez l'adolescent, l'os devient plus solide à mesure que la puissance musculaire augmente: les extrémités, d'abord cartilagineuses, se sont ossifiées; les épiphyses se soudent au corps de l'os, et les cartilages articulaires prennent plus de consistance. Chez l'adulte, enfin, l'os est complet: il peut résister aux efforts musculaires de l'âge viril et fonctionner comme toutes les parties de l'organisme arrivées à leur parfait développement. Mais la vieillesse est venue, les forces décroissent et la nutrition se ralentit; les os deviennent alors plus denses et leur résistance diminue, le canal médullaire s'élargit, la proportion des sels calcaires augmente dans la substance osseuse, plus dure alors, mais aussi plus cassante, et, comme tout s'enchaîne dans les phénomènes de la vie, chez l'enfant les os fracturés se consolident en peu de temps; chez l'adulte la guérison est plus longue, mais généralement facile et complète; chez le vieillard la réunion des fragments et leur consolidation ne s'opèrent qu'avec lenteur ou même ne peuvent s'obtenir. Le rameau délicat, devenu plus tard une branche vigoureuse, n'est plus qu'un bois desséché presque entièrement et que doit atteindre une décomposition prochaine.

Articulations. Les os sont unis entre eux par leurs extrémités ou par leurs bords, de manière à permettre aux pièces du squelette et aux différentes parties du corps des mouvements plus ou moins étendus. Assemblés par une sorte d'engrenage, par la pénétration d'une saillie dans une cavité appropriée, ou seulement par juxtaposition, ils sont maintenus en rapport soit par l'engagement réciproque des saillies, soit par des enveloppes, *capsules articulaires*, et des *ligaments* d'une nature constante, mais de forme et de disposition différentes suivant les mouvements qu'ils doivent permettre et assurer.

Cet assemblage, cette connexion des os sont ce qu'on nomme les *articulations*. Elles sont classées suivant la forme des surfaces articulaires et suivant l'étendue et la variété des mouvements qui s'y produisent. Au crâne, les os s'articulent par engagement réciproque des dentelures de leurs bords, c'est ce qu'on nomme les *sutures* du crâne ; elles s'ossifient avec l'âge et on peut les considérer comme des articulations temporaires ou plutôt comme une transition entre la séparation des os du crâne et leur unification. Les autres articulations, au contraire, sont permanentes et destinées à laisser aux os qu'elles unissent une mobilité qui dure autant que la vie.

Dans quelques-unes, les surfaces articulaires sont presque planes, d'autres présentent des saillies et des dépressions qui se correspondent : tantôt c'est un segment de sphéroïde sur lequel se moule la cavité qui le reçoit, tantôt un cylindre qui tourne sur son axe dans un anneau, ou une gorge de poulie autour de laquelle glisse une apophyse, ou une mortaise dans laquelle s'emboîte un tenon.

Là, comme dans toutes les œuvres de la nature, on

admire son inépuisable variété de forme et de mécanisme. Sans doute il existe entre certaines articulations des analogies qui permettent de les rapprocher dans une même classe ; mais toutes sont distinctes, comme les os qu'elles réunissent, et présentent comme eux des caractères différentiels. Considérées isolément, elles n'étonnent pas moins par la multiplicité des détails de leur mécanisme, qu'on étudie les plus complexes, ou celles dont les surfaces articulaires ont le relief le moins accidenté. En effet, on ne rencontre sur aucun point de ces surfaces un plan parfait, et les saillies, comme les dépressions, y forment les courbes les plus capricieuses. Ces détails du relief général ne se rapportent d'ailleurs à aucune forme géométrique précise ; ce ne sont ni des cubes ou des sphères, ni des cylindres, des cônes ou des pyramides, quoique le langage anatomique leur applique ces dénominations ; c'est un assemblage, dans la même apophyse ou la même cavité, de surfaces courbes empruntées aux solides les plus dissemblables, réunies sous les angles les plus variés et modelées en sinuosités qui échappent à la description géométrique.

A ces caractères distinctifs les articulations en réunissent d'autres qui leur sont communs. On trouve dans toutes les articulations mobiles des cartilages qui revêtent les parties osseuses ; toutes ont pour moyen d'union des ligaments spéciaux et sont tapissées d'une membrane synoviale dont nous indiquerons plus loin les fonctions.

Le poli des *cartilages articulaires* facilite le glissement et rend plus doux le frottement des extrémités osseuses, en même temps que leur élasticité diminue la pression et amortit les chocs qui ont lieu dans l'articulation ; aussi l'épaisseur de ces cartilages est d'autant plus grande que les surfaces articulaires sont plus mobiles ou soumises à une pression plus considérable, et c'est au centre des parties convexes et sur les bords des cavités que le cartilage est le plus épais. Les cartilages articulaires ne s'ossifient jamais, différant en cela de ceux qui, comme au thorax, établissent la continuité des os et jouent le rôle d'os flexibles. Ces derniers sont les *cartilages d'ossification;* les autres, d'une organisation différente et ne recevant pas de vaisseaux, ont été comparés à l'émail des dents; ils sont, en effet, comme cet émail et d'autres productions analogues, composés d'une substance presque inorganique, et les lésions mécaniques sont les seules qu'ils aient à redouter.

Partout où, dans l'économie, des surfaces se meuvent les unes sur les autres, elles sont tapissées de membranes qui sécrètent un liquide dont les qualités diffèrent selon qu'il y a simple glissement ou frottement des organes. A l'intérieur des articulations, les membranes désignées sous le nom de *synoviales* sécrètent un liquide nommé *synovie*, parce que ses caractères physiques rappellent ceux du blanc d'œuf. La synovie est pour les articulations ce que l'huile est aux rouages d'une machine : incessamment versée entre les surfaces, elle les lubrifie et rend encore plus doux les frottements déjà si faciles, grâce au poli des cartilages; elle entretient de plus la souplesse et l'élasticité de ces derniers, qui, s'ils n'étaient plus arrosés de ce liquide onctueux, s'useraient bientôt et rendraient les mouvements impossibles. C'est ce que l'on voit arriver dans certaines maladies et quelquefois dans l'âge avancé.

Nous avons dit que les articulations avaient pour moyen d'union des *ligaments*. On nomme ainsi des faisceaux ou des membranes composés de tissu fibreux, flexibles et inextensibles. Les ligaments qui se présentent sous forme de faisceaux ou de bandelettes sont tantôt parallèles, tantôt entre-croisés et placés soit entre les surfaces articulaires, soit à leur pourtour. Dans ce dernier cas, leur face interne est tapissée d'une membrane synoviale intimement adhérente. Les ligaments s'attachent aux os, plus ou moins loin du cartilage articulaire, et leur adhérence est tellement forte, qu'il est plus facile de rompre l'os ou le ligament que d'arracher ce dernier du point où il est implanté. Les ligaments de forme membraneuse (*ligaments capsulaires* ou *capsules fibreuses*) sont comme des manchons dont les deux ouvertures adhèrent aux os qu'ils unissent. On considère aussi comme des ligaments les bourrelets fibreux qui couronnent le pourtour de certaines cavités articulaires, en augmentent la profondeur et donnent une plus grande solidité à leurs bords, sur lesquels l'extrémité osseuse, qui y est reçue, exerce une pression considérable.

Tel est l'ensemble des appareils que comprennent les articulations. Les machines les plus parfaites que l'homme ait pu construire ne sauraient se comparer pour la délicatesse, la précision et la variété de leurs organes et de leurs mouvements, au mécanisme admirable dont nous venons de donner une idée sommaire. Même dans leurs parties les plus compliquées, les machines inventées par l'homme n'offrent rien que de simple et d'une précision mathématique impossible à méconnaître, car toutes les surfaces y sont conçues et tracées géométriquement. Dans les articulations, au contraire, tout semble vague, incertain comme lignes ou comme surfaces, et quand on examine une extrémité

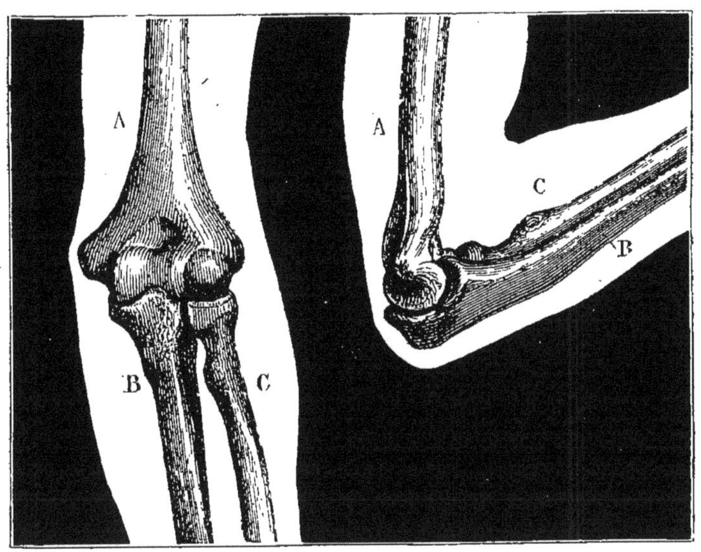

Fig. 13. — Articulation du coude.
A Humérus. — B Cubitus. — C Radius.

articulaire, par exemple l'extrémité inférieure de l'humérus, on serait tenté de croire, au premier abord, que ces saillies et ces dépressions non symétriques, ces gorges de poulie incomplètes et cet ensemble indéfinissable dans son irrégularité, appartiennent à une œuvre déformée ou modelée au hasard, par un esprit peu lucide ; mais en voyant fonctionner l'articulation du coude, mise à découvert par l'anatomiste, on reconnaît que c'est à l'irrégularité même des extrémités osseuses, à la multiplicité de leurs détails, à l'absence de symétrie, à l'étendue plus ou moins limitée de leurs surfaces articulaires, qu'est due la variété des mouvements, et l'on ne peut assez admirer cet ensemble si complexe, mais si justement calculé pour donner aux mouvements de l'avant-bras la précision, la solidité, la rapidité la plus grande, et pour combiner ces mouvements avec ceux du bras et de la main.

De même, si des articulations les plus mobiles on passe à celles dont les mouvements sont nuls ou très-limités, la parfaite coaptation des surfaces, leurs puissants moyens d'union, la solidarité des os dans les mouvements soit qu'ils y prennent part, soit qu'ils servent de points d'appui, tout paraît, à l'égard de la fonction, d'une grande simplicité, quoique l'ensemble comme les détails présentent l'application la plus délicate des lois de la mécanique et de la statique. Ajoutons qu'ici, comme partout dans l'étude des œuvres de la nature, on voit les organes se développer et se perfectionner de l'état embryonnaire à l'état parfait, dans l'exercice et sous l'influence de leurs fonctions mêmes. Mais, en dehors de ce que la vie ajoute d'inimitable aux créations naturelles, même en les considérant comme inorganiques, le mécanisme des articulations laisse bien loin tout ce que l'art et la science ont produit de plus ingénieux.

La distance nous paraîtra plus grande encore lorsque, au lieu de combinaisons de surfaces et de leurs moyens d'union, nous étudierons l'action des muscles et les transformations qui s'opèrent incessamment dans les organes de la digestion et de la respiration. En dévoilant à l'homme une partie de ces mystères, les progrès de la science ne peuvent que les lui faire admirer davantage. Que serait-ce si la vie, ce mouvement dont il a conscience et dans lequel il est entraîné avec tous les êtres organisés, pouvait cesser d'être pour lui un secret impénétrable!

Muscles. Réunis par les articulations, les os du squelette dans leur ensemble se rapprochent déjà de la forme du corps. Mais à ces os, pour se mouvoir, à ces articulations, pour entrer en jeu, il faut l'appel d'une force extérieure. Isolément le squelette, si l'on veut nous permettre une comparaison très-familière, représente assez bien la marionnette, le pantin dont les différentes pièces sont mises en mouvement par des fils. Ces fils moteurs du squelette, ce sont les muscles.

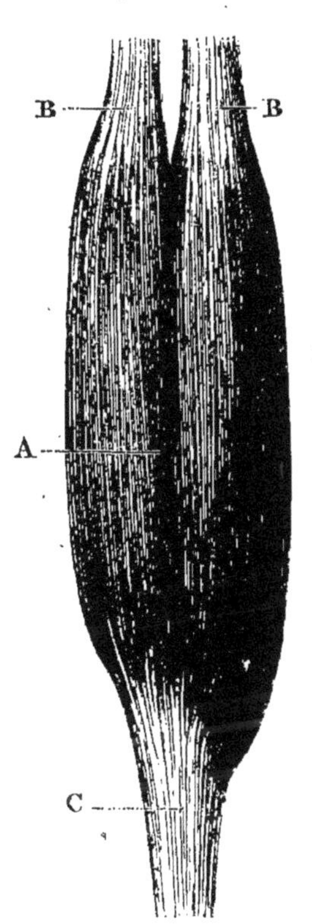

Fig. 14. — Muscle biceps brachial.

A Corps du muscle.
B B Tendons supérieurs.
C Tendon inférieur.

On donne le nom de *muscles* à des masses d'un tissu coloré en rouge et qui constitue la chair. Nous avons dit précédemment quels sont les éléments du tissu musculaire et comment ses faisceaux primitifs et microscopiques, réunis en faisceaux secondaires, deviennent les fibres musculaires ou charnues que l'œil distingue facilement.

Ces fibres sont parallèles ou divergentes, suivant les muscles, et se groupent sous différentes formes. Tantôt c'est un ruban (muscles couturier, sterno-hyoïdien... etc.), tantôt une toile à trame plus ou moins serrée (peaucier, transverse de l'abdomen...) ; ici le muscle, renflé à sa partie moyenne, effilé à ses extrémités, se rapproche de la forme d'un fuseau (biceps, droit antérieur de la cuisse) ; ailleurs il se développe en éventail (temporal, obturateur) ou en anneau (orbiculaire des lèvres) ; dans d'autres cas, les fibres convergent comme les rayons d'un cercle (diaphragme), ou sont disposés parallèlement comme les barbes d'une plume (droit antérieur, extenseur des doigts) ; enfin certains organes, le cœur par exemple, ne sont qu'un muscle, ou plutôt un ensemble de muscles intimement unis.

Les muscles déterminent la forme et le volume du corps et surtout des membres. C'est principalement de leurs saillies que dépend le modelé ; aussi le voit-on changer incessamment selon qu'ils agissent ou demeurent au repos. Ils sont disposés par couches profondes ou superficielles et réunis en groupes ou isolés par des gaînes et des cloisons membraneuses. Leur couleur varie du rouge intense au rose pâle, suivant les régions qu'ils occupent, l'âge, le sexe, la constitution et la richesse du sang ; plus les muscles ont de force, plus ils sont rouges, et leur teinte devient plus foncée sous l'influence de l'exercice.

On compte environ trois cent cinquante muscles dans le corps humain, et l'anatomie les distingue par des noms empruntés à leur forme, à leur siége, à leurs fonctions, ou à leurs attaches. Les uns se fixent à la peau, comme plusieurs des muscles de la face : d'autres s'attachent à des muscles voisins, ainsi qu'on le voit à la face et à la langue ; d'autres enfin à des cartilages, et le plus grand nombre aux os par le moyen des tendons ou des aponévroses dont nous allons parler.

Tendons, aponévroses. Dans la plupart des muscles, on distingue une partie charnue, qui les constitue essentiellement, et une partie fibreuse appelée *tendon* ou *aponévrose* suivant sa forme. Les tendons sont des cordons fibreux de longueur variable, de forme arrondie ou rubannée, d'un blanc nacré, attachés aux os par une de leurs extrémités, unis par l'autre aux fibres musculaires. Les aponévroses ne sont autre chose que des tendons larges et minces, sorte de toiles ou de bandelettes fibreuses qui font suite aux muscles, les séparent en manière de cloisons ou les enveloppent et les réunissent en faisceaux. Les fibres tendineuses se développent en général dans l'épaisseur de la partie charnue ou à sa surface, dont elles recouvrent une certaine étendue; elles sont, dans le premier cas, comme engaînées par le muscle; dans le second, elles le revêtent d'une sorte de fourreau. Cet engagement réciproque donne à l'ensemble une grande solidité.

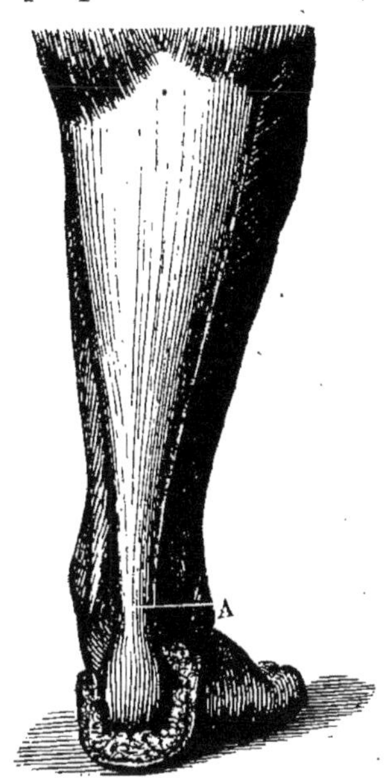

Fig. 15. — Partie inférieure de la jambe.
A Tendon d'Achille.

Le muscle et le tendon s'unissent par adhérence immédiate des extrémités de leurs fibres, qui se font suite en ligne droite, ou par insertion des fibres charnues à un point quelconque de la longueur du tendon, sous des angles variables mais n'excédant jamais 45 degrés. Telle est la force d'adhésion entre les deux tissus, que les violences extérieures et les plus grands efforts ne la surmontent presque jamais, et que le muscle ou le tendon se rompent plutôt que de se séparer à leurs points d'union. Nous avons déjà signalé, en parlant des ligaments articulaires, ce fait remarquable de l'adhésion de deux tissus organiques plus forte que la cohésion respective de ces tissus.

Les tendons et les aponévroses, très-flexibles, mais complétement inextensibles, présentent une grande résistance à la traction dans le sens de leur longueur. C'est une des conditions nécessaires au rôle qu'ils jouent comme intermédiaire entre l'organe moteur et le point à mouvoir.

De même que les cartilages d'ossification, les tendons peuvent être considérés comme un tissu de transition; ils s'ossifient partiellement avec l'âge dans leurs points d'insertion aux os, mais on ne les voit pas, dans l'espèce humaine, se transformer complétement, sur toute leur longueur, comme chez quelques animaux, les gallinacés par exemple, en une tige osseuse. La souplesse et la variété des mouvements ne s'accorderaient pas avec cette transformation et, parmi les caractères différentiels que Platon pouvait ajouter à sa fameuse définition de l'homme, celui-là aurait suffi pour empêcher Diogène de dire en montrant un coq plumé : « Voilà l'homme de Platon ! »

Un tendon relativement grêle suffit à transmettre la force motrice que développe une certaine masse de fibres contractiles; aussi la portion charnue des muscles dépasse-t-elle de beaucoup en volume les tendons et les aponévroses. Si les fibres musculaires s'attachaient aux os directement et sans intermédiaire, la surface des os ne suffirait pas aux attaches des muscles ; mais cette insertion immédiate à de larges surfaces est réservée à quelques-uns des muscles seulement ; les autres s'attachent par leurs aponévroses ou leurs tendons sur des espaces restreints.

Les muscles sont à la fois contractiles et extensibles. Par la contraction le muscle se raccourcit et son épaisseur augmente en même temps que sa longueur diminue ; au repos, il est mou et dépressible ; par la contraction il devient dur et résistant. On peut constater facilement ces modifications successives en appliquant la main sur le trajet d'un muscle superficiel, par exemple à la partie antérieure du bras, sur le biceps; tant que l'avant-bras reste étendu, le biceps est peu saillant et cède à la pression ; il se gonfle, au contraire, devient résistant et forme une saillie prononcée en se contractant pour fléchir l'avant-bras.

La contraction d'un muscle peut aussi avoir lieu sans qu'il se raccourcisse. Quand, par exemple, l'avant-bras est étendu sur le bras, si les muscles extenseurs s'opposent en se contractant à la flexion, le biceps et le brachial antérieur, muscles fléchisseurs, peuvent se contracter sans que leurs extrémités se rapprochent.

Glisson, Borelli et d'autres anatomistes avaient cru reconnaître que, pendant la contraction, le muscle augmentait de volume ; mais des expériences ultérieures, confirmées par celle de Prévost et Dumas, ont démontré qu'il ne gagne en épaisseur que ce qu'il perd en longueur et que son volume absolu ne change pas.

Dans la contraction, les fibres musculaires deviennent

flexueuses, ondulées, et des rides se forment à la surface du muscle ; en même temps, une sorte de tremblement agite sa masse entière, dont la température s'élève. Becquerel et Breschet ont reconnu que cette élévation de la température peut aller jusqu'à $\frac{5}{10}$ de degré.

A la contraction de certains muscles répond nécessairement l'inertie ou même l'allongement des muscles antagonistes ; ainsi, quand l'avant-bras est fléchi sur le bras, ou la jambe sur la cuisse, les extenseurs de l'avant-bras et de la jambe se prêtent au mouvement et s'allongent en vertu de leur extensibilité. De même, la toile musculaire qui concourt à former les parois de certains organes, comme l'estomac et l'intestin, se laisse distendre par les liquides et les aliments ou par les gaz qui s'y développent. Le flûteur antique maintenait à l'aide d'une courroie ses joues distendues. Ainsi la contractilité des muscles est en lutte incessante avec leur extensibilité. Mais si, pendant la contraction de certains muscles, des fléchisseurs du bras, par exemple, les muscles antagonistes, les extenseurs, sont dans le relâchement et ne s'opposent pas au mouvement, ils le régularisent néanmoins en vertu d'une propriété qu'on nomme la *tonicité musculaire* et qui donne à leur tissu, même non contracté, une certaine résistance. Aussi lorsqu'un groupe de muscles est paralysé, les muscles antagonistes déterminent par leur contraction un mouvement saccadé qui n'a plus de régularité.

En se contractant, les muscles agissent sur les os comme sur des leviers, et, par conséquent, avec d'autant moins de puissance que la direction du muscle est plus oblique par rapport à l'os. Cependant la plupart des muscles s'insèrent aux os sous un angle aigu et leur direction est très-oblique par rapport au levier qu'ils doivent mouvoir. Il en résulte une perte de force, mais cette perte est compensée par le volume des muscles, c'est-à-dire par le nombre des fibres dont ils se composent.

La plupart des muscles subissent d'ailleurs des déviations ou des réflexions autour des articulations. Quelques-uns prennent même une direction perpendiculaire à leur direction primitive en se réfléchissant sur des crochets osseux ou sur des gorges de poulies. Les apophyses ou les saillies qui leur donnent attache leur permettent d'agir sous un angle plus ouvert et plus favorable que l'angle initial, cet angle s'ouvre davantage à mesure que l'os obéit à la force qui le sollicite; enfin, la direction du muscle par rapport à l'os varie suivant les attitudes. Ces dispositions sont toujours appropriées au genre de mouvement à exécuter, à l'étendue, à la rapidité qu'il doit avoir, à la force qu'il exige; toujours elles sont combinées de manière à obtenir le maximum d'effet utile. Ainsi, dans la flexion de l'avant-bras, dans l'élévation du bras, les os fonctionnent comme des leviers du troisième genre. Les muscles biceps, brachial antérieur et deltoïde agissent sur des bras de leviers très-courts et dans une direction initiale presque parallèle à l'os, mais qui lui devient bientôt perpendiculaire. Ici l'étendue et la rapidité du mouvement importent surtout, la force ne vient qu'en seconde ligne. Faut-il soulever le corps sur la pointe du pied, le mouvement est plus limité, mais il exige un grand déploiement de force; les muscles jumeaux et soléaire, qui forment le mollet, s'insèrent par le tendon d'Achille, le plus considérable de l'éco-

4

nomie, à l'extrémité postérieure du calcaneum, et perpendiculairement à son axe, le jambier postérieur et les fléchisseurs des orteils, passant derrière la malléole interne, sous le calcaneum et sous l'astragale, comme dans une gorge de poulie, viennent s'insérer à la face plantaire du scaphoïde et aux dernières phalanges des orteils, et ces muscles agissent sur le pied, qui fonctionne comme un levier du deuxième genre, c'est-à-dire dans les conditions les plus favorables à la puissance représentée par la contraction musculaire.

CHAPITRE IV

Colonne vertébrale. — Thorax. — Membre supérieur; épaule, bras, avant-bras, main. — Membre inférieur; hanche, cuisse, jambe, pied.

Colonne vertébrale. La colonne vertébrale est comme la pièce fondamentale à laquelle viennent s'adapter les autres parties du squelette. Composée de sept vertèbres cervicales, douze vertèbres dorsales et cinq vertèbres lombaires, que viennent prolonger l'os sacrum et l'os coccyx, la colonne vertébrale est parcourue dans sa longueur par le *canal vertébral*, ou *rachidien*, qui loge la moelle épinière et communique avec la cavité du crâne. Chaque vertèbre se compose d'un corps, de deux apophyses articulaires, de deux apophyses transverses et d'une apophyse épineuse. Le *corps*, partie antérieure de la vertèbre, est cylindroïde et forme une des assises de la colonne; les *apophyses articulaires*, placées latéralement, unissent les vertèbres entre elles; les *apophyses transverses* donnent attache à des muscles, à des ligaments et, dans la région dorsale, aux côtes; l'*apophyse épineuse*, partie postérieure de la vertèbre, concourt à former cette série de saillies qui ont fait donner à la colonne vertébrale le nom d'*épine* ou de *rachis;* la base de l'apophyse épineuse se bifurque en deux *lames* qui complètent l'anneau ou *trou vertébral* formé par chaque vertèbre et dont le vide est un segment du canal rachidien.

Des ligaments nombreux et puissants concourent à l'articulation des vertèbres. Entre les corps sont placés des disques fibreux, en forme de lentilles, adhérant intimement aux surfaces articulaires, formés de couches concentriques et contenant vers leur centre une substance spongieuse, pénétrée d'un liquide analogue à la synovie. Ces disques, ou *ligaments intervertébraux*, outre qu'ils relient entre eux les corps des vertèbres, ont pour fonction d'atténuer les chocs et la pression qui résulte du poids des parties supérieures ; ils s'affaissent et diminuent d'épaisseur pendant la station, ce qui cause dans la taille une différence qui peut être de $0^m,02$ à $0^m,03$ entre le matin et le soir, mais le repos au lit rend aux disques fibreux leur épaisseur première.

Entre les lames des vertèbres s'étendent les *ligaments jaunes*, remarquables parmi ceux du corps en ce qu'ils sont formés d'un tissu élastique qui se prête aux flexions de la colonne vertébrale. D'autres ligaments, inextensibles, enveloppent le rachis en tout sens et donnent à son ensemble une très-grande solidité.

La colonne vertébrale présente trois courbures : deux en arrière, dans les régions cervicale et lombaire, une en avant, dans la région dorsale. Les ligaments qui unissent ses assises lui permettent une flexibilité très-limitée dans la région dorsale supérieure, plus étendue au col et aux lombes, et des muscles puissants lui donnent au besoin une grande rigidité. Enfin, elle doit à ses courbures et au mécanisme très-compliqué de ses articulations une grande force de résistance dans le sens vertical.

Sur la première vertèbre cervicale, qu'on nomme l'*atlas*, repose en équilibre la tête, dont l'articulation avec la colonne vertébrale se prête à des mouvements étendus, en même temps que des ligaments et des muscles d'une grande force lui donnent beaucoup de solidité.

Thorax. Les côtes s'articulent avec les apophyses transverses des vertèbres dorsales, et viennent, au nombre de douze de chaque côté, s'unir par des cartilages au *sternum*. Des muscles remplissent les interstices de cette cage osseuse ou la recouvrent et forment avec elle les parois de la poitrine, nommée aussi *thorax* ou *cavité thoracique*, qui renferme les poumons et le cœur. La flexibilité des cartilages costaux et la mobilité des articulations des côtes avec le rachis permettent au thorax les mouvements respiratoires d'expansion et de retour sur lui-même.

Membre supérieur. Vers le sommet du cône formé par la poitrine, s'attache le *membre supérieur* ou *thoracique*. Il se compose de quatre parties : l'épaule, le bras, l'avant-bras et la main. Les deux os de l'*épaule*, qui sont l'*omoplate*, fixée par des muscles à la partie supérieure du dos, et la *clavicule*, qui s'étend du sternum à l'omoplate, embrassent le haut de la poitrine. A l'angle formé par le bord supérieur et le bord externe de l'omoplate, une surface articulaire, la *cavité glénoïde*, reçoit l'extrémité supérieure ou *tête* de l'*humérus*, l'os du *bras*, qui s'articule au coude, avec le *cubitus* et le *radius*, les deux os de l'avant-bras ; ceux-ci forment avec les os du *carpe* l'articulation du poignet, qui réunit l'avant-bras à la main. Le deltoïde, le grand dorsal, le grand pectoral et d'autres muscles moins puissants concourent à former l'épaule et donnent le mouvement à l'humérus. Le triceps brachial, le biceps, etc., qui entourent l'humérus, fléchissent ou étendent l'avant-bras et le font tourner sur son axe. Enfin des muscles nombreux revêtent les os de l'avant-bras et font mouvoir la main.

L'articulation de l'humérus avec l'omoplate, ou *articulation de l'épaule*, est, de toutes, celle qui permet les mouvements les plus étendus. Le peu de profondeur de la cavité glénoïde laisse à la tête hémisphérique de l'humérus une grande liberté de mouvement; ainsi le bras suspendu le long du corps, à l'état de repos, peut s'élever dans la verticale jusqu'à toucher la tête, se rapprocher, en avant, de la poitrine et presque s'y appliquer ; se diriger en arrière, mais dans des limites plus restreintes, tourner sur son axe dans toutes ces positions, enfin, dans le mouvement de circumduction, décrire un cône très-aplati et dont la base se rapproche, surtout en avant, du plan vertical.

L'*articulation du coude* est une des plus compliquées de l'économie. Les extrémités inférieures de l'humérus et supérieures du cubitus et du radius s'adaptent et s'engrènent l'une dans l'autre par une série de surfaces arrondies et de gorges de poulies qui permettent à l'avant-bras de se fléchir en avant sur le bras, tandis qu'une apophyse du cubitus, l'*olécrâne*, qui forme la partie saillante du coude, limite le mouvement en arrière en s'appuyant dans une cavité de l'humérus. C'est à l'olécrâne que s'insère le tendon du triceps brachial, principal extenseur de l'avant-bras ; nous verrons plus loin quelle analogie cette apophyse présente avec la rotule.

Les mouvements de l'*avant-bras* multiplient singulièrement ceux du bras dans leur application. Le radius et le cubitus peuvent se rapprocher de l'humérus par la flexion ; de plus, le radius tourne sur son axe sans que l'humérus ni le cubitus prennent part à ce mouvement, que l'on nomme *supination* ou *pronation*, suivant que la paume de la main regarde en haut ou en bas.

Mais ce qui fait du membre thoracique un organe parfait, ce qui motive ses mouvements si variés, si étendus, et leur donne toute leur valeur, c'est la main, instrument admirable qui, dans sa perfection, n'apparientt qu'à l'espèce humaine.

La *main* est d'une forme élégante et belle. Son isolement, ses contours arrêtés mais sans roideur, la délicatesse de son modelé, la mobilité de ses différentes parties et la variété de leur coloris en font comme un être à part dans le corps humain et lui donnent de l'expression et de la physionomie. Complétement développée dans ses détails dès la première enfance, elle présente alors une ravissante miniature, source inépuisable d'étude pour l'artiste. La structure de la main a même conduit plusieurs philosophes à penser que l'homme lui devait uniquement sa supériorité sur les animaux, et à lui attribuer la plus grande influence sur les facultés intellectuelles. L'étude de l'homme montre qu'il faut renverser la proposition. La main n'est que l'instrument de l'intelligence, la perfection de l'une est nécessairement liée à celle de l'autre, et la main de l'homme, comme tout son être, n'a rien d'égal dans le règne animal.

Quant à voir dans la perfection plus ou moins grande de la main un signe du degré plus ou moins élevé de l'intelligence, au point de distinguer la main d'un homme d'esprit ou de génie de celle d'un sot ou d'un homme médiocre, c'est une thèse qui, présentée d'une manière spécieuse, peut être accueillie comme un sujet de rapprochements curieux, mais seulement à ce titre. En effet, si chez l'idiot la main est mal développée de même que le cerveau, si l'on a cru voir dans l'arrêt de développement des doigts ou dans la présence de doigts surnuméraires un signe de dégénérescence de la race, peut-on en conclure que la perfection des membres thoraciques soit de règle, comme on l'a dit, chez les hommes éminents? Il n'est pas besoin de remonter à Ésope pour trouver un grand esprit dans un corps difforme : Condé, Luxembourg, Pope et d'autres hommes célèbres ou illustres étaient atteints de rachitisme, et l'on sait qu'une main trop longue et noueuse est un des signes les plus constants de cette affection. Si l'homme d'une intelligence inférieure a souvent la main épaisse et dénuée de souplesse, c'est que souvent aussi, né dans des conditions qui lui imposent un rude labeur, il a reçu comme héritage, avec le métier de son père, cette lourdeur de formes qui en est la conséquence. L'homme que sa condition n'oblige pas à un travail manuel a toujours la main plus fine et plus souple que celle de l'ouvrier ; il transmet à ses enfants ce détail de conformation aussi bien que sa ressemblance en général. La finesse des extrémités, élément principal de leur élégance, est donc un signe de race bien plutôt que d'intelligence ; elle appartient en propre aux Orientaux. La main d'un Européen ne peut pénétrer dans la garde d'un sabre ou d'un poignard de l'Inde ; en conclura-t-on que l'Anglo-Saxon ou le Normand ont moins d'intelligence que l'Arabe ou l'Indou !

Il nous souvient d'avoir entendu raconter à de Blainville que Récamier attachait une certaine importance à la forme de la main et avait coutume d'examiner à ce point de vue celle de ses élèves. La mienne, ajoutait-il, dut, comme les autres, se soumettre à l'appréciation du maître, et cet examen ne me fut pas défavorable. Récamier était présent et confirma le récit de l'ancien élève de l'Hôtel-Dieu, devenu un grand naturaliste ; or la main de de Blainville n'était ni fine ni très-élégante, c'était une main assez bien faite, vigoureuse et musclée comme le corps dont elle dépendait, également habile du reste à tenir l'épée, le crayon et le scalpel.

L'*articulation du poignet*, qui unit la main à l'avant-bras se rapproche par son mécanisme de celle de l'épaule. Huit os, de formes différentes et très-compliquées, constituent le poignet ou *carpe* ; trois de ces os servent à l'articulation de la main avec l'avant-bras, les autres s'articulent avec les cinq os du *métacarpe*, paume ou partie moyenne de la main, auxquels viennent s'attacher les doigts, composés de deux phalanges pour le pouce et de trois phalanges pour l'index, le médius, l'annulaire et l'auriculaire.

Les trois premiers os du carpe sont groupés de manière à présenter du côté de l'avant-bras une masse ellipsoïde, un condyle que reçoit la cavité elliptique formée par les extrémités inférieures du radius et du cubitus. La tête hémisphérique de l'humérus peut tourner sur son axe dans la cavité glénoïde; ce mouvement de rotation, la forme allongée du condyle carpien ne le permet pas à la main, mais la rotation du cubitus y supplée et la main tourne, avec l'os qui lui donne attache, dans

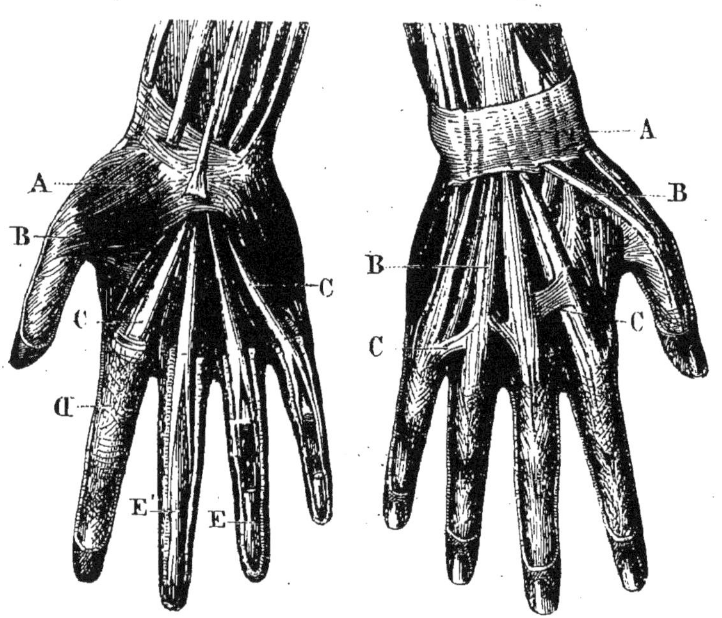

Fig. 16. — La main, face palmaire.

A Muscle court abducteur du pouce, au-dessus et en dehors duquel on voit l'opposant.
B Court fléchisseur du pouce..
C C Tendons du fléchisseur superficiel des doigts.
D Gaîne des tendons.
E E' Tendons du fléchisseur profond.

Fig. 17. — La main, face dorsale.

A Ligament annulaire du carpe.
B B Tendons de l'extenseur commun des doigts.
C C Expansions tendineuses reliant les tendons.

la supination et la pronation; de plus, elle se meut isolément dans la flexion en avant, en arrière et latéralement; dans la circumduction, elle décrit un cône et peut exécuter beaucoup d'autres mouvements d'ensemble ou de détail.

Les muscles nombreux qui déterminent ces mouvements présentent un mécanisme fort compliqué. Leurs tendons sont ou entrelacés ou reliés entre eux par des bandelettes et des fibres aponévrotiques, d'où résulte une solidarité d'action plus ou moins complète. Aussi plusieurs mouvements sont-ils difficilement accomplis par un seul doigt sans que les autres y prennent part, c'est ce qu'on observe dans l'exécution de la musique instrumentale ; mais l'exercice donne à ces mouvements une parfaite indépendance. Le mécanisme des mouvements de la main a été singulièrement éclairé par les travaux récents de M. Duchenne (de Boulogne), qui est parvenu à préciser, au moyen de l'électricité, l'action des différents ordres de muscles et de chacun d'eux en particulier.

Gerdy comptait trente-quatre mouvements distincts de la main ; si l'on tient compte des combinaisons de ces divers mouvements entre eux, on arrive à un chiffre bien plus élevé. L'opposition du pouce aux autres doigts réunis ou isolés est, de tous ces mouvements, celui qui caractérise surtout la main de l'homme, chez qui seulement il existe dans sa perfection. Cette fonction du pouce tient à sa longueur, à ce que le premier métacarpien n'est pas placé dans le même plan que les quatre autres, comme chez le singe, et à l'action d'un muscle, le long fléchisseur du pouce, particulier à la main humaine. Ce muscle complète l'action des autres moteurs du pouce et permet à l'homme de tenir une plume, un burin, une aiguille ; il donne à sa main l'adresse nécessaire à l'exécution des travaux les plus délicats, il est comme l'attribut de son intelligence. La main de l'homme au repos se présente dans l'attitude d'une demi-opposition du pouce : il n'en est pas ainsi de celle des singes, même les plus rapprochés de l'espèce humaine. Chez ces animaux le pouce est opposable, mais beaucoup moins parfaitement que chez l'homme, et les cinq os du métacarpe étant placés dans le même plan, tous les doigts peuvent se poser à plat sur le sol pendant la marche, à laquelle les quatre membres prennent toujours part. La main proprement dite appartient donc à l'homme seulement et sa conformation ne permet pas de la considérer comme un organe de locomotion normale. Elle peut tour à tour présenter une surface plane, s'arrondir en cylindre, se creuser en gouttière, faire des doigts écartés autant de rayons divergents, et constituer, suivant l'expression de de Blainville, un compas à cinq branches ; elle réunit ses doigts en cône, en sphéroïde, etc. ; enfin elle peut atteindre toutes les régions du corps.

La main est l'organe essentiel du toucher et de la préhension. Ces fonctions sont dévolues principalement à sa face antérieure ou palmaire, pourvue de papilles nerveuses qui abondent surtout à l'extrémité des doigts et forment sous l'épiderme des sillons aux courbes élégantes. Les tendons y sont nombreux et réunis par des connexions multipliées; de fortes aponévroses, des gaînes où glissent les tendons consolident le tégument et concourent à donner aux diverses parties de l'organe la solidarité dans les mouvements d'ensemble, l'indépendance dans les mouvements partiels. Une couche de tissu adipeux très-serré protége, sans atténuer sa force ou sa délicatesse, ce réseau de muscles, de vaisseaux et de nerfs, cet appareil qui tantôt effleure à peine les corps et tantôt les étreint sous une pression violente. La main peut, en effet, devenir une pince délicate ou un étau puissant ; elle conduit le burin du graveur, qui laisse derrière lui le trait le plus délié, et la bisaiguë du charpentier ou la cognée du bûcheron, qui frappe avec autant de force que d'adresse. Les doigts du matelot renouent de lourds cordages et ceux de l'opticien tendent, sans les rompre, les fils d'araignée d'un réticule. Le même organe peut tenir une baguette, un bâton, une épée, un marteau, une plume. Il se moule sur les corps pour en apprécier la forme, il vient en aide à l'œil en complétant ou rectifiant ses impressions et peut même le suppléer à certains égards ; ainsi le doigt du médecin perçoit à la surface des organes les moindres détails du relief ; ainsi la main de Michel-Ange suivait avec passion les contours du torse antique que les yeux du grand artiste ne pouvaient plus contempler.

Mais rien ne donne une idée plus complète de la perfection du mécanisme de la main que l'exécution de la musique instrumentale. Examinez un artiste qui joue du violon. Ses doigts appuient sur les cordes en leur laissant exactement la longueur nécessaire au son qu'elles doivent rendre. Un demi-millimètre en plus ou en moins altère beaucoup la justesse du son, un millimètre d'écart produit une note fausse à l'oreille la moins exercée. Mais les doigts tombent sur le manche précisément au point exigé, ils courent sur les cordes en se succédant avec une rapidité vertigineuse, suivant toutes les combinaisons imaginables, et cependant la main, glissant le long du manche, change incessamment de position ; tantôt un seul doigt fait entendre une note isolée, tantôt deux ou trois agissent simultanément pour produire un accord, pendant qu'un quatrième, frappant la corde avec une rapidité croissante, fait retentir un trille qui défie ceux du rossignol. Ce n'est pas tout encore. L'autre main tient l'archet et il faut que les mouvements du bras droit soient d'accord avec ceux de la main gauche, il faut entre les mouvements de l'une et de l'autre main une coïcidence mathématiquement exacte. Ajoutez maintenant toutes les modifications de mouvement nécessaires pour produire les *piano* et les *forte*, pour enfler ou laisser mourir le son, en un mot tout ce qui constitue l'expression musicale, et vous conviendrez que ce mécanisme tient du prodige et dépasse tout ce que l'art humain peut produire de plus parfait.

L'agilité, la souplesse des mains, la concordance et l'indépendance de leurs mouvements ne sont pas moins remarquables dans le jeu du pianiste. Comment ne pas admirer ces deux mains occupées le plus souvent ensemble et dont l'action alterne ou coïncide avec tant de précision et de rapidité : toutes deux font en moyenne six à huit notes à la fois, s'éloignant, se rapprochant, se croisant et mêlant sur le clavier leurs doigts qui se meuvent comme si chacun d'eux était complétement indépendant de tous les autres. Un pianiste habile fait dans les traits en gamme 640 notes par minute en vitesse moyenne, et 960 en vitesse extrême. Ces chiffres donnent une idée de la rapidité de mouvement à laquelle peut arriver la main de l'homme.

Serviteur dévoué du corps, la main qui le nourrit sait aussi le protéger. On dit que la nature a créé l'homme désarmé : qu'est-ce donc que la main, qui lui permet de construire et d'employer peur sa défense ces machines ingénieuses et terribles, la main qui peut au besoin se transformer en massue redoutable? Les poëtes ont chanté Pollux défendant sa vie et celle de ses compagnons avec les armes qu'il tenait de la nature; mais si nous admirons Pollux combattant le géant sicilien, nous détournons les yeux de l'arène ensanglantée par le ceste d'Entelle. Le soldat tient à honneur d'employer avec adresse, pour la défense de sa patrie, l'épée qu'elle lui a confiée, il méprise l'arme et le métier du gladiateur.

Le membre supérieur, dont les fonctions principales sont de rapprocher ou d'éloigner du corps les objets, peut aussi rapprocher ou éloigner le corps d'un point fixe ; c'est ainsi que le matelot et le gymnaste s'élèvent dans la mâture ou sur le trapèze ; mais le poids du corps entier n'est pas en proportion avec la force des membres qui le soulèvent, et quoique l'exercice rende cet effort moins difficile en donnant aux muscles plus de force, il est évident que le bras remplit ici une fonction qui ne lui est pas dévolue en principe et qui appartient à un membre plus puissant dont nous allons parler.

Membre inférieur ou *abdominal*. Il se compose, comme le membre supérieur, de quatre parties qui sont : la hanche, la cuisse, la jambe et le pied. Les deux os de la *hanche*, ou *os coxaux*, s'articulent ensemble et avec le sacrum ; ce dernier, placé entre eux comme un coin, transmet par leur intermédiaire le poids du corps aux membres inférieurs qui sont les piliers de l'édifice humain. A la face externe de l'os coxal, on remarque une cavité articulaire profonde, hémisphérique, c'est la *cavité cotyloïde*, qui reçoit la tête du fémur et forme avec elle l'*articulation de la hanche* ou *coxo-fémorale*.

Le *fémur*, os de la *cuisse*, est le plus long et le plus fort du squelette ; presque cylindrique, il présente une courbure à convexité antérieure qui lui donne plus de résistance. A son extrémité supérieure, on remarque la *tête du fémur*, supportée par un *col* qui s'unit au corps de l'os sous un angle obtus. Cette obliquité, dans la direction du col a pour effet d'augmenter l'écartement des fémurs et, par conséquent, des membres inférieurs; ce qui donne au corps humain une base de sustentation plus large et plus de stabilité. Il résulte en outre de cette disposition que le poids du corps est transmis au fémur, non pas directement et suivant une ligne droite, mais indirectement et suivant une ligne brisée ; les deux cols du fémur forment par leur réunion une portion de voûte sur laquelle repose la partie supérieure de la cavité cotyloïde, et qui décompose la force agissant sur les membres inférieurs.

La tête du fémur représente à peu près les deux tiers d'une sphère. Elle remplit exactement la cavité cotyloïde, mais n'y est pas contenue tout entière, car la profondeur de cette cavité ne dépasse pas le rayon de la sphère à laquelle elle appartient. Un bourrelet fibro-cartilagineux, très-élastique et circulaire, garnit le rebord de la cavité cotyloïde en augmentant son étendue, et vient embrasser la tête du fémur en faisant l'office d'une soupape qui clôt hermétiquement la cavité articulaire dans laquelle la tête du fémur est maintenue seulement par la pression atmosphérique. En effet, si l'on place sous le récipient de la machine pneumatique l'articulation coxo-fémorale convenablement préparée, on voit, à mesure que le vide se fait, la tête du fémur s'abaisser et sortir de la cavité cotyloide autant que le permet la longueur des ligaments articulaires, puis remonter et remplir de nouveau cette cavité quand on laisse rentrer l'air sous le récipient. Cette belle expérience d'E. Weber montre d'une manière saisissante l'action immédiate et continuelle des agents extérieurs sur les fonctions de l'organisme.

L'emboîtement de la tête du fémur dans la cavité cotyloïde donne à l'articulation de la hanche une grande solidité, que viennent augmenter des ligaments et des muscles destinés à maintenir les parties en rapport comme à leur donner le mouvement ; aussi, les plus grandes violences sont-elles seules capables de faire sortir la tête du fémur de la cavité qui la reçoit. Cette articulation, du même genre que celle de l'épaule, permet au membre inférieur des mouvements en tous sens quoique moins étendus que ceux du bras. Nous aurons occasion d'en parler plus loin.

L'extrémité inférieure du fémur se termine par deux masses oblongues et arrondies, les *condyles* du fémur, qui reposent sur deux cavités creusées dans la partie supérieure du *tibia*, l'os principal de la *jambe*, et formant avec elles l'*articulation du genou*. Les cartilages *semi-lunaires*, interposés entre les deux os, amortissent la pression du fémur sur le tibia et s'opposent au déplacement du premier en augmentant la surface et la profondeur des cavités articulaires du second. Au-devant de l'articulation fémoro-tibiale est placée la *rotule*, le plus grand des os sésamoïdes, qui s'adaptent par deux facettes articulaires à celles que lui présentent les condyles du fémur, et donne attache par son bord supérieur au tendon des extenseurs de la jambe, tandis que, par son bord inférieur, elle s'unit intimement au *ligament rotulien* qui la fixe au tibia. En comparant le coude au genou, on reconnaît l'analogie frappante de la rotule et de l'olécrâne. La rotule sert de poulie de renvoi aux muscles extenseurs dont l'action sur la jambe est augmentée par le changement de direction qu'ils en reçoivent ; l'olécrâne est un levier puissant au moyen duquel s'opère l'extension de l'avant-bras.

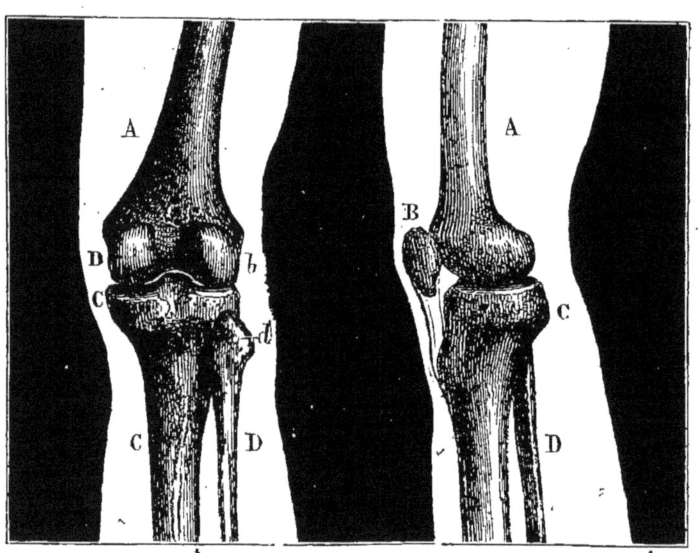

Fig. 18. — Articulation du genou

vue du côté du jarret.	vue de profil.
A Fémur.	A Fémur.
D *b* Condyles du fémur.	B Rotule.
d Extrémité supérieure du péroné.	C Tibia.
C Tibia.	D Péroné.
D Péroné.	

Le second des os de la jambe est le *péroné*, qui descend parallèlement au tibia et vient contribuer avec lui à former l'articulation du pied. Si l'on compare le genou au coude, on voit que le péroné, qui ne prend aucune part à l'articulation du genou, représente pourtant le cubitus, dont le rôle est si important au coude, tandis que le tibia correspond au radius. La nature, par une de ces transformations dont elle offre de nombreux exemples, a réuni en une seule, dans le tibia, les deux extrémités du cubitus et du radius, ne laissant subsister le cubitus qu'à l'état rudimentaire dans sa partie supérieure. Cette fusion de deux organes est ce que les naturalistes ont nommé coalescence. Le rapport du tibia avec le radius, signalé par de Blainville, a été démontré par M. Martins, dans son beau travail sur les membres pelviens et thoraciques.

Les extrémités inférieures du tibia et du péroné réunies présentent une mortaise dans laquelle est reçu l'*astragale*, un des os du *tarse*, et forment ainsi l'*articulation du pied* ou *tibio-tarsienne*. Le *pied* se meut sur la jambe, de manière à faire avec elle une ligne droite dans l'extension. Le mouvement en sens inverse, ou flexion, est beaucoup plus limité ; les *malléoles* qui embrassent l'astragale ne permettent pas au pied de mouvements latéraux, et ceux qui ont lieu dans ce sens se passent dans l'articulation de l'astragale avec le reste du tarse ; mais en somme le pied peut exécuter un mouvement limité de circumduction.

On a dit que le pied était une autre main, *pes altera manus*, et, en effet, si la main complète le bras, le pied n'est pas moins important pour le membre inférieur ; sans lui la locomotion ne pourrait s'effectuer que par des mouvements tout autres que ceux de la marche, dans des conditions d'équilibre beaucoup moins favorables et avec bien plus de fatigue ; la course, et par conséquent le saut, seraient impossibles. Mais si le pied et la main sont des variétés d'un même type d'organisation, ces deux parties présentent des différences en rapport avec leurs usages respectifs ; le pied, destiné à supporter le corps, est surtout remarquable par les conditions de solidité ; dans la main, ce qui prédomine, c'est la mobilité.

Le pied de l'homme, exclusivement destiné à supporter son corps, n'est point un organe de préhension et ne peut, comme le pied du singe, saisir les objets par l'opposition du pouce aux autres doigts ; ses orteils, disposés sur un même plan, n'ont ni la longueur des doigts, ni l'étendue et la variété de leurs mouvements ; en un mot, c'est un pied et non pas une main comme chez les quadrumanes.

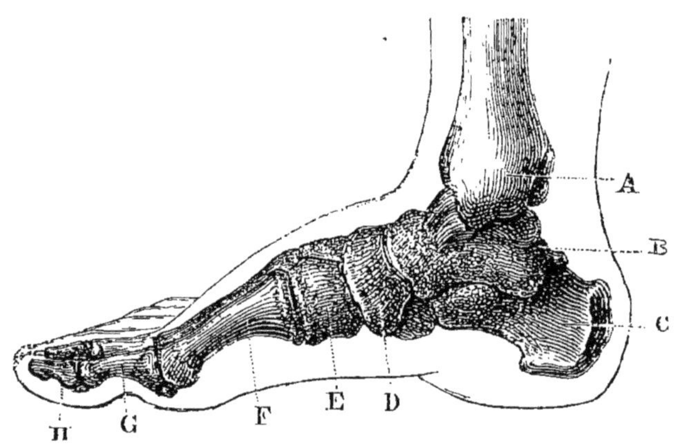

Fig. 19. — Squelette du pied.

A Malléole interne; extrémité inférieure du tibia.
B Astragale.
C Calcanéum.
D Scaphoïde.
E Cuboïde.
F Premier métatarsien.
G H Première et deuxième phalange du gros orteil.

Le pied se compose de vingt-six os dont sept constituent le *tarse*, qui s'articule avec la jambe et correspond au carpe. Cinq os forment le *métatarse*, qui correspond au métacarpe et s'articule avec le tarse, en arrière, avec les orteils en avant. Plus étroit et plus épais dans sa partie postérieure, plus mince et plus large antérieurement, le pied fait un angle droit avec la jambe et repose sur le sol par ses extrémités seulement ; dans sa partie moyenne il forme une voûte et, grâce à cette disposition, il résiste à la pression et aux chocs beaucoup mieux qu'il ne pourrait le faire s'il était plat et s'il s'appliquait au sol comme une planche.

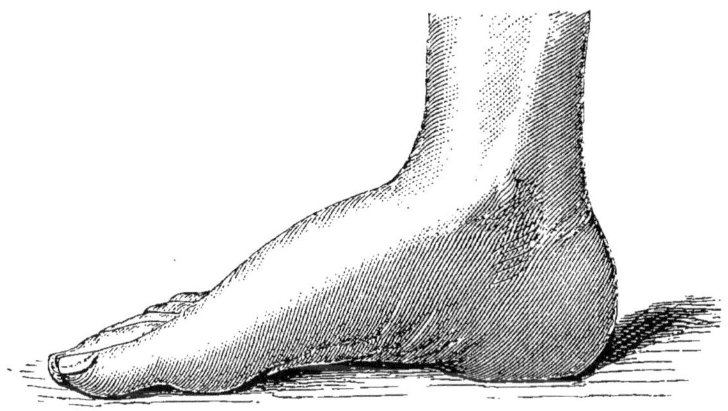

Fig. 20. — Le pied.

De plus, quoique unis entre eux par des articulations très-solides, les os du pied jouissent d'une mobilité suffisante pour donner à l'ensemble une grande élasticité que vient encore augmenter celle des orteils ; le pied supporte donc le poids du corps comme une voûte et comme un ressort tout à la fois, au grand avantage de sa résistance. Enfin, lorsqu'on saute à terre d'un point élevé, il s'étend instinctivement sur la jambe et vient toucher le sol d'abord par sa pointe, de façon à rompre le choc. Cette décomposition des forces qui résulte de la forme et de l'élasticité du pied a pour effet non-seulement de protéger le mécanisme de cette partie, mais aussi d'éviter des lésions graves que peut produire dans certains organes, comme le cerveau et le foie, la commotion causée par le contre-coup.

Si l'on compare dans leur ensemble le membre supérieur et le membre inférieur, on remarque parmi les caractères principaux qui les distinguent, que la flexion de l'avant-bras sur bras se fait en avant, tandis que la flexion de la jambe sur la cuisse a lieu en arrière. M. Martins a démontré que cette opposition dans le sens des mouvements, commandée par la destination de l'un et l'autre membre à des fonctions différentes, était due à la torsion de l'humérus. Le fémur est un os droit, non tordu sur son axe ; l'humérus au contraire est tordu sur lui-même de 180° ou d'une demi-circonférence ; cette torsion n'est pas le résultat mécanique de l'action des muscles et des fonctions du membre supérieur ; bien que le modelé de l'os ne permette de la reconnaître anatomiquement que vers l'âge de deux ans, elle existe virtuellement dès que le membre se développe. Muscles, vaisseaux, nerfs, tout dans le bras suit ce mouvement de rotation indiqué par la disposition en spirale de l'humérus, et que la plupart des anatomistes avaient signalée sans en tirer les conséquences physiologiques que M. Martins a fait ressortir Ce savant a montré que l'humérus, artificiellement détordu, correspond de tous points au fémur du même côté, et par cette manœuvre en sens inverse du travail de la nature, il a dévoilé le procédé dont elle s'est servie pour fléchir en avant l'articulation du coude correspondant à celle du genou qui se fléchit en arrière.

Les articulations du membre inférieur lui permettent des mouvements nombreux et très-étendus ; sous l'action de muscles puissants, il se replie sur lui-même ou redevient une colonne rigide, abaissant ou élevant rapidement et avec facilité le corps dont il supporte tout le poids. Dans la marche, il se porte en avant ou en arrière, tour à tour étendu ou fléchi. Il tourne sur son axe ou s'écarte de la verticale pour maintenir l'équilibre, par la direction du pied, ou pour élargir la base de sustentation. Il peut en s'élevant faire latéralement avec le corps un angle droit et même s'en rapprocher davantage en avant. Dans l'escrime, il se fléchit ou s'étend, abaisse ou relève le corps et le porte en avant ou en arrière par des mouvements qui se succèdent presque aussi rapidement que ceux du bras. Mais c'est surtout dans les pas si variés d'un danseur habile qu'on peut admirer la perfection de ce mécanisme et tout ce que l'exercice peut lui donner de force, de souplesse et d'agilité.

CHAPITRE V

Mouvements. — Effort. — Locomotion ; station, marche, course, saut, natation.

Mouvements. Les physiologistes distinguent plusieurs variétés de mouvements qui peuvent se résumer en deux genres : les mouvements involontaires et les mouvements volontaires.

Parmi les *mouvements involontaires*, que l'on a nommés aussi mouvements automatiques, les uns résultent de l'impression produite par une idée, une passion, un spectacle gai ou triste, ou un mouvement identique à celui qui est produit. Tels sont le rire, les mouvements des traits exprimant la tristesse, la colère, la peur et les autres impressions morales ou physiques, le tremblement des membres, suite d'une émotion vive, le bâillement, etc. D'autres procèdent d'une excitation des nerfs sensitifs, comme l'éternument, la toux, le clignement des paupières, le claquement de dents ou le tremblement après un bain froid.

Dans certains cas, en effet, des impressions transmises de nos organes au cerveau, directement par les nerfs sensitifs ou indirectement par la moelle, sans qu'une sensation ait lieu nécessairement ou, ce qui revient au même, sans que nous en ayons connaissance, occasionnent une incitation refléchie sur les nerfs moteurs et amènent des mouvements auxquels la volonté n'a point de part. Ces mouvements sont exécutés généralement par les muscles de la vie organique non soumis à la volonté, mais ils peuvent se produire aussi dans ceux que la volonté domine. On les nomme mouvements *réflexes*. Quelques-uns sont incontestablement automatiques; pour d'autres il n'est pas démontré qu'une sensation et un acte de volonté ne précèdent pas la contraction musculaire. Ainsi l'éternument et la toux se produisent indépendamment de la volonté, qui ne peut ni les prévenir, ni les arrêter dans leur évolution ; il en est de même du claquement de dents, des mouvements qui ont lieu dans le frisson et du clignement des paupières au contact de l'air, des larmes ou seulement lorsqu'un corps étranger menace l'œil ; dans ce dernier cas, la contraction musculaire, bien qu'elle soit instantanée et qu'elle semble involontaire, est évidemment précédée d'une sensation que l'œil a transmise au cerveau. On peut même la considérer comme volontaire, puisque, si l'attention est éveillée, la volonté peut s'opposer au mouvement instinctif.

Il se produit en nous d'autres mouvements instinctifs dont nous avons plus ou moins conscience ; c'est ainsi que, dans une voiture qui menace de verser, on se jette du côté oppposé à la pente ; qu'en apercevant tout à coup un précipice devant soi, on se roidit ou on se renverse en arrière, que le joueur de boule ou de billard s'incline et se contourne dans le sens où il voudrait voir se diriger sa bille. Des phénomènes analogues sont causés par une sorte d'entraînement ou d'imitation instinctive. Quand, par exemple, on suit des yeux les colonnes d'une grande chute d'eau tombant dans un gouffre, le corps exécute bientôt des mouvements d'oscillation dont on ne s'aperçoit que lorsqu'ils deviennent dangereux par leur amplitude et qu'ils menacent de vous entraîner dans l'abîme. On doit à M. Chevreul l'observation et l'explication d'un effet de ce genre, dont le charlatanisme a voulu tirer parti quand on s'occupait des tables tournantes. Si, le coude étant appuyé sur une table, on tient à la main un pendule composé d'un anneau et d'un fil, les yeux fixés sur l'anneau lui voient bientôt exécuter des oscillations, quoique le bras soit immobile en apparence; le plan dans lequel ont lieu les oscillations peut conserver la même orientation ou en changer suivant le désir formulé mentalement, et sans aucune mauvaise foi, sans mouvement consenti de la part de la personne qui tient le pendule. Place-t-on un support sous la main, près du bout des doigts, ou un bandeau sur les yeux de l'expérimentateur, les oscillations cessent. Elles étaient causées par un mouvement involontaire et presque imperceptible de l'avant-bras ou de la main sous l'influence des yeux regardant le pendule et la direction qu'il devait prendre. C'est encore un mouvement ou une série de mouvements semblables qui donnent l'impulsion aux tables tournantes; l'inconscience de la contraction musculaire fait tout le mérite de ce phénomène, qui perd son merveilleux dès qu'on parvient à faire reconnaître aux gens trop crédules qu'eux-mêmes sont les moteurs involontaires.

Les *mouvements volontaires* se produisent, comme leur nom l'indique, sous l'influence de la volonté, mais non sous son action directe et immédiate. La volition des mouvements de locomotion, par exemple, émane d'une certaine partie du cerveau, des lobes cérébraux ; mais pour que le mouvement soit exécuté, il faut que les muscles se contractent, et cette contraction musculaire doit son origine à une force qui émane de la protubérance, partie de l'encéphale différente de celle où naît la pensée. Ce qu'on observe chez les paralytiques prouve que la volonté est insuffisante à produire les mouvements.

Pour que les mouvements s'exécutent dans l'ordre et avec l'ensemble nécessaires à l'accomplissement de la volonté, il faut qu'ils soient coordonnés. Plusieurs physiologistes, et notamment Flourens, ont considéré le cervelet comme l'organe essentiel de cette coordination des mouvements. La lésion de cette partie de l'encéphale produit, en effet, dans la locomotion un trouble analogue à celui qui résulte de l'ivresse ; mais l'observation pathologique a démontré que l'absence de coordination peut se présenter sans que le cervelet soit affecté.

Les muscles concourent aux mouvements volontaires, les uns comme moteurs, les autres, antagonistes des premiers, comme modérateurs du mouvement. M. Duchenne (de Boulogne) a fait voir que, dans les mouvements volontaires des membres et du tronc, ces deux ordres de muscles, *impulsifs* et *modérateurs*, sont mis simultanément en contraction par une double excitation nerveuse, les uns pour produire le mouvement, les autres pour le modérer. Sans cette espèce de solidarité d'entente des muscles antagonistes, les mouvements perdent de leur précision et de leur sûreté.

Effort. Lorsqu'un ou plusieurs groupes de muscles se contractent avec force pour opérer une fonction laborieuse ou vaincre une résistance, comme pour soulever un fardeau, attirer ou repousser un corps, on donne le nom d'*effort* à cette action des muscles. Il y a effort dans la marche en montant, dans la course, le saut et dans un grand nombre d'autres fonctions. Quels que soient les muscles qui agissent dans l'effort, il faut qu'ils prennent un point d'appui directement ou indirectement sur le squelette du tronc, c'est-à-dire sur la colonne vertébrale et les os du thorax. Aussi l'effort est-il toujours précédé d'une inspiration qui dilate le thorax, dont les os, immobilisés par la contraction des muscles inspirateurs, fournissent un point fixe aux muscles qui s'y attachent. Ainsi, de proche en proche, une grande partie du système musculaire prend part à l'action dont quelquefois le bras ou la main seulement est l'instrument immédiat. Ce qui le prouve, c'est l'impossibilité de faire un mouvement distinct de celui qui est l'objet de l'effort sans que l'effort cesse ou diminue. Quand il est à son plus haut point, la respiration est suspendue, la glotte se ferme ou reste légèrement ouverte suivant la nature et le degré d'intensité de l'effort ; l'air inspiré distend les poumons et, s'il en échappe une partie, c'est en quantité trop minime pour que la distension de la poitrine devienne insuffisante ; les viscères abominaux sont comprimés en haut par le diaphragme, en avant et latéralement par les muscles de l'abdomen. Pendant certains efforts, l'air sort lentement par la glotte et, quand le mouvement se termine brusquement, avec un redoublement de force, l'expiration s'achève rapidement et quelquefois sous forme de cri.

Le marin qui hale sur une manœuvre, le gindre soulevant péniblement la pâte pour la lancer dans le pétrin, accompagnent le mouvement qu'ils exécutent d'un cri dont le rhythme exprime les différentes périodes de l'effort.

Locomotion. L'homme se déplace à la surface du sol par trois modes de progression principaux : la *marche*, la *course* et le *saut* ; mais le point de départ de la progression est toujours la station verticale.

Dans cette attitude, qui caractérise l'espèce humaine, l'équilibre de la tête sur la colonne vertébrale, du tronc sur les articulations coxo-fémorales et des cuisses sur les jambes est indépendant de toute contraction musculaire, les ligaments suffisent pour l'assurer. De plus, les muscles du cou, du tronc et de la cuisse maintiennent la rigidité du rachis, s'opposent à la flexion du genou et rétablissent l'équilibre, s'il vient à être compromis, tandis que les muscles de la jambe empêchent la flexion antérieure ou postérieure de l'articulation tibio-tarsienne, dont les surfaces et les ligaments ne permettent qu'un équilibre instable du corps sur les pieds. Enfin les pieds, écartés l'un de l'autre d'un espace égal à celui qui sépare les têtes des fémurs, complètent ce mécanisme, grâce auquel l'homme, seul entre tous les êtres vivants, se tient debout, la face dirigée dans la verticale et suivant un plan parallèle à celui du tronc, mais non tournée vers le ciel, comme on le dit poétiquement.

Dans l'attitude du soldat sans armes, les talons se touchant et les pieds formant presque un angle droit, il faut une contraction plus forte des muscles du membre inférieur; par conséquent, la fatigue se fait sentir plus tôt. Quand il porte sur un seul pied, dans la station dite *hanchée*, le corps s'écarte latéralement de la verticale et se penche un peu en arrière ; celui des

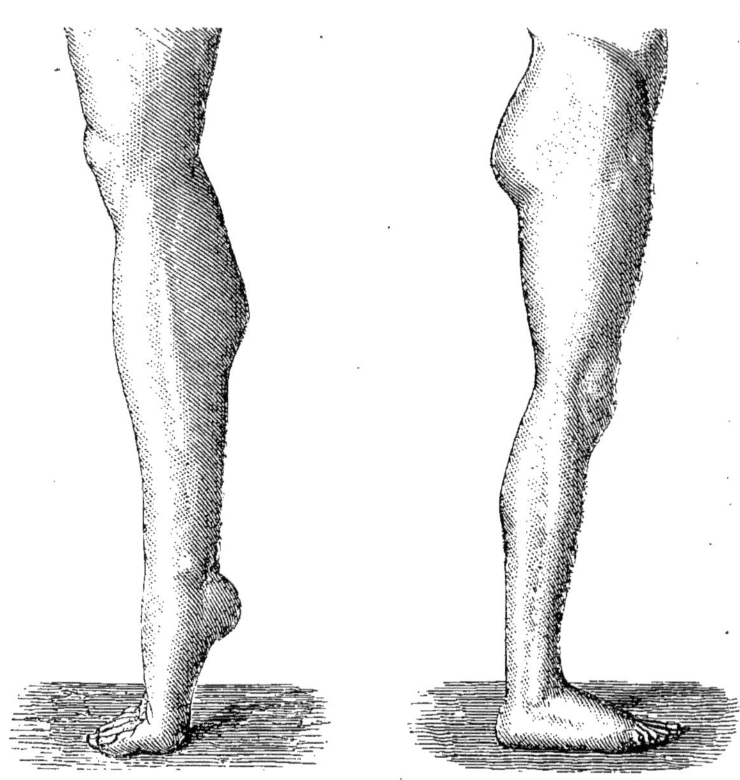

Fig. 21. — La jambe dans la station.

Le pied posant par la pointe sur le sol. Le pied posant à plat sur le sol.

membres inférieurs qui ne supporte que son propre poids repose sur le sol dans le relâchement complet des muscles, faisant fonctions d'arc-boutant éventuel et de contre-poids ; cette forme de la station verticale est la moins fatigante et la plus stable, c'est aussi la plus élégante, celle que préfèrent les peintres et les statuaires, et que Léonard de Vinci considérait comme la plus naturelle.

Lorsque le corps se déplace, il se divise en deux sections bien distinctes ; l'une qui comprend la tête, le tronc et les membres supérieurs, représente la masse à transporter ; les membres inférieurs sont à la fois des appuis mobiles qui supportent le poids des parties supérieures, et des agents d'impulsion qui leur communiquent le mouvement de translation. Dans tout mouvement de ce genre, le tronc s'incline en avant et s'écarte de la verticale sous un angle d'autant plus ouvert que la vitesse de translation est plus grande, et qui varie de 5 degrés 7, dans la marche la plus lente, à 22 degrés 5 dans la course la plus rapide. Il en résulte une tendance continuelle à la chute en avant, tendance combattue par la translation des membres inférieurs dans une direction telle, que les têtes des fémurs puissent continuer à servir au tronc de point d'appui. On a comparé cet équilibre instable du tronc sur les fémurs à celui d'une baguette posée sur le bout du doigt et s'inclinant de façon que le seul moyen de prévenir sa chute, c'est de porter le doigt en avant, dans le sens où elle s'incline, et d'autant plus rapidement que l'inclinaison devient plus grande.

C'est par leur flexion et leur extension alternative que les membres inférieurs donnent l'impulsion au tronc ; ils se raccourcissent et s'allongent ainsi dans une direction inclinée à l'horizon, puisque c'est en avant et non dans la verticale qu'ils poussent le corps ; il en résulte un abaissement du centre de gravité qui se rapproche d'autant plus du sol que le mode de progression est plus rapide.

Chaque membre inférieur s'arc-boute à son tour au sol en s'étendant ; puis, l'impulsion donnée, le genou fléchit, le talon s'élève, le pied quitte le sol, et le membre raccourci par la flexion, suspendu au bassin, se dirige d'arrière en avant et vient de nouveau toucher la terre.

Dans ce mouvement, le membre, suivant MM. Weber, représente un pendule qui fléchit et oscille par la seule action de la pesanteur ; suivant M. Duchenne (de Boulogne), il obéit à la contraction des muscles fléchisseurs.

Les expériences de MM. Weber ayant démontré, comme nous l'avons dit plus haut, que la tête du fémur est maintenue dans la cavité cotyloïde par la pression atmosphérique seulement, ces habiles observateurs en avaient conclu que, dans le second temps de la marche, le poids de la cuisse déterminait seul la flexion des articulations et l'oscillation des trois segments du pendule que représentait alors le membre inférieur. Fondé sur l'observation pathologique, M. Duchenne pense que la contraction des muscles fléchisseurs de la cuisse, de la jambe et du pied, est la cause réelle du mouvement du membre inférieur dans le second temps de la marche, et que l'action de la pesanteur n'y concourt que faiblement. Suivant M. Béclard, la tonicité des muscles fléchisseurs, développée par l'extension, suffirait à seconder le mouvement pendulaire du membre inférieur.

Dans la *marche*, le corps s'avance sans cesser de s'appuyer sur le sol, et en accomplissant une suite de mouvements qui se divisent, pour chaque pas, en deux temps principaux. Premier temps : le corps repose sur les deux membres inférieurs ; le membre droit, placé en arrière et incliné à l'horizon, touche à terre par l'extrémité du métatarse et les orteils ; le jarret est tendu et le pied relevé à 45 degrés ; le membre gauche, placé en avant, repose sur le sol par toute la plante du pied, le genou est un peu fléchi, le talon verticalement au dessous de la tête du fémur, le corps légèrement incliné en avant. Second temps : le membre gauche porte seul le poids du corps et s'allonge par l'extension du genou et le redressement du pied ; sa direction s'incline à l'horizon et le corps est poussé en avant, pendant que le membre droit, détaché du sol par la flexion du genou, suit le mouvement de translation donné au corps, exécute une demi-oscillation et vient toucher le sol d'abord par le talon, qui se place verticalement au-dessous de la tête du fémur, puis par la plante du pied sur laquelle le corps s'appuie.

Pour accélérer sa marche, l'homme s'incline davantage en avant, le centre de gravité se trouvant ainsi rapproché du sol, la flexion du membre placé en arrière est plus prononcée, le pendule est plus court et son oscillation plus rapide ; en même temps, la flexion plus grande donne plus de force à l'extension et l'impulsion en avant est augmentée ; de plus, l'extension s'opère dans une direction plus inclinée, d'où résulte l'allongement du pas. La marche s'accélère encore par l'extension du membre appuyé au sol pendant l'oscillation de l'autre membre, de façon qu'au moment où celui-ci vient poser à terre, le premier s'en détache pour osciller à son tour. Dans cette marche accélérée, le corps ne repose jamais que par un pied sur le sol.

Pendant la marche et surtout quand elle est rapide, les bras accompagnent de leurs oscillations isochrones les mouvements des membres inférieurs et contribuent à maintenir l'équilibre : aussi est-il presque impossible de marcher vite quand les bras, par une cause quelconque, ne peuvent osciller.

D'après les expériences des frères Weber, la vitesse d'un homme de stature ordinaire, dans la marche précipitée, est de 9389 mètres en une heure. Cette vitesse ne pourrait évidemment se prolonger beaucoup et doit être considérée comme exceptionnelle. La vitesse de 6 kilomètres à l'heure est celle de la marche ordinaire et peut être soutenue longtemps. Mais l'exercice et une aptitude particulière permettent à quelques hommes une marche plus rapide, grâce à laquelle ils peuvent, en un temps relativement très-court, parcourir de grandes distances. Ainsi, l'on voit des marcheurs exercés franchir en vingt heures la distance de 120 kilomètres, et soutenir pendant 32 kilomètres une vitesse de 8 kilomètres à l'heure. Les montagnards des Alpes sont généralement bons marcheurs, et, chez quelques-uns, la résistance à la fatigue n'est pas moins extraordinaire que leur vitesse. Jacques Balmat, qui le premier parvint à la cime du mont Blanc, pouvait à l'âge de seize ans s'élever du hameau des Pèlerins à la montagne de la Côte, en deux heures, et cette course exige quatre heures pour des touristes très-exercés. Lors de sa dernière tentative pour arriver au mont Blanc, ce même guide, alors âgé de vingt ans, passa cinq jours et quatre nuits sans dormir ni se reposer un moment. — Un de ses fils, Édouard Balmat, parti de Paris pour rejoindre son régiment à Gênes, arriva le cinquième jour au soir à Chamonix, ayant parcouru 546 kilomètres. Plusieurs années après, ce même homme, parti des bains de Louèche à deux heures du matin, arrivait à Chamonix à neuf heures du soir. ayant franchi en dix-neuf heures une distance équivalant à environ 120 kilomètres. — En 1844, un vieillard nommé Marie Couttet, ancien guide de de Saussure et âgé de quatre-vingts ans, partit dans l'après-midi du hameau des Praz, situé dans la vallée de Chamonix, à l'altitude de 1070 mètres, et arriva aux Grands-Mulets (3050 mètres) à dix heures du soir; puis, après quelques heures de repos, il s'éleva sur le glacier jusqu'au voisinage du Grand Plateau, à une altitude d'environ 4000 mètres et redescendit d'une traite à son village.

Nous citerons encore la course faite, en septembre 1867, par un homme de Thun, qui parcourut en vingt-trois heures une distance estimée à 40 lieues de Suisse, et représentant au moins trente-quatre heures de marche pour un touriste ordinaire.

La *course* diffère de la marche principalement en ce qu'à un moment donné le corps est séparé du sol et parcourt l'espace à la manière d'un projectile. Le corps est plus incliné en avant et le centre de gravité est plus abaissé que dans la marche. Les membres inférieurs exécutent les mêmes mouvements alternatifs que dans ce dernier mode de progression, mais au moment où le membre droit quitte le sol et commence sa demi-oscillation, le gauche, qui est fléchi et ne repose sur le sol que par l'extrémité du pied, s'étend rapidement et avec assez de force pour lancer le corps en haut et en avant; les deux jambes oscillent à la fois pendant un instant, puis celle qui a quitté le sol la première y retombe avant l'autre et sur la pointe du pied. Le corps a fait un saut, et la même manœuvre s'opérant alternativement de chaque côté, il en résulte une suite de sauts qui constituent la course. Le *trotter* est une course dans laquelle l'impulsion en avant est moins forte et les mouvements sont moins rapides, ce qui rend cette façon de courir plus applicable aux terrains accidentés et sur lesquels il faut choisir la place où le pied doit poser à chaque saut.

La plus grande vitesse qu'un homme puisse atteindre dans la course est, suivant les frères Weber, de 27,360 mètres en une heure; mais si cette vitesse a été soutenue pendant une heure, ce qui est douteux, une pareille course ne pourrait certainement pas se prolonger beaucoup plus longtemps. Le maximum de vitesse atteint dans le gymnase d'Amoros était de 40 kilomètres en deux heures quarante-cinq minutes, soit environ 14,540 mètres par heure.

Le *saut* n'est à proprement parler qu'un des pas de la course, exécuté isolément. On peut sauter à pieds joints, c'est-à-dire les deux pieds quittant le sol en même temps et le corps lancé dans la verticale, en arrière ou en avant. Le saut peut être aussi précédé de quelques pas de course, c'est ce qu'on appelle prendre son élan; dans ce cas, la vitesse acquise dans les premiers pas s'ajoute à celle que donne au corps l'impulsion dernière. On arrive par l'exercice à franchir en sautant une hauteur verticale de près de 2 mètres et dans le sens horizontal un espace de 5 à 6 mètres. Amoros parle d'un Anglais qui aurait sauté un fossé large de 10 mètres.

Natation. L'homme peut se soutenir sur l'eau et traverser en nageant des espaces considérables, mais la natation n'est pas pour lui un mode de locomotion instinctif; il faut qu'il apprenne à nager, tandis que la marche et les autres modes de progression lui sont naturels et non pas acquis par l'étude. L'homme marche, court et saute, comme l'animal amphibie nage, sans l'avoir appris; pour nager, il faut qu'il étudie les attitudes et les mouvements qui neutralisent l'effet de sa pesanteur spécifique, l'empêchent d'enfoncer dans l'eau et lui permettent d'y prendre un point d'appui pour se déplacer.

Le quadrupède nage en marchant dans l'eau, c'est-à-dire en faisant les mêmes mouvements que pour marcher sur le sol; l'homme peut nager en imitant l'animal dans sa marche et frappant l'eau comme lui de ses quatre membres, mais la fatigue l'arrête bientôt et, pour nager longtemps, il doit exécuter d'autres mouvements assez compliqués dans leur combinaison. C'est, comme on le sait, à un modeste amphibie, à la grenouille, qu'il emprunte, dans ce cas, son mode de progression, et cet emprunt est, à coup sûr, le plus inoffensif de tous ceux qu'il fait aux animaux. Quoique ses membres semblent alors détournés de leurs fonctions normales, il arrive à pouvoir prolonger sans fatigue cet exercice éminemment hygiénique et bien précieux, puisqu'il y trouve un moyen de sauver sa vie ou celle son semblable.

CHAPITRE VI

La tête. — Le crâne; os du crâne, sutures, voûte du crâne, base du crâne. — Mensuration du crâne; angle facial, angle de Daubenton, comparaison des aires du crâne et de la face. — Système de Gall. — La face; os de la face, mâchoire supérieure, mâchoire inférieure

Tête. La tête est de tout le corps la partie la plus importante et celle dont l'ensemble et les organes appellent le plus l'attention. Les poumons et le cœur entretiennent la vie par la respiration et la circulation, l'appareil digestif nourrit le corps, mais la tête est le siége de l'intelligence, le centre où viennent aboutir les impressions nerveuses et d'où rayonne la volonté. Dans la tête se trouvent réunis les organes de la vue, de l'ouïe, de l'odorat et du goût; la face, presque entièrement formée par le groupement de ces organes, exprime, à l'aide de muscles nombreux, les impressions transmises au cerveau, les passions, le calme ou l'agitation de l'esprit et, dans certaines limites, les phases de la pensée. Pour les autres régions du corps, la vie est inconsciente, et les fonctions, dans leur évolution normale ou troublée par la maladie, s'exécutent machinalement; la tête seule perçoit les sensations et apprécie leur valeur, c'est par elle que l'homme se connaît lui-même, par elle qu'il se sent vivre et qu'il a pu dire : Je pense, donc je suis.

La tête est formée de deux parties distinctes : 1° le crâne, boîte osseuse qui enveloppe le cerveau et renferme, dans l'épaisseur d'un des os qui la composent, l'organe de l'ouïe ; 2° la face, où se trouvent réunis les organes de la vue, de l'odorat et du goût.

Le *crâne* se compose de huit os : le *frontal* ou *coronal* qui correspond au front ou *sinciput ;* l'*occipital* placé à la partie postérieure du crâne ou *occiput ;* les deux *pariétaux* qui forment les parois latérales du crâne et contribuent, avec le frontal et l'occipital, à constituer sa *voûte ;* les deux *temporaux* occupant, comme leur nom l'indique, la région des tempes ; l'*ethmoïde*, qui doit son nom à la *lame criblée* de sa face supérieure, et le *sphénoïde*, ainsi nommé parce qu'il est placé comme un coin entre tous les autres os, avec lesquels il s'articule et qui viennent appuyer sur lui, comme sur une clef de voûte renversée, en formant la *base du crâne* sur laquelle repose le cerveau. Le frontal, l'occipital, les pariétaux et les temporaux sont des os plats, constitués par deux lames de tissu éburné, *table interne* et *table externe*, entre lesquelles est une couche plus ou moins épaisse de tissu spongieux.

Les os du crâne s'unissent au moyen des *sutures*, formées par engagement réciproque des dentelures de leurs bords ; c'est à peu près ce qu'en architecture on appelle assemblage à queue d'aronde. A l'époque de la naissance, les os qui forment la voûte du crâne ne sont unis que par un tissu membraneux, et leurs bords chevauchent, sous une pression même assez faible, de manière à diminuer le diamètre de la tête; mais quoique les sutures ne soient pas encore développées, une partie de leurs apophyses d'engrenage existent dès lors à l'état rudimentaire. Les intervalles membraneux, plus larges aux points de rencontre du frontal et de l'occipital avec les pariétaux, constituent ce qu'on nomme les *fontanelles ;* bientôt le tissu osseux vient les combler, et, à l'âge de quatre ans, il n'en reste plus trace. Vers la fin de la troisième année, les bords des os sont découpés en fines dentelures qui vont augmentant de nombre, jusqu'à l'adolescence. Dès avant cet âge on voit disparaître la suture qui réunit les deux moitiés du frontal; plus tard, et quand le cerveau a pris tout son développement, les autres os se soudent graduellement.

Le crâne présente à l'intérieur une série d'enfoncements ou de portions de voûte qu'on a nommées *fosses frontales*, *occipitales*, *temporales*, etc., suivant les os qui les constituent, et auxquelles correspondent les *bosses* de mêmes noms qu'on voit à l'extérieur; de plus, on y remarque un grand nombre de saillies et de dépressions, *éminences mamillaires*, *impressions digitales*, dont le modelé correspond jusqu'à un certain point à celui du cerveau, mais qui ne se traduisent par aucun relief à l'extérieur de la tête. La voûte du crâne n'offre pas d'ouverture, mais sa base en présente plusieurs, où passent des vaisseaux et des nerfs et dont la plus importante, le *trou occipital*, fait communiquer la cavité crânienne avec le canal rachidien.

Le crâne a la forme d'un ovoïde aplati en bas et dont la grosse extrémité est tournée en arrière; il n'est jamais parfaitement symétrique et diffère dans sa forme et dans ses dimensions suivant l'âge, les individus et les races. Il est proportionnellement plus grand chez l'enfant que chez l'adulte et dans la race blanche que dans les autres races, mais quelles que soient les variétés qu'il présente, elles portent exclusivement sur la voûte.

Partant de ce principe que le crâne est moulé sur le cerveau, on a cherché en mesurant les dimensions du crâne à connaître celles de l'organe qu'il renferme. Dans ce but, Camper tirait deux lignes droites : l'une partant des premières dents incisives de la mâchoire supérieure, passait au-devant de la partie moyenne du front ; l'autre, dirigée horizontalement du conduit auditif à la rencontre de la première, formait avec elle l'*angle facial* qui est de 80 à 85 degrés chez l'Européen, de 75 degrés dans la race mongole et de 70 degrés chez le nègre. Ce caractère anatomique, considéré comme expression de l'intelligence, n'avait pas échappé aux artistes de l'antiquité ; les statues qu'ils nous ont laissées en sont la preuve, et dans celles de leurs dieux, du Jupiter Trophonius, par exemple, l'angle facial est ouvert de 90 degrés.

Daubenton a proposé de mesurer l'angle occipital pour compléter la mesure de Camper, qui s'appliquait seulement à la partie antérieure du crâne ; mais ces dimensions angulaires ne pouvaient suffire à donner l'étendue d'un solide ou d'une cavité ; de plus, l'épaisseur des os sur certains points et le développement variable des cavités ou *sinus*, compris entre les tables interne et externe, peuvent ôter à ces mesures beaucoup de leur signification. Pour obtenir des données plus précises, Cuvier, divisant la tête par une coupe d'avant en arrière, compara l'aire du crâne et l'aire de la face en n'y comprenant pas la mâchoire inférieure ; il trouva que l'aire du crâne égale, chez les Européens, quatre fois l'aire de la face ; et que chez le nègre l'aire de la face est plus étendue d'un cinquième aux dépens de celle du crâne.

Cette dernière méthode de mensuration, si elle ne donne que dans des limites restreintes une idée de l'intelligence relative, est du moins fondée sur des faits exacts ; elle exprime la loi du développement proportionnel de la face et du crâne chez les animaux supérieurs. Même dans la mesure de l'angle facial, les causes d'erreur peuvent être éliminées jusqu'à un certain point, et cette mesure est l'expression d'un fait anatomique incontestable.

Il n'en est pas ainsi d'une doctrine accueillie avec enthousiasme, au commencement de notre siècle, et maintenant presque oubliée, nous voulons parler de la phrénologie. Gall prétendit arriver par l'exploration du crâne à reconnaître le degré de développement des facultés. Le crâne moulé sur le cerveau présente, disait-il, des saillies correspondantes à celles de cet organe et donne ainsi la mesure du développement des facultés intellectuelles et affectives. Ces facultés, il les localisait dans l'encéphale, composé, suivant lui, d'une série de faisceaux conoïdes dont la base répondait à la surface du cerveau et le sommet à la moelle allongée ; chacun de ces cônes était le siége d'une des facultés, dont il portait le nombre à vingt-sept, plaçant toutes les facultés intellectuelles dans la partie antérieure du cerveau, les facultés animales dans la partie postérieure et les facultés morales dans la partie moyenne, au-dessus de l'oreille ; les premières, circonscrites, pour la plupart, dans des espaces très-restreints, les autres, attribuées à des surfaces plus larges. Les élèves de Gall ajoutèrent onze facultés à celles qu'il avait classées et parmi lesquelles ne figurait pas le sentiment du juste et de l'injuste, ou, comme ils l'appelèrent, la conscienciosité.

A ce système on objecta, que, si les saillies principales de l'extérieur du crâne, les bosses frontales, pariétales, etc., correspondent aux grandes dépressions ou fosses de l'intérieur, aucune saillie extérieure ne traduit les impressions digitales et les petites cavités de la surface moulée sur le cerveau ; que sur plusieurs points la saillie de l'extérieur coïncide avec une saillie intérieure ; que l'arcade sourcilière, où sont localisées six facultés, est plus ou moins saillante en raison, non pas du relief cérébral, mais du développement des sinus frontaux, et qu'il n'existe aucun rapport de modelé entre la table interne et la table externe du frontal, dans cette région. C'était donc à tort que Gall avait tracé sur le cerveau le siége de chaque faculté, d'après les saillies qu'il distinguait sur le crâne. On ajoutait qu'en admettant la localisation des facultés et la division du cerveau d'après cette méthode, il était peu rationnel de réunir toutes les facultés dans les régions correspondantes à la voûte crânienne, et de n'en attribuer aucune aux parties du cerveau qui ne sont pas en contact avec le crâne ou qui reposent latéralement et en avant sur sa base. Ce groupement exclusif, que rien ne justifiait, devait être considéré comme purement arbitraire.

Gall et son école invoquaient à l'appui de leur système l'anatomie comparée du cerveau; Leuret leur porta le dernier coup en montrant que l'étude du cerveau, dans l'échelle animale, est en complet désaccord avec le système du savant allemand et dément, sur tous les points, les propositions de la phrénologie.

La *face* se compose de quatorze os qui, par leur union entre eux et avec les os du crâne, forment les cavités où sont logés les organes de la vue, de l'odorat et du goût. Douze de ces os sont pairs et symétriquement placés de chaque côté ; ce sont : les maxillaires supérieurs, les os malaires ou os de la pommette, les os nasaux ou os propres du nez, les os unguis, les cornets supérieurs et les os palatins ; deux sont impairs, ce sont : le vomer et le maxillaire inférieur. Les *maxillaires supérieurs* concourent avec les os *unguis* et les os *malaires* à former la partie inférieure de l'orbite ; ils sont unis aux temporaux par les os malaires dont la saillie constitue les pommettes ; à leur bord alvéolaire s'implantent les dents, et l'espace que circonscrit l'arcade dentaire est la voûte palatine, que prolongent en arrière les os *palatins*. Les os *nasaux* forment la partie supérieure, ou racine du nez ; au-dessous d'eux et entre les maxillaires supérieurs s'étend la cavité des fosses nasales que sépare en deux une cloison dont le *vomer* fait partie. Les *cornets supérieurs*, articulés avec les maxillaires, contribuent à multiplier les anfractuosités des fosses nasales, où se ramifient les nerfs olfactifs.

Le *maxillaire inférieur* est primitivement composé de deux os, qui se soudent de bonne heure au point nommé la *symphyse du menton* ; à son bord alvéolaire s'implantent les dents ; les *branches* de l'os font avec son *corps* un angle droit, *angle de la mâchoire*, et, à leur extrémité supérieure, se divisent en deux apophyses : le *condyle*, qui s'articule avec la cavité glénoïde de l'os temporal, et l'apophyse *coronoïde*, où s'insère le tendon du muscle temporal, un de ceux qui rapprochent la mâchoire inférieure de la supérieure dans la trituration des aliments.

Ce squelette aux reliefs bizarres et heurtés, ce type de la mort disparaît sous les muscles et les téguments qui le revêtent d'une enveloppe élégante. Les paupières voilent l'orbite et protégent l'œil, surveillant attentif et investigateur du monde extérieur, admirable instrument qui permet au cerveau de contempler les scènes de la création et d'exprimer ses impressions les plus vives. Le nez recouvre les organes de l'odorat, qu'il complète en ménageant leur sensibilité ; les lèvres se modèlent au-devant de la bouche et sont à la fois un organe de préhension, une barrière docile et infatigable, un instrument nécessaire à l'articulation des sons, et un des mimes les plus expressifs parmi ceux qui concourent à la physionomie. La conque de l'oreille entoure le conduit auditif, y rassemble les ondes sonores et donne de l'expression à la tête. Les cheveux, les sourcils et les cils protégent le crâne et l'œil contre les agents extérieurs en même temps que leurs nuances, leurs courbes et leurs ondulations contribuent singulièrement à la beauté de l'ensemble. Enfin la peau de la face s'anime des teintes les plus délicates ou se revêt de tons vigoureux et de cette admirable carnation qu'a si bien rendue le pinceau des Vénitiens.

CHAPITRE VII

Digestion. — Pertes de l'organisme réparées par l'alimentation. — Faim. — Soif. — Organes de la digestion; cavité abdominale; péritoine. — Appareil digestif. — Bouche, lèvres, joues, dents, palais, voile du palais, langue. — Pharynx, œsophage. — Estomac. — Tube intestinal; intestin grêle, gros intestin, circonvolutions intestinales, mésentère, épiploon. — Membrane muqueuse. — Foie. — Pancréas. — Rate. — Rein. — Mécanisme de la digestion. — Digestion stomacale, suc gastrique, mouvement péristaltique, chyme. — Digestion intestinale. bile, suc pancréatique, chyle — Absorption; endosmose. exosmose. fonctions des veines et des vaisseaux lymphatiques dans l'absorption, rapidité de l'absorption.

Digestion. Le corps de l'homme perd chaque jour, par les voies diverses d'exhalation ou d'excrétion, environ 20 grammes d'azote, principe essentiel des matières animales, et 2 kil. 5 d'eau ; il brûle 300 grammes de carbone, au contact de l'oxygène atmosphérique. Peu de temps suffirait donc pour épuiser l'organisme, s'il ne retrouvait dans l'alimentation de nouveaux éléments qui le reconstituent. Cette nécessité de réparer sans cesse les pertes que subissent ses organes par l'action même de la vie, l'homme en est impérieusement averti par la faim et la soif, dures conditions de son existence. Il peut supporter le premier de ces besoins pendant un temps qui varie suivant l'âge et les conditions individuelles ; c'est une sensation, agréable d'abord, mais qui bientôt devient une torture, une succession de douleurs atroces et d'anéantissement physique et moral. La faim a de terribles annales dans la science et dans l'histoire ; on a dit avec trop de raison qu'elle est mauvaise conseillère, mais celui qui peut l'apaiser chaque jour doit y trouver un utile avertissement de penser à ses semblables plus malheureux que lui.

La soif est une sensation pénible dès son début et se supporte moins longtemps que la faim, car elle implique nécessairement la privation de tout aliment liquide, et l'épuisement est beaucoup plus prompt dans ces conditions que chez l'homme privé d'aliments solides mais pouvant, à l'aide d'un peu d'eau, prolonger sa vie quelques jours de plus.

Les *organes de la digestion* sont, pour la plupart, contenus dans l'abdomen, dont nous allons donner une idée sommaire.

Cavité abdominale. Cette cavité, la plus grande du corps, est située au-dessous de la poitrine, dont la sépare le diaphragme, et s'étend jusqu'à l'extrémité du tronc. On y distingue plusieurs régions qui sont : 1° dans la partie supérieure, l'*épigastre*, répondant à ce qu'on nomme le creux de l'estomac, et les deux *hypochondres*, qui, de chaque côté de l'épigastre, remontent sous la double voûte du diaphragme et sous les cartilages des côtes (*hypo*, sous ; *chondros*, cartilage) ; 2° dans la partie moyenne, la *région ombilicale* et les *flancs* ; 3° dans la partie inférieure, l'*hypogastre* ou bas-ventre, et les *fosses iliaques*, circonscrites par les os du même nom. Les parois de l'abdomen sont en grande partie constituées par des muscles et des aponévroses ; la colonne vertébrale et les os du bassin concourent à les former; quant aux côtes inférieures, elles n'ont avec la cavité abdominale qu'un rapport médiat et résultant de son emboîtement dans la base de la poitrine.

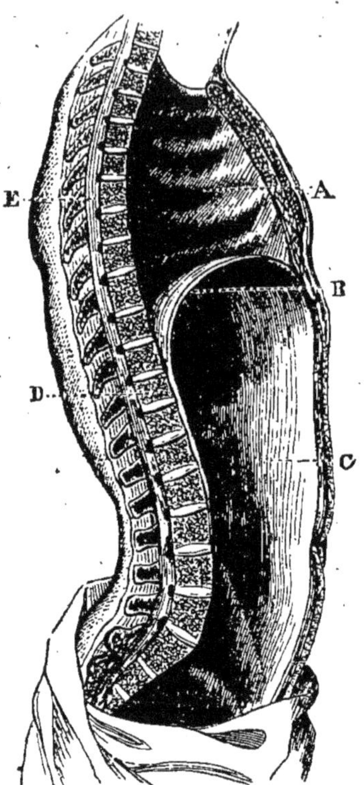

Fig. 22.— Coupe sur la ligne médiane du tronc et de ses cavités.

A Cavité de la poitrine.
B Diaphragme.
C Cavité de l'abdomen.
D Colonne vertébrale.
E Canal rachidien.

La cavité de l'abdomen est tapissée par une membrane séreuse, le *péritoine*. Comme toutes celles du même genre, cette membrane est formée de tissu cellulaire ou lamineux et de fibres élastiques ; sa surface libre est couverte d'un *épithélium*, sorte d'épiderme, dont la grande résistance lui permet de subir les frottements continuels qui résultent du mouvement des organes; enfin, comme toutes ses congénères, c'est un sac sans ouverture, replié sur lui-même dans sa profondeur et par conséquent à double paroi. L'espace compris entre ces deux parois est vide, leurs surfaces correspondantes frottent librement l'une contre l'autre et sont humectées par un liquide analogue au sérum du sang, la *sérosité*, sécrétion particulière à ces membranes et qui leur a fait donner leur nom. La paroi interne du sac recouvre les organes qu'il contient, la paroi externe est fixée dans toute son étendue à la cavité qu'elle tapisse. Nous aurons occasion de revenir tout à l'heure sur la disposition du péritoine.

L'*appareil digestif* est un des plus complexes et des plus étendus ; il est, dans certaines limites, accessible à nos investigations, et nous pouvons y suivre la marche des fonctions qui lui sont dévolues. Nous assistons aux métamorphoses que subissent les aliments, nous reproduisons dans nos laboratoires une partie de ces transformations ; encore un pas, et nous prendrions, comme disait Fontenelle, la nature sur le fait ; mais ce pas infranchissable, c'est la distance immense qui sépare la matière inerte de la substance organisée, les phénomènes physiques ou chimiques des fonctions vitales.

Les *organes de la digestion* sont la bouche, le pharynx, l'œsophage, le tube digestif, le foie et le pancréas. La rate et les reins, annexes de l'appareil digestif, sont plus spécialement affectés à la circulation ou à l'excrétion.

Bouche. La bouche forme l'entrée des voies digestives, renferme l'organe du goût et sert à la manducation et à l'articulation des sons. Sa cavité, circonscrite en haut par la voûte palatine, en bas par une paroi musculeuse et par la langue, sur les côtés et en avant par les joues et les lèvres, présente : en avant l'ouverture des lèvres, en arrière l'isthme du gosier qui la fait communiquer avec le pharynx et sur lequel s'abaisse le voile du palais.

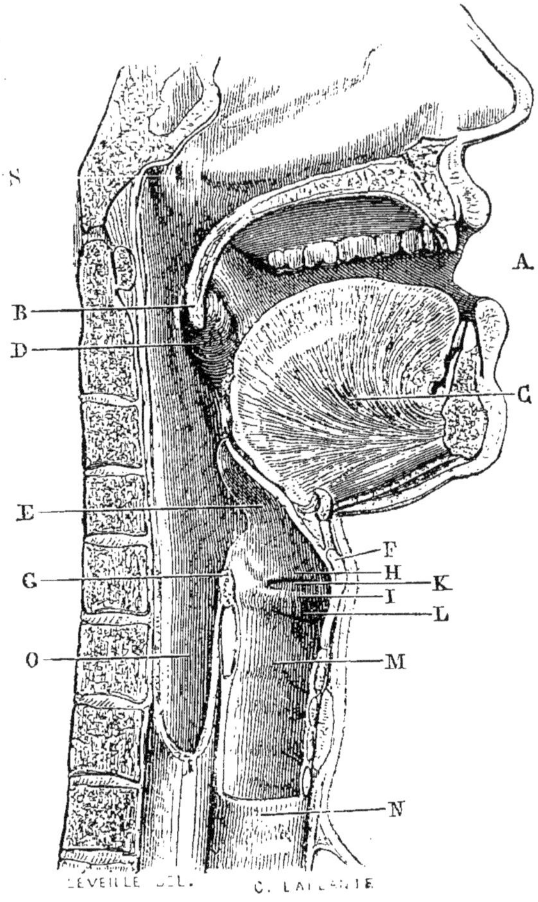

Fig. 25. — Coupe sur la ligne médiane de la partie inférieure des fosses nasales, de la bouche, du pharynx, du larynx, de l'œsophage et de la trachée-artère.

A Bouche.
B Voile du palais.
C Langue.
D Amygdale.
E Épiglotte.
F Cartilage thyroïde.
G Cartilage aryténoïde.
H Corde vocale supérieure.
I Corde vocale inférieure.
K Ventricule du larynx.
L Larynx.
M N Trachée-artère.
O Pharynx en avant duquel se voit le cartilage cricoïde.
S Orifice de la trompe d'Eustachie.

Les *lèvres*, paroi antérieure de la bouche, sont formées essentiellement par l'*orbiculaire des lèvres*, muscle à fibres concentriques auquel viennent se rattacher la plupart des autres muscles de la face ; une peau très-dense et intimement unie à l'orbiculaire, une couche de petites glandes salivaires, sous-jacentes à ce muscle, et la membrane muqueuse complètent ces deux voiles mobiles, extensibles et contractiles. Les lèvres sont un organe de préhension et de succion ; elles s'opposent, surtout la lèvre inférieure, à l'issue de la salive, servent à l'articulation des sons et au jeu des instruments à vent ; enfin elles prennent une grande part à l'expression de la physionomie. Abondamment pourvues de vaisseaux et de nerfs, les lèvres sont extrêmement sensibles, surtout à leurs bords, où la peau s'amincit, prend une teinte d'incarnat et se transforme graduellement en membrane muqueuse. Bien que l'orbiculaire les délimite en quelque sorte et leur constitue des fonctions et une région distinctes, les lèvres ne sont réellement que la partie antérieure des joues auxquelles les rattachent des rapports continuels de mouvements et de fonctions.

Les *joues* constituent les parties latérales de la face et les parois latérales de la bouche. Elles comprennent dans leur épaisseur des muscles destinés à l'accomplissement des fonctions complexes de la bouche. Un de ces muscles, spécial à la partie de la joue qui forme la paroi buccale, ramène par sa contraction les aliments entre les mâchoires et réagit contre la distension des joues par l'air. Son action dans le jeu des instruments à vent lui a fait donner le nom de *buccinateur;* il contribue en outre aux différentes expressions du visage en attirant en arrière la commissure des lèvres, tandis que le *grand* et le *petit zygomatique* la relèvent. Le *triangulaire* des lèvres abaisse au contraire cette commissure ; enfin le *masséter*, muscle épais et d'une grande force, rapproche la mâchoire inférieure de la supérieure et concourt avec le muscle *temporal* ou *crotaphyte*, à la mastication. La face interne des joues, revêtue par la membrane muqueuse, est parsemée de petits orifices, donnant passage à la salive que sécrètent un grand nombre de glandules analogues à celles des lèvres ; vers sa partie moyenne s'ouvre le *canal de Sténon*, par lequel se déverse dans la bouche la salive que sécrète la *glande parotide*, située comme son nom l'indique, au-devant de l'oreille, et la plus importante des glandes salivaires.

Les *dents*, implantées au bord alvéolaire des maxillaires supérieur et inférieur, forment deux arcades symétriques et, quand la bouche est fermée, circonscrivent dans sa cavité comme une enceinte intérieure. Elles sont au nombre de vingt chez l'enfant et de trente-deux chez l'adulte. On les distingue en huit *incisives*, quatre *canines* et vingt *molaires ;* les quatre dernières molaires sont appelées dents de sagesse. Les dents se composent de trois parties distinctes : la pulpe, l'ivoire et l'émail. Des vaisseaux et des nerfs pénètrent dans la *pulpe*, mais ne vont pas au delà ; l'*ivoire*, qui enveloppe la pulpe, constitue la racine et la couronne des dents. On nomme *collet* de la dent le point où la couronne se joint à la racine ; cette dernière est revêtue extérieurement d'une couche de tissu osseux. Au collet commence la *couronne* que recouvre l'émail, tissu très-pauvre en substances animales et presque inorganique. Les dents ne sont pas des os ; bien que revêtues à leur racine de substance osseuse, elles ne présentent ni dans leurs parties essentielles, l'ivoire et l'émail, ni dans leur mode de développement et dans leurs conditions physiologiques aucun rapport avec le système osseux ; on les considère comme analogues aux productions épidermiques telles que les ongles, les cheveux, etc., dont elles se rapprochent à beaucoup d'égards.

Palais. La voûte palatine, formée comme nous l'avons vu, par les os maxillaires supérieurs et les os palatins, est circonscrite en avant et latéralement par l'arcade dentaire supérieure. Elle est revêtue d'une membrane muqueuse épaisse, très-dure et présentant des ondulations transversales. En arrière, elle se continue avec une cloison musculo-membraneuse, le *voile du palais*, tapissé antérieurement par la muqueuse buccale, postérieurement par la pituitaire, et dont le bord inférieur libre et flottant, présente sur la ligne médiane un appendice, la *luette*.

Chacun de ses bords latéraux se continue avec la langue et le pharynx par deux replis qu'on nomme les *piliers* du voile du palais, et dans l'intervalle desquels sont logées, de chaque côté, les amygdales. A l'état de repos, le voile du palais ferme l'arrière-bouche ; en se relevant, il empêche les aliments, les boissons et la voix de passer dans les fosses nasales.

La *langue* est un corps charnu, symétrique, plus long que large, aplati de haut en bas, plus épais vers son milieu qu'à ses extrémités, plus large en arrière qu'en avant et arrondi sur ses bords. On nomme *base* de la langue son extrémité postérieure, et *pointe* ou *sommet* son extrémité antérieure. La face supérieure ou *dos* de la langue et une partie de ses bords sont parsemés de *papilles* qu'on distingue en papilles coniques, fongiformes (*fungus*, champignon) et caliciformes. La face inférieure est libre dans son tiers antérieur, où l'on remarque un repli muqueux nommé le *frein* ou *filet* de la langue ; ses deux tiers postérieurs reçoivent les muscles qui fixent la langue aux parties voisines. La base ou *racine* de la langue se fixe à l'os *hyoïde*, demi-cercle osseux, bifurqué à ses extrémités, placé entre la langue et le larynx, et qui, relié par des muscles à ces deux organes, les rend solidaires dans leurs mouvements d'élévation et d'abaissement.

La langue est formée de muscles dont les uns lui sont propres et les autres la rattachent à l'os hyoïde, à la mâchoire inférieure et à l'apophyse styloïde du temporal. Tous ces muscles entre-croisent leurs fibres d'une manière inextricable surtout vers la partie supérieure. Sur la ligne médiane et au centre de la langue, ils se fixent à une lame cartilagineuse, sorte de prolongement médiat de l'os hyoïde et qui donne à l'ensemble plus de solidité. La muqueuse buccale revêt la langue et présente à sa face dorsale une densité remarquable.

L'entre-croisement très-complexe des fibres musculaires de la langue lui permet les mouvements les plus variés. Elle peut s'élever ou s'abaisser, s'allonger ou se raccourcir en se retrécissant ou s'élargissant, amincir sa pointe, se courber en haut et en bas, se creuser en canal dans le sens de sa longueur ou de sa largeur, promener sa pointe et ses bords sur les parties de la bouche où la mastication disperse les aliments, enfin développer dans ses mouvements et dans ses changements de forme beaucoup de force et l'adresse la plus délicate.

La langue reçoit trois nerfs : le *grand hypoglosse*, qui lui donne le mouvement ; le nerf *lingual* et le *glosso-pharyngien*, qui sont les nerfs sensitifs du goût. Sous l'influence du premier, elle prend part aux fonctions digestives et à l'articulation des sons ; douée par les autres d'une sensibilité spéciale, elle est l'organe principal du goût.

Le fond de la cavité buccale communique avec le *pharynx*, canal aux parois élastiques, formées de muscles et tapissées d'une membrane muqueuse. Le pharynx, qui s'étend de l'arrière-bouche à l'œsophage, est comme le vestibule de ce dernier conduit, comme une sorte d'entonnoir qui, dans sa partie supérieure, se prête aux mouvements de la déglutition et concourt à la résonnance de la voix. Sa paroi antérieure est formée par le larynx dont l'orifice supérieur, surmonté de l'épiglotte, s'ouvre dans la cavité pharyngienne, en sorte que celle-ci n'est qu'un demi-canal complété en avant par le larynx.

Le pharynx se continue inférieurement avec l'*œsophage*, tube formé de deux membranes dont l'externe est musculeuse et l'interne muqueuse. Extensible et très-contractile, l'œsophage descend entre la colonne vertébrale et la trachée-artère, qu'il déborde un peu à gauche ; parvenu dans le thorax, il suit le médiastin postérieur ; enfin il traverse le diaphragme et s'ouvre dans l'estomac.

Estomac. On a comparé la forme de l'estomac à celle d'une cornemuse ; c'est une large poche, dilatation du tube digestif, placée transversalement à la partie supérieure de l'abdomen. Son extrémité gauche ou *grosse tubérosité*, logée dans l'hypocondre, est arrondie et plus large que la droite, qui correspond à l'épigastre ; en haut il forme une courbe à concavité supérieure, c'est

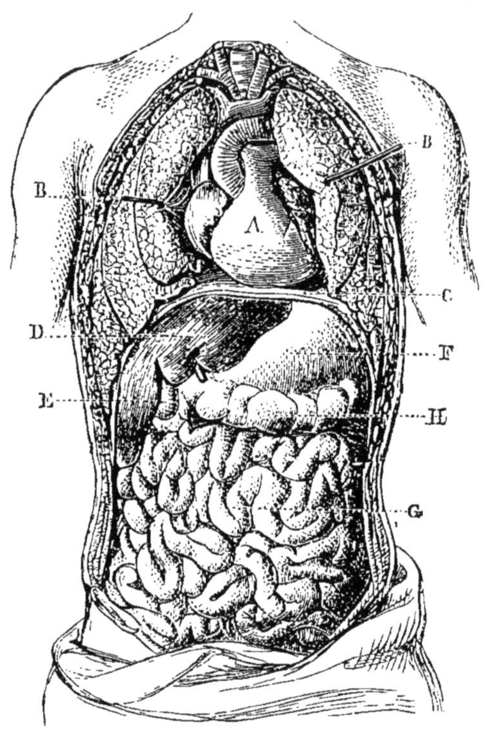

Fig. 24. — Coupe transversale des cavités thoracique et abdominale.

A Cœur.
B B Poumons écartés pour laisser voir le cœur.
C Diaphragme.
D Foie.
E Vésicule biliaire.
F Estomac.
G Intestin grêle.
H Côlon transverse.

la *petite courbure ;* en bas une courbe à convexité inférieure, *grande courbure*. On nomme *orifice cardiaque* ou *cardia* l'ouverture par laquelle il communique avec l'*œsophage*, et qui est placée à droite de la grosse tubérosité, *orifice pylorique* ou *pylore*, celle qui donne passage aux aliments dans l'intestin.

Les parois de l'estomac sont formées de quatre membranes qui sont, de l'extérieur à l'intérieur, une membrane séreuse, le péritoine, une membrane musculeuse, une fibreuse et une muqueuse. La membrane musculeuse se compose de trois plans de fibres superposées, les unes longitudinales, les autres circulaires ; ces fibres, espacées et ténues dans la plus grande partie de l'estomac, sont plus rapprochées et plus fortes vers le pylore ; elles forment autour de cet orifice un anneau musculeux qu'on nomme la *valvule du pylore*.

Le *tube intestinal*, qui fait suite à l'estomac, est un canal dont les parois, comme celles de ce viscère, sont formées de quatre membranes, séreuse, musculeuse, fibreuse et muqueuse. On le divise en intestin grêle et gros intestin. L'*intestin grêle* se compose du duodenum, du jejunum et de l'iléon. Le *duodenum* a été nommé ainsi parce qu'il mesure à peu près douze travers de doigt en longueur, il s'étend de l'estomac au *jejunum*, dont aucune ligne de démarcation ne le sépare, non plus que le jejunum de l'*iléon*. C'est par une distinction purement arbitraire que les anciens anatomistes ont donné des noms différents à ces trois portions du tube digestif. Le *gros intestin* diffère extérieurement de l'intestin grêle par ses dimensions et parce qu'il offre une suite de renflements plus marqués. Le *cæcum* est sa partie supérieure ; d'un calibre plus grand que celui de l'iléon, il est en outre séparé intérieurement de ce dernier par la *valvule iléo-cæcale*, repli des membranes internes destiné à empêcher le reflux des liquides. Ce n'est pas par son extrémité, mais par un orifice latéral, que le cæcum s'abouche à l'iléon ; au-dessous de cet orifice il forme une sorte d'ampoule terminée par l'*appendice vermiculaire* ou *cæcal*. Au cæcum fait suite le *côlon*, qui n'en est séparé que par une limite fictive. C'est la partie la plus longue et la plus large du gros intestin ; il forme une courbure, *arc du côlon*, et on le divise en *côlon ascendant*, *côlon tranverse* et *côlon descendant*, auquel succède le *rectum*, extrémité du tube intestinal.

La longueur totale de l'intestin est d'environ 8 mètres. Il occupe une grande partie de l'abdomen et s'y replie en sinuosités ou *circonvolutions* nombreuses.

Le péritoine (*peri*, autour ; *teinein*, étendre) enveloppe le canal intestinal, le fixe à la colonne vertébrale par un double feuillet membraneux, le *mésentère*, et le recouvre en partie d'un repli flottant, l'*épiploon*. Qu'on se figure une toile appliquée à elle-même dans son milieu, de manière à former un long et large pli. Au fond et dans le dédoublement de ce pli est logé l'intestin que nous supposons étendu en ligne droite. La toile qui l'embrasse adhère fortement aux trois quarts de sa surface et vient se réappliquer à elle-même. Les deux *feuillets* de cette toile péritonéale sont unis par du tissu cellulaire qui en permet l'écartement dans la distension de l'intestin. Si maintenant on fronce ce pli à sa base, le limbe dans lequel l'intestin est contenu formera de nombreuses sinuosités, et telle est la disposition des *circonvolutions intestinales*. Dans la région du côlon, le pli que forme le péritoine est beaucoup plus large et l'intestin est logé dans le milieu de sa largeur, le reste retombe comme un voile au-devant de la masse intestinale et remonte jusqu'à l'estomac qu'il recouvre en partie, ainsi que le foie et la rate. Ce voile mobile est l'*épiploon* (*epi*, sur ; *pleô*, je flotte). La partie du pli située en arrière de l'intestin se fixe au-devant de la colonne vertébrale et prend le nom de *mésentère* (*mesos*, milieu ; *enteron*, intestin).

Membrane muqueuse. Cette membrane est pour l'intérieur des cavités qu'elle tapisse ce que la peau est à la surface du corps, c'est une peau intérieure qui se continue avec l'extérieure. Comme celle-ci, la membrane muqueuse est un organe d'absorption et d'exhalation. Elle est formée d'un chorion et d'une sorte d'épiderme, nommé l'*épithélium*, variable dans sa texture et ses éléments, suivant qu'il doit offrir plus ou moins de résistance. Un liquide particulier, le *mucus*, est sécrété par cette membrane, dont il entretient la souplesse. La muqueuse présente dans le canal digestif, jusqu'à la fin de l'intestin grêle, des *papilles* ou *villosités* en grand nombre, surtout à la langue. Dans l'estomac cette membrane offre des plis nombreux qui s'effacent quand le viscère est distendu. Enfin, dans toute la longueur de l'intestin grêle, elle forme les *valvules conniventes*, replis destinés à multiplier les surfaces d'absorption.

Foie. Le foie est un organe de nature glanduleuse et, comme toutes les glandes, destiné à une sécrétion spéciale, il sépare du sang les principes qui constituent la *bile*. Situé dans l'hypochondre droit, où il s'enfonce sous la voûte du diaphragme, le foie occupe aussi une partie de l'épigastre et s'y trouve en rapport avec l'estomac, l'arc du côlon, etc. ; en arrière il correspond à la colonne vertébrale, à l'aorte et à la veine cave inférieure, en avant à la base de la poitrine. Des ligaments, replis du péritoine, le maintiennent en place ; le plus important est le *ligament suspenseur*. Le foie est d'une forme difficile à déterminer, sa face supérieure est convexe, l'inférieure est légèrement concave. Il se divise en *lobe droit* et *lobe gauche;* à ce dernier se rattache une sorte d'appendice nommé *lobe de Spiegel*. La face inférieure du foie présente les *sillons longitudinal* et *transversal;* ce dernier reçoit la veine porte. Vu en masse, le foie est d'une couleur rouge brun, son parenchyme est jaunâtre, granuleux et contenu dans une enveloppe de tissu cellulaire nommé *capsule de Glisson*. On y distingue plusieurs ordres de vaisseaux; l'*artère hépatique* y apporte le sang nourricier de l'organe, la *veine porte* y amène le sang qui doit s'y épurer, la *veine hépatique* transmet à la veine cave inférieure le sang élaboré par la glande, enfin les *conduits biliaires* sécrètent ou transportent le liquide extrait du sang par le foie et que reçoit la *vésicule biliaire* située sous le lobe droit.

Le tissu propre du foie est essentiellement constitué par les *conduits sécréteurs* de la bile, dont chacun se termine par une granulation ou *acinus ;* un réseau de capillaires de la veine porte entoure ces granulations qui, par leur réunion en grappe, forment le foie et sont autant de diminutifs de cette glande. Les conduits sécréteurs se continuent avec les *conduits* hépatiques, et les capillaires de la veine porte, avec ceux des veines hépatiques qui transmettent à la veine cave inférieure le sang dont la bile a été séparée. Le foie sécrète aussi du sucre qui, formé dans cette glande, aux dépens du sang de la veine porte, se décompose ensuite et disparaît, à l'état normal, dans le travail de la nutrition.

Pancréas. C'est une glande de forme allongée ; située derrière l'estomac, elle sécrète le *suc* pancréatique, liquide analogue à la salive, que le *canal pancréatique* verse dans le *canal cholédoque*, près de son orifice dans le duodenum.

Rate. Organe spongieux et vasculaire, situé dans l'hypochondre gauche entre l'estomac et les fausses côtes, la rate sert de réservoir et comme de trop-plein au sang de la veine porte ; ses usages spéciaux sont inconnus.

Les *reins*, au nombre de deux, sont placés à droite et à gauche des vertèbres lombaires dans la partie inférieure des hypochondres. Ce sont des glandes d'une structure particulière et très-compliquée. Ils séparent l'urée du sang et transmettent à la vessie la sécrétion urinaire, par deux conduits nommés les *uretères*. La partie supérieure des reins est recouverte par les *capsules surrénales*, organes dont les usages sont inconnus.

Mécanisme de la digestion. Cette fonction consiste dans la dissolution, la liquéfaction et l'absorption des substances alimentaires, elle prépare la nutrition en séparant les principes assimilables, qui doivent être mêlés au sang, de ceux qui ne peuvent faire partie de l'organisme. Les aliments subissent dans la bouche une première élaboration nécessaire à leur introduction dans le canal digestif et non moins importante au point de vue de leur transformation chimique. Ils y sont en effet mêlés à la salive qui les ramollit, en dissout une partie et lubrifie le bol alimentaire, facilitant ainsi la mastication, la gustation et la déglutition. De plus, la salive transforme les substances amylacées, contenues dans les aliments, en dextrine d'abord, puis en glycose ou sucre; elle émulsionne une partie des corps gras, c'est-à-dire qu'elle les divise en parcelles, tenues en suspension dans le liquide salivaire, et commence la décomposition qui doit s'achever dans le canal digestif.

Digestion stomacale. De la bouche, le bol alimentaire descend par le pharynx et l'œsophage dans l'estomac, où il se mêle au *suc gastrique*, un des agents les plus puissants de la digestion. Le suc gastrique est sécrété par des tubes glandulaires situés dans la membrane muqueuse de l'estomac. C'est un liquide incolore, d'une saveur à la fois salée et acide ; il renferme, entre autres éléments, des chlorures alcalins, de l'acide lactique et une substance organique, la *pepsine*, qui lui est particulière. Le suc gastrique se déverse en quantité considérable dans l'estomac, lorsque des aliments y sont introduits, se mêle à leur masse, les ramollit et y détermine une fermentation par suite de laquelle ils se liquéfieront ultérieurement. Pendant la digestion un mouvement particulier s'opère dans l'estomac et dans le tube intestinal; les fibres circulaires de la membrane musculeuse se contractent successivement de haut en bas et poussent dans le même sens les substances alimentaires ; à mesure que les fibres inférieures se contractent, les supérieures se relâchent pour se contracter de nouveau; c'est ce qu'on nomme le *mouvement péristaltique*. Sous son influence les aliments contenus dans l'estomac sont incessamment agités, mêlés au suc gastrique et dirigés vers le *pylore*. Cet orifice a été nommé ainsi parce qu'il est comme le portier de l'estomac, laissant passer les aliments suffisamment élaborés et retenant les autres dans le viscère. Après un temps qui varie de trois à cinq heures, suivant les âges et les individus, la masse alimentaire a été convertie tout entière en une pâte grisâtre, acide et presque liquide, elle prend alors le nom de *chyme* et la fonction de l'estomac, la *chymification*, est accomplie.

Digestion intestinale. A mesure que le chyme arrive par l'orifice pylorique dans le duodenum, la bile et le suc pancréatique y affluent comme le suc gastrique dans l'estomac. L'une et l'autre aident à la liquéfaction du chyme par l'eau qu'ils contiennent et par leur action spéciale sur les matières qui les composent; le suc pancréatique continue, avec plus de force que la salive, la transformation des matières amylacées en glycose, et concourt à la digestion des matières animales en émulsionnant les corps gras; la bile paraît agir surtout en excitant les fonctions de l'intestin; enfin un liquide sécrété par la muqueuse intestinale, comme le suc gastrique dans l'estomac, ajoute son action à celle des sécrétions biliaire et pancréatique. Sous l'influence de ces agents, de la fermentation dont la pepsine a été le principe et du mouvement péristaltique, le chyme se liquéfie pendant sa marche dans l'intestin grêle et se transforme en un liquide blanc, d'apparence lactée, le *chyle*, que les *vaisseaux chylifères*, ramifiés dans la muqueuse, absorbent et portent dans le canal thoracique d'où il va se mêler au sang.

Absorption. Au moment où le chyle est formé, la digestion, proprement dite, peut être considérée comme accomplie ; cependant on rattache à cette fonction l'absorption du chyle qui doit encore se perfectionner, dans son parcours entre l'intestin grêle et les veines, avant de s'identifier au sang.

Une substance est absorbée lorsque, mise au contact d'une partie vivante, elle a passé dans les vaisseaux sanguins, lymphatiques ou chylifères. L'absorption consiste donc dans le passage d'une substance de l'extérieur à l'intérieur des vaisseaux.

Les corps ne sont absorbés qu'à l'état de solution ou à l'état gazeux, et le mécanisme de l'absorption paraît être analogue à celui de l'*endosmose*, phénomène dont on doit la découverte à Dutrochet et qui résulte de la propriété qu'ont les tissus de laisser passer les corps liquides ou gazeux à travers leurs conduits capillaires, suivant certaines lois. Si, par exemple, on sépare au moyen d'une membrane, deux liquides miscibles, quoique différents de nature et de densité, il s'établit à travers la cloison membraneuse deux courants dirigés en sens inverse et de force inégale, tendant à mêler les deux liquides. Le courant fort est généralement produit par le liquide le moins dense, c'est ce qu'on nomme l'*endosmose*, le courant faible est l'*exosmose*. M. Béclard désigne sous le nom d'*osmose* la force qui détermine le courant prédominant, et considère le courant faible ou l'exosmose comme un phénomène de *diffusion;* c'est par ce mot que les physiciens expriment la propriété qu'ont certains corps de se pénétrer mutuellement.

Les tissus absorbent plus ou moins un même corps, en vertu de propriétés qui ne sont pas connues. Ainsi tel poison qui reste sans effet sur la muqueuse de l'estomac, est rapidement absorbé par celle des poumons. Les membranes muqueuses absorbent plus rapidement que la peau, et ce dernier tissu se montre d'autant plus perméable qu'il est moins épais, moins dense et revêtu d'un épiderme plus mince. L'absorption est, à plus forte raison, très-rapide par inoculation, c'est-à-dire quand la substance qui doit être absorbée est introduite dans la profondeur des tissus. Quel que soit, du reste, le point dans lequel se fait l'absorption, elle a lieu par les vaisseaux lymphatiques et surtout par les veines. Les veines absorbent un plus grand nombre de substances que les lymphatiques et les transportent plus vite que ces derniers vaisseaux dans la circulation, elles se chargent particulièrement des matériaux qui doivent être rejetés de l'économie, tandis que les lymphatiques absorbent de préférence ce qui peut encore être assimilé. Les veines et les vaisseaux chylifères, qui sont une variété de lymphatiques, absorbent dans la muqueuse intestinale les produits utiles de la digestion, mais les chylifères s'emparent des graisses et les veines plus spécialement des boissons, de l'albumine, du sucre et des sels.

On sait avec quelle rapidité certaines substances, introduites dans le tube digestif ou dans les poumons, passent dans d'autres organes et s'exhalent ou sont éliminées. C'est ainsi qu'on a reconnu la présence du cyanure de potassium et de fer dans la vessie, dix minutes après son ingestion dans l'estomac ; l'indigo, l'acide gallique et d'autres matières colorantes ou d'une odeur caractéristique parcourent ainsi en quinze ou vingt minutes les détours nombreux de la circulation.

L'absorption est bien plus rapide encore, comme nous l'avons dit, quand elle a lieu par la peau dépouillée de son épiderme. Cinq à six minutes suffisent alors en général pour que les alcaloïdes extraits du pavot et de la belladone manifestent leur action sur le système nerveux ; on voit même dans certains cas cette action se produire en quelques secondes ; d'autres substances, notamment le sulfate de cuivre, ont sur l'estomac un effet presque aussi prompt, de même que le chloroforme et plusieurs gaz, mis en contact avec la muqueuse pulmonaire, déterminent des phénomènes qui peuvent se développer avec une rapidité foudroyante. La médecine tire un grand secours de cette propriété absorbante des tissus, grâce à laquelle bien des douleurs sont épargnées chaque jour à l'humanité.

CHAPITRE VIII

Respiration. — Cavité thoracique; plèvre. — Organes de la respiration : poumons, trachée-artère, bronches. — Respiration; influence de la respiration sur le sang, hématose, théorie de Lavoisier, chaleur animale; mécanisme de la respiration, bruits respiratoires, fréquence de la respiration; capacité des poumons; modification de l'air dans les poumons. — Influence de la pression atmosphérique sur la respiration, mal de montagnes.

Cavité thoracique. Le thorax ou poitrine est, comme nous l'avons vu, formé par la colonne vertébrale, les côtes et le sternum; les omoplates et les clavicules sont des os de l'épaule et du bras, appendice du thorax. La poitrine représente une cage osseuse (fig. 11, p. 33) dont les interstices sont remplis par des muscles et dont l'intérieur est la *cavité thoracique* (fig. 21, p. 96). C'est la seconde du corps en étendue; elle a la forme d'un cône légèrement aplati d'avant en arrière et dont la base, tournée en bas, est échancrée en avant. Son sommet est circonscrit par le sternum, les clavicules, la première côte de droite et de gauche et la septième vertèbre cervicale; son pourtour par le sternum, les côtes et les vertèbres dorsales; sa base par les fausses côtes, les cartilages costaux et l'appendice xyphoïde. A cette base correspond le diaphragme (fig, 21, p. 96), cloison musculeuse, dont les faisceaux rayonnent autour d'une aponévrose centrale, et qui ferme en bas la poitrine dans laquelle elle s'enfonce comme une voûte un peu déprimée au centre. Le diaphragme s'attache au contour cartilagineux des fausses côtes, à l'appendice xyphoïde et aux vertèbres lombaires. Cette dernière insertion a lieu par des faisceaux musculeux qu'on nomme les *piliers* du diaphragme. L'aponévrose centrale de ce muscle présente la forme d'une feuille de trèfle, elle a été considérée dans l'antiquité comme un centre nerveux peut-être à cause de l'angoisse et des sensations particulières que les émotions vives déterminent à l'épigastre, ou parce que l'on confondait les fibres tendineuses avec le tissu nerveux.

Plèvre. La cavité de la poitrine est tapissée par une membrane séreuse, la *plèvre*, qui forme dans chaque moitié de cette cavité un sac sans ouverture. Il y a donc deux plèvres, l'une à droite, l'autre à gauche. Après avoir recouvert, en partant des bords du sternum et des cartilages costaux, les parois latérales de la poitrine et une partie du corps des vertèbres, les plèvres se rapprochent, laissant entre elles un espace qu'on nomme le *médiastin postérieur*. Arrivées à la racine des poumons, elles se réfléchissent de dedans en dehors, tapissent une partie du péricarde et de la face interne des poumons, leurs bords postérieurs et leur face externe, s'enfoncent dans les scissures interlobaires, se replient sur le bord antérieur des poumons et sur leur face interne jusqu'à leur racine, puis, se réfléchissant d'arrière en avant, recouvrent les côtés du péricarde, au-devant duquel elles s'adossent, et parviennent, en se séparant de nouveau, aux bords du sternum, d'où nous les avons fait partir. L'espace qu'elles laissent entre elles derrière le sternum est le *médiastin antérieur*, séparé, comme on voit, du médiastin postérieur par le cœur et la racine des poumons. A la partie supérieure de la poitrine, les plèvres forment une cavité conique qui reçoit le sommet du poumon, en bas elles revêtent la face supérieure du diaphragme. Dans le médiastin postérieur sont logés l'œsophage, l'aorte, la veine azygos, le canal thoracique et la partie inférieure de la trachée-artère. Au médiastin antérieur répondent le *péricarde*, enveloppe du cœur, et le *thymus*, organe dont les fonctions ne sont pas connues.

Ainsi la partie de la plèvre qui enveloppe les organes de la poitrine et celle qui tapisse les parois de cette cavité, sont appliquées l'une à l'autre, sans adhérence, dans l'état normal, et permettent les mouvements d'expansion et de retrait des poumons et des parois thoraciques. La nature séreuse des plèvres assure la liberté de ces mouvements, et prévient toute rudesse dans le frottement continuel des surfaces.

Organes de la respiration. Poumons. Comme leur nom l'indique, les poumons (*pneumôn*, de *pneô*, je respire), sont l'organe essentiel de la respiration. Au nombre de deux, mais recevant l'air d'un même canal et le sang d'un seul vaisseau, ils doivent être considérés comme l'expansion terminale des ramifications de la trachée-artère, ou, si l'on veut, comme les deux têtes d'un même arbre. Placés dans la poitrine dont ils occupent la plus grande partie, et qui est comme leur moule (fig. 23, p. 104), ils représentent deux cônes irréguliers, reposant par leurs bases sur le diaphragme, remplissant de leurs sommets les deux espaces coniques

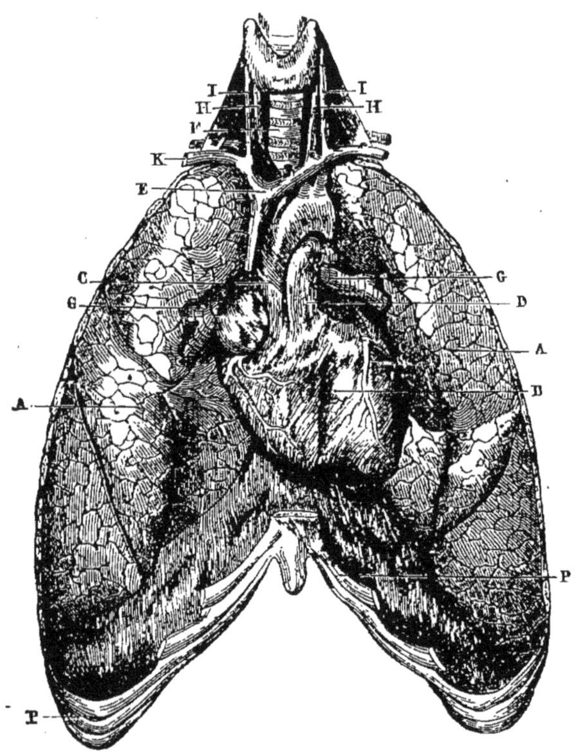

Fig. 25. — Les poumons et le cœur.

A A Poumons dont les bords antérieurs sont écartés pour laisser voir le cœur et les bronches.
B Cœur.
C Aorte.
D Artère pulmonaire.
E Veine cave supérieure.
F Trachée-artère.
G G Bronches.
H H Artères carotides.
I I Veines jugulaires.
J J Artères sous-clavières.
K K Veines sous-clavières.
P P Cartilages costaux.
Q Artère cardiaque antérieure.
R Oreillette droite.

que tapisse la plèvre à la partie supérieure du thorax, et séparés par le cœnr et le médiastin. Le poumon droit, plus court et plus large que le gauche, est divisé dans sa hauteur en trois lobes par deux scissures obliques ; le gauche n'offre qu'une scissure. La face interne des poumons est concave ; vers son milieu, dans la *racine des poumons*, s'engagent les bronches et les vaisseaux pulmonaires ; leur base se moule sur la convexité du diaphragme ; leur bord, mince en avant et en bas, épais et arrondi en arrière, recouvre en partie le cœur et remplit l'espace qui sépare le diaphragme des parois thoraciques, ainsi que la gouttière comprise entre les côtes et les vertèbres. Toute la surface des poumons, recouverte par la plèvre, est lisse et humectée de sérosité.

Le tissu propre du poumon, ou *parenchyme pulmonaire*, est d'un rose grisâtre, mou, spongieux, élastique, crépitant sous la pression, à cause de l'air qu'il renferme. Il est divisé en lobules polyédriques, très-variables dans la forme et la disposition des facettes qui permettent leur juxtaposition exacte et sans intervalles, séparés par des cloisons de tissu cellulaire, indépendants et sans communication entre eux. Chacun de ces lobules forme une grappe de petits alvéoles, appelés *cellules* ou *vésicules pulmonaires*, fermées en cul-de-sac et recevant l'air des ramifications bronchiques, dont elles sont les renflements terminaux. Le diamètre des vésicules pulmonaires est de 5 à 8 centièmes de millimètre ; on peut juger d'après cela de la ténuité de leurs parois dans l'épaisseur desquelles rampent cependant des vaisseaux capillaires. Chaque lobule représente donc un petit poumon, diminutif de l'organe entier. Un ramuscule bronchique et une petite artère s'y rendent, des veines et des vaisseaux lymphatiques en partent. A la surface du poumon les lobules se présentent circonscrits par leurs cloisons intermédiaires et forment une mosaïque dont la teinte marbrée varie du rose au noir. Ces particules noires se composent principalement d'une substance charbonneuse qui pénètre dans le poumon, soit avec l'air, soit avec le sang, et qu'on nomme *charbon pulmonaire*.

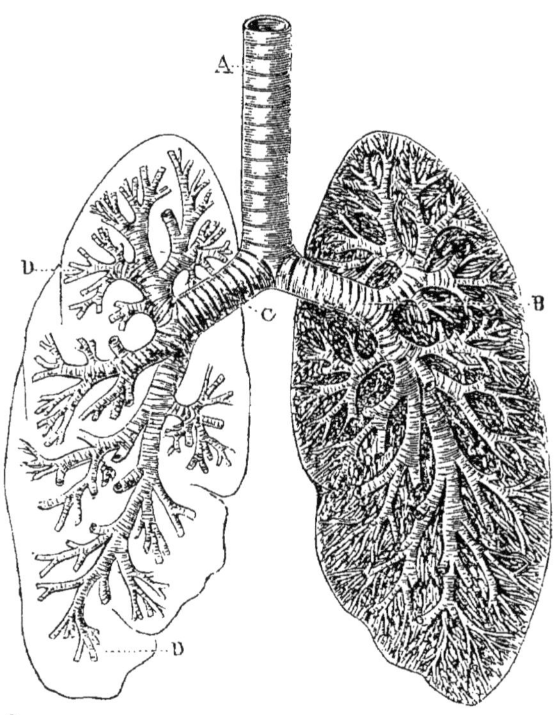

Fig. 26. — Coupe montrant les ramifications des bronches dans les poumons.
A Trachée-artère.
B C Bronches.
D D Ramuscules bronchiques.

Les poumons reçoivent l'air par le larynx, la trachée-artère et les bronches. Le *larynx*, organe de la voix, et dont nous parlerons plus loin, se continue par son orifice inférieur avec la *trachée-artère*. Celle-ci représente un tuyau cylindrique un peu aplati en arrière, composé d'une série d'anneaux cartilagineux réunis par une membrane fibreuse et tapissée intérieurement d'une membrane muqueuse : elle est placée à la partie antérieure du col et se dirige verticalement de haut en bas. Les anneaux de la trachée-artère, interrompus dans leur circonférence vers le quart postérieur du canal aérien, n'embrassent pas tout son pourtour ; ce sont, à proprement parler, des arcs. Au nombre de seize à vingt, ils forment autant de saillies à la surface de la trachée, dont ils rendent le toucher onduleux et rude. C'est de là qu'est venu le nom de trachée-artère (*trachys*, rude ; *arteria*, artère), ce canal ayant été confondu primitivement avec les vaisseaux artériels, que l'on croyait destinés aussi à contenir de l'air.

A la hauteur de la troisième vertèbre dorsale, la trachée se divise en deux conduits que l'on nomme les *bronches*, et qui, parvenus à la racine des poumons, donnent naissance à des ramifications nombreuses, désignées sous le même nom que leurs troncs d'origine, et de plus en plus déliées. Des deux bronches principales, la droite est plus large que la gauche, et la gauche a deux fois la longueur de la droite, l'une et l'autre sont ainsi que leurs ramifications jusqu'à une certaine limite, constituées, comme la trachée-artère, par des anneaux cartilagineux incomplets, une membrane fibreuse et une muqueuse à épithélium *cylindrique* et pourvu de cils vibratiles. A partir du calibre d'un demi-millimètre environ, les ramuscules bronchiques n'ont plus d'anneaux cartilagineux, leur membrane muqueuse s'amincit et n'est plus séparable de leurs parois. Ils continuent à se subdiviser et se terminent, comme nous l'avons dit, par les vésicules pulmonaires dont l'agglomération en grappes constituent les lobules du poumon, et dans lesquelles la membrane muqueuse n'est plus qu'une couche d'épithélium *pavimenteux*.

Indépendamment de l'artère et des veines pulmonaires, par lesquelles le sang noir arrive au poumon et retourne au cœur transformé en sang artériel, c'est-à-dire outre les vaisseaux destinés à l'hématose, les artères et les veines bronchiques font circuler dans les poumons le sang destiné à la nutrition de ces organes. De plus, il paraît probable que le parenchyme pulmonaire utilise pour lui-même une partie du sang rouge qui se produit dans ses cavités. On rencontre aussi dans les poumons des vaisseaux lymphatiques fort nombreux. Les nerfs qui s'y distribuent viennent du pneumogastrique et du système ganglionnaire.

Respiration. La respiration est une fonction caractésée par l'introduction de l'oxygène de l'air dans le sang et l'expulsion, sous forme gazeuse, d'une partie des matériaux inutiles ou nuisibles à l'organisme. Elle se divise en deux temps : l'*inspiration*, pendant laquelle l'air atmosphérique pénètre dans les vésicules pulmonaires, et l'*expiration*, qui chasse des poumons l'air modifié pendant son séjour dans les organes. Parvenu dans les vésicules du poumon, l'air s'y trouve séparé du sang par leurs parois et par celles des capillaires qui s'y ramifient. Si minces que soient ces membranes, elles suffisent à contenir dans des cavités distinctes l'air et le sang, mais ici, comme dans l'absorption intestinale, on voit se produire un phénomène analogue à ceux de l'endosmose et de l'exosmose. L'oxygène de l'air traverse donc les parois des vésicules pour se combiner avec le sang, tandis que ceux des gaz contenus dans ce dernier fluide qui doivent être éliminés s'en séparent et vont se mêler à l'air qui les emporte avec lui dans l'expiration. C'est, comme on voit, un échange de gaz qui se fait entre l'air et le sang; le premier abandonnant au second de l'oxygène et en recevant d'autres fluides gazeux, parmi lesquels l'acide carbonique domine comme volume. Ce dernier gaz, en excès dans le sang veineux, s'exhale au dehors, tandis que l'oxygène de l'air se combine avec le sang rapporté au cœur par les veines, privé d'une partie de ses éléments nutritifs et devenu impropre à l'entretien de la vie. Au contact de l'oxygène le sang veineux perd sa teinte noirâtre, devient d'un rouge éclatant et retourne au cœur transformé en sang artériel. L'ensemble de ces phénomènes est ce qu'on nomme la sanguification, l'*hématose*.

Ainsi, d'une part l'oxygène atmosphérique est absorbé par le poumon, d'autre part le poumon exhale de l'acide carbonique, de l'azote et de la vapeur d'eau. D'où proviennent ces gaz et cette eau? L'acide carbonique ne s'est pas produit uniquement dans les poumons. Le sang veineux arrive dans l'organe de la respiration pauvre en oxygène et, relativement, chargé d'acide carbonique qu'il a reçu, dans son parcours, de tous les tissus ; partout cet acide a été produit par la combinaison du carbone avec l'oxygène emprunté à l'air inspiré, et transporté par le sang artériel dans l'économie. En un mot, l'oxygène combiné au sang pendant la respiration s'en est séparé peu à peu dans les capillaires du corps entier, pour faire naître des produits nombreux et, entre autres, de l'acide carbonique. Au sortir du cœur et dans les artères, le sang contenait 24 centimètres cubes pour 1000 d'oxygène, dans les veines il n'en contient plus que 11 pour 1000. Quant à l'azote et à la vapeur d'eau, l'un est dégagé, l'autre produite pendant ce même travail de la nutrition, et tous deux sont puisés par l'organisme dans les principes qu'y introduisent la digestion et la respiration.

Chaleur animale. Ce fut Lavoisier qui, le premier, constata l'absorption de l'oxygène dans la respiration et montra par des expériences l'analogie qui existe entre les fonctions respiratoires et la combustion. « La respiration n'est, dit-il, qu'une combustion lente de carbone et d'hydrogène..... Dans la respiration comme dans la combustion, c'est l'air de l'atmosphère qui fournit l'oxygène... Mais dans la respiration, c'est la substance même de l'animal ; c'est le sang qui fournit le combustible... »

On a cru longtemps que cette combustion avait lieu seulement dans le poumon ; mais l'expérience, en confirmant la découverte de Lavoisier, a démontré partout où le sang artériel porte l'oxygène, c'est-à-dire dans l'organisme entier, l'oxydation des éléments carbonés et hydrogénés qu'il renferme. Cette combustion lente des éléments du sang, au contact de l'oxygène absorbé, est la source de la chaleur animale. Elle se produit incessamment, avec une activité variable, préparant l'assimilation des principes que le sang apporte dans les organes et l'élimination de ceux qui, plus ou moins oxydés, s'exhalent sous forme de gaz et de vapeur d'eau où s'échappent par différentes voies de sécrétion.

Le développement de la chaleur animale varie sensiblement, quoique dans des limites restreintes, suivant l'activité des réactions chimiques qui le produisent.

Aussi le sang n'a-t-il pas la même température dans les différentes parties du système vasculaire. Il est moins chaud dans l'artère rénale, au moment d'entrer dans le rein, qu'il ne l'est dans la veine rénale, en sortant de l'organe où il a subi une élaboration, source de chaleur ; la même cause élève sa température dans le foie, d'où il sort plus chaud qu'il n'y est entré. Au moment où sa température vient d'être ainsi élevée, il arrive dans les cavités droites du cœur d'où il passe dans les poumons. Là il se charge d'oxygène, mais en même temps il se refroidit au contact de l'air inspiré, plus froid que l'air expiré, et il revient dans les cavités gauches du cœur, moins chaud qu'il ne l'était dans les cavités droites. Sur d'autres points il est plus chaud dans les artères que dans les veines. Ces différences de température ne vont pas toutefois au delà de $\frac{1}{10}$ à $\frac{3}{10}$ de degré.

C'est surtout dans les profondeurs des organes et des tissus qu'ont lieu ces réactions chimiques, aussi la température est-elle plus élevée de plusieurs degrés dans les parties centrales du corps qu'à la périphérie et aux extrémités soumises d'ailleurs aux causes extérieures de refroidissement. L'oxydation du sang est surtout activée par le travail de la digestion et par le mouvement, c'est-à-dire par la contraction musculaire, qui augmente rapidement, comme on sait, la chaleur du corps.

L'homme produit en 24 heures, par une température moyenne, une quantité de chaleur suffisante pour élever à 100° (eau bouillante) 25 kilogrammes d'eau à 0° (glace fondante). Cette chaleur se perd par le contact de l'air, l'évaporation et le rayonnement ; mais elle permet à l'homme de vivre sous tous les climats, à la condition de régler convenablement son entretien et sa déperdition.

Mécanisme de la respiration. Nous avons vu que la respiration se divisait en deux temps, l'inspiration et l'expiration. Dans l'*inspiration*, le diaphragme se contracte et s'abaisse en refoulant les organes abdominaux, les côtes s'élèvent, par la contraction de muscles nombreux, en même temps que le sternum, qui se porte en avant, les espaces intercostaux s'élargissent et la poitrine se développe dans toute son ampleur, suivant ses diamètres vertical, antéro-postérieur et transversal. Dans l'*expiration*, les muscles inspirateurs se relâchent et d'autres muscles, notamment ceux de l'abdomen, abaissent les côtes et le sternum en resserrant la poitrine, tandis que les poumons, distendus par l'air inspiré, reviennent sur eux-mêmes sous la pression des parois thoraciques et par leur propre élasticité. Les expériences de M. Duchenne (de Boulogne) tendent à prouver que cette contraction des poumons est due aux fibres musculaires qui accompagnent les bronches jusque dans leurs dernières ramifications.

La plupart des inspirations s'effectuent par le mouvement du diaphragme et des côtes inférieures seulement. De temps en temps une inspiration plus large et plus complète détermine le soulèvement non simultané mais successif de la base, puis du sommet du thorax. Dans le premier cas; la respiration est *diaphragmatique;* lorsque les côtes inférieures et moyennes se soulèvent, elle est dite *latérale;* enfin, quand la première côte et la clavicule prennent part au mouvement, la respiration est *costo-supérieure* ou *claviculaire*. Dans la respiration diaphragmatique, comme l'a fait remarquer M. Mandl, le larynx est immobile; l'inspiration, facile et sans effort, permet de prolonger longtemps, sans fatigue, les exercices du chant aussi bien que ceux de la gymnastique. Au contraire, les personnes qui respirent surtout par l'élévation des côtes supérieures se fatiguent et s'essouflent rapidement. C'est ce qu'on observe chez les femmes, lorsque le corset comprime la base de la poitrine, ou chez les chanteurs qui doivent à des principes erronés l'habitude de la respiration claviculaire. Dans ce dernier mode de respiration, le larynx s'abaisse par la contraction des muscles extrinsèques et ses fonctions deviennent pénibles ; de plus, l'effort des muscles inspirateurs amène rapidement la fatigue, et l'inspiration, toujours incomplète, est aussi plus fréquente. La respiration diaphragmatique est celle des montagnards, des gymnastes, des chanteurs habiles ; l'instinct ou une éducation bien dirigée leur en a fait prendre l'habitude.

Les mouvements respiratoires ne sont pas complétement soumis à la volonté. Après l'inspiration, il n'est pas possible de suspendre longtemps le mouvement contraire et, quand l'expiration a eu lieu, le besoin d'inspirer se fait de nouveau sentir impérieusement. On ne peut, en un mot, retenir son haleine que pendant un espace de temps assez court, deux ou trois minutes au maximum, et les plongeurs les plus exercés ne dépassent pas cette limite.

Bruits respiratoires. A l'état normal et pendant la veille, la respiration a lieu sans bruit quand ses mouvements sont modérés, mais quand l'inspiration ou l'expiration sont fortes et profondes, elles s'accompagnent du bruit que fait l'air en passant par les fosses nasales ou par la bouche. Pendant le sommeil, la colonne d'air se brisant sur le voile du palais produit le ronflement. Outre ces bruits qui sont extérieurs à la poitrine, il s'en produit d'autres par le passage de l'air dans les canaux bronchiques, et quand on applique l'oreille aux parois de la poitrine chez une personne bien portante, on perçoit un bruit de souffle doux et régulier comme le rhythme de la respiration : c'est le *murmure vésiculaire*. Plusieurs causes morbides changent la nature de ce bruit, le suppriment ou en produisent d'autres. Ce sont autant de signes qui permettent au médecin d'apprécier l'état des organes respiratoires.

Fréquence de la respiration. Chez l'adulte au repos, la respiration a lieu généralement dix-huit fois par minute ; elle est plus fréquente chez l'enfant. On sait qu'elle devient très-active sous l'influence du mouvement et de toutes les causes d'excitation physique ou morale. L'attention que l'on donne à un travail difficile la retient au contraire, de sorte que bientôt il devient nécessaire de faire quelque larges inspirations, pour compenser l'insuffisance de celles qui ont précédé. Cet effet d'un travail pénible ou d'une grande tension d'esprit doit être surveillé chez les enfants, dont la constitution s'altère rapidement sous l'influence d'une respiration incomplète.

Capacité des poumons. On estime que, chez l'homme de trente-cinq à quarante ans, la capacité des poumons est d'environ 3 litres 70 centilitres d'air, elle est moindre avant cet âge et tombe à un peu moins de 3 litres vers soixante ans. Chez la femme elle est plus faible et varie du reste suivant les individus. On ne peut d'ailleurs obtenir à cet égard par l'expérience que des résultats approximatifs, car les poumons ne se vident pas à chaque mouvement d'expiration, et leurs vésicules retiennent toujours une quantité d'air inspiré, d'autant plus grande que la respiration est plus calme et moins large.

Modification de l'air dans les poumons. On comprend, d'après ce qui précède, que l'air exhalé n'a pas le même volume ni les mêmes proportions d'éléments constituants que l'air inspiré. En effet, l'homme adulte absorbe par la respiration de 20 à 25 litres, c'est-à-dire 29 à 36 grammes d'oxygène par heure. Il exhale dans le même temps 20 litres ou 41 grammes d'acide carbonique, une quantité minime d'azote équivalente à un centième à peu près de l'oxygène absorbé, enfin 630 grammes environ d'eau, sous forme de vapeur. Cette exhalation d'eau par les poumons constitue la transpiration pulmonaire, fonction analogue à celle de la transpiration cutanée. C'est, comme nous l'avons dit, un air dépouillé d'une partie de son oxygène et chargé d'acide carbonique qui s'exhale dans l'expiration. Cet air contient 4 pour 100 d'acide carbonique. L'homme introduit en 24 heures dans ses poumons environ 9 mètres cubes d'air que les inspirations successives altèrent rapidement; aussi voit-on survenir les accidents les plus graves chez les individus placés dans un espace clos où l'air ne peut se renouveler. Au siècle dernier, pendant la guerre des Anglais dans l'Inde, cent quarante-six prisonniers furent enfermés dans une salle à peine suffisante pour les contenir, et où l'air ne pénétrait que par deux étroites fenêtres; au bout de huit heures, vingt-trois de ces hommes restaient seuls vivants et dans un état déplorable. Percy rapporte qu'après la bataille d'Austerlitz, trois cents prisonniers russes ayant été renfermés dans une caverne, deux cent soixante de ces malheureux succombèrent en quelques heures à l'asphyxie.

Influence de la pression atmosphérique sur la respiration. Mal de montagnes. On sait que la densité de l'air diminue avec la pression atmosphérique, c'est-à dire que, dans les régions inférieures de l'atmosphère, au bord de la mer, par exemple, l'air est plus dense que dans les régions élevées. Ainsi, pour absorber la quantité d'oxygène nécessaire à l'hématose, il faut respirer plus souvent sur les hautes montagnes que dans les pays de plaines; mais l'accélération de la respiration et l'essoufflement ou anhélation qui l'accompagne ne deviennent sensibles que si la différence de hauteur est considérable et quand la distance est franchie rapidement. Gay-Lussac, dans son ascension aérostatique, s'étant élevé en six heures à 6997 mètres, avait la respiration gênée et très-accélérée; ne faisant aucun mouvement qui nécessitât des efforts, il ne pouvait attribuer cet état qu'à la diminution de pression atmosphérique. Mais lorsqu'on s'élève sur les montagnes, le mouvement et les efforts de la marche ajoutent leurs effets à ceux de la hauteur et, quand on franchit en une journée une différence d'altitude de 2000 mètres, on éprouve une accélération notable de la respiration et du pouls qui, chez beaucoup de personnes, s'accompagne d'un malaise particulier. C'est ce qu'on a nommé le *mal de montagnes*. Des phénomènes qui se présentent alors, le plus saillant est une fatigue ou pour mieux dire une paralysie incomplète du système musculaire et surtout des muscles locomoteurs, cette paralysie des jambes se développe graduellement et à chaque pas, de telle sorte qu'après en avoir fait un certain nombre, avec une difficulté croissante, il devient impossible d'en faire un de plus. Quelques secondes de halte suffisent à rendre aux muscles leur puissance, et il semble alors que l'on va pouvoir marcher sans crainte des mêmes accidents, mais bientôt ils se reproduisent et la halte redevient nécessaire. Plus on s'élève, moins on peut faire de pas d'une traite et, de cent cinquante, on arrive à n'en plus faire que cent, que cinquante, enfin que vingt ou trente. La somnolence, le mal de cœur, le découragement viennent quelquefois se joindre à cet épuisement périodique des forces, et, chez certaines personnes, le mal de montagnes présente la plus grande analogie avec le mal de mer. Chez d'autres, il se borne aux phénomènes qu'un exercice violent ou des efforts répétés déterminent toujours dans la respiration, la circulation et, par suite, dans le système musculaire. Trente pas sur une haute montagne obligent à s'arrêter comme une course forcée dans la plaine. La respiration accélérée par le mouvement et gênée par les efforts successifs ne suffit plus à l'hématose, la proportion entre le sang veineux et le sang artériel n'est plus normale et la congestion sanguine, inséparable de l'effort, a lieu dans les poumons, le cerveau et d'autres organes. Dès que les muscles se relâchent quelques instants, deux ou trois larges inspirations font cesser rapidement la congestion en même temps qu'un flot de sang artériel va révivifier tout l'organisme.

Jusqu'à une hauteur d'environ 5000 mètres, l'homme peut s'acclimater assez facilement à l'air raréfié. De Humboldt a vu des Péruviens exploiter la ferme d'Antisana, située à 4101 mètres au-dessus de la mer, et les travaux agricoles nécessitent un développement de force incompatible avec le mal de montagnes, lors même qu'on n'y met pas l'énergie de nos cultivateurs européens. Jacquemont a visité dans le Thibet des villages à 5000 mètres de hauteur absolue. La Paz est située dans les Andes à 3717 mètres; cependant les habitants de cette ville ne souffrent nullement de la rareté de l'air, mais les étrangers nouvellement arrivés ne peuvent y faire une marche un peu longue sans s'arrêter souvent, et sont fort malheureux lorsque, au bal, les jeunes Péruviennes ont la malice de les inviter à faire quelques tours de valse. Il n'est pas besoin de dire que ces phénomènes, résultat du séjour dans un air raréfié, ne se produisent pas avec la même intensité chez tous ceux qui s'y exposent. Quelques personnes les ressentent à peine et s'acclimatent rapidement, d'autres en souffrent beaucoup et longtemps. Une foule de conditions particulières contribuent d'ailleurs à les rendre plus ou moins marqués, et les montagnards eux-mêmes en éprouvent quelquefois les effets comme les habitants de pays moins élevés.

CHAPITRE IX

Circulation. — Organes de la circulation ; cœur, péricarde ; artères, vaisseaux capillaires, principales artères ; veines, principales veines ; système de la veine porte ; vaisseaux et ganglions lymphatiques. — Mécanisme de la circulation ; découverte de la circulation, mouvements et bruits du cœur, circulation artérielle, pouls, circulation dans les capillaires ; circulation veineuse, valvules des veines ; chyle et lymphe versés dans les veines. — Hématose ; circulation dans l'artère pulmonaire, les capillaires et les veines pulmonaires — Influences qui accélèrent ou ralentissent les battements du cœur.

Circulation. Le sang est porté par les artères, du cœur à tous les organes, et retourne par les veines, de tous les organes au cœur. On nomme *circulation* cette marche du sang parcourant le corps entier, et revenant par un mouvement comme circulaire à son point de départ. A la circulation se rattache le transport de la lymphe et du chyle par les vaisseaux lymphatiques, tributaires et pourvoyeurs du système sanguin.

Organes de la circulation. Le *cœur* est un organe creux et musculaire ayant à peu près la forme d'un cône, dont la base serait égale à sa hauteur, et de la grosseur du poing chez l'adulte. Il est placé dans la poitrine, vers sa partie moyenne, un peu plus à gauche qu'à droite (fig. 24, page 104), et entre les deux plèvres qui contribuent à former son enveloppe. Sa *pointe* est dirigée en bas, en avant et à gauche, vers la hauteur de la cinquième côte ; sa base, qui regarde en haut et un peu en arrière, est protégée par le sternum. Sa face

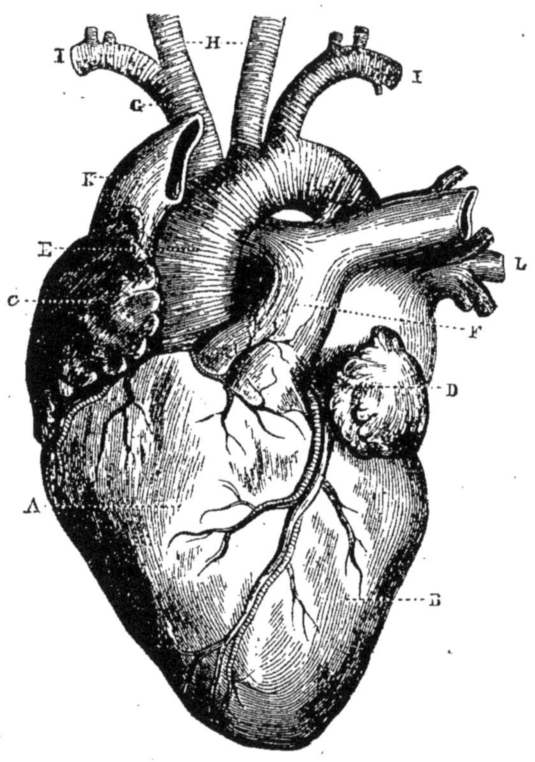

Fig. 27. — Cœur et principaux troncs artériels et veineux.

A Ventricule droit.
B Ventricule gauche.
C Oreillette droite.
D Oreillette gauche.
E Artère aorte.
F Artère pulmonaire.
G Tronc brachio-céphalique.
H Artères carotides droite et gauche.
I I Artères sous-clavières.
K Veine cave supérieure.
L Veines pulmonaires.

antérieure, tournée en haut et à droite, est creusée d'un *sillon longitudinal* de même que sa face postérieure, tournée en bas et à gauche. Intérieurement, le cœur est divisé par une cloison musculaire en deux moitiés à peu près égales, adossées l'une à l'autre et partagées, chacune dans sa hauteur, en deux cavités dont la supérieure est l'*oreillette* et l'inférieure le *ventricule*. Les oreillettes doivent leur nom à un *appendice* aplati qui retombe sur leur face externe. L'oreillette droite communique avec le ventricule droit, l'oreillette gauche avec le ventricule gauche. Il n'existe pas de communication entre les deux ventricules, mais avant la naissance, les deux oreillettes communiquent entre elles par un orifice qu'on nomme le *trou de Botal* et qui s'oblitère dans les premiers mois de la vie, ne laissant comme trace de son existence qu'une dépression nommée la *fosse ovale*.

Dans l'oreillette droite viennent s'ouvrir la *veine cave supérieure* et la *veine cave inférieure ;* à l'orifice de cette dernière on voit la *valvule d'Eustachi*. L'oreillette gauche présente les orifices des *veines pulmonaires* droites et gauches.

On nomme *orifice auriculo-ventriculaire* l'ouverture qui fait communiquer chaque oreillette avec le ventricule correspondant. Ces orifices sont garnis d'une valvule ; à droite est la *valvule tricuspide*, ainsi nommée des trois angles que forment ses feuillets, à gauche la *valvule mitrale*, composée de deux feuillets dont la disposition rappelle à peu près une mitre d'évêque.

Les cavités du cœur sont tapissées par l'*endocarde*, membrane fine, très-lisse et qu'on a rapprochée des séreuses. Ces cavités présentent des anfractuosités nombreuses et dues à la saillie de faisceaux musculaires dirigés en tous sens. Dans les ventricules ces faisceaux forment des *colonnes charnues*, disposées en réseau, allant d'un point à l'autre des parois, et dont plusieurs, affectées au mouvement des valvules, leur envoient une foule de petits tendons.

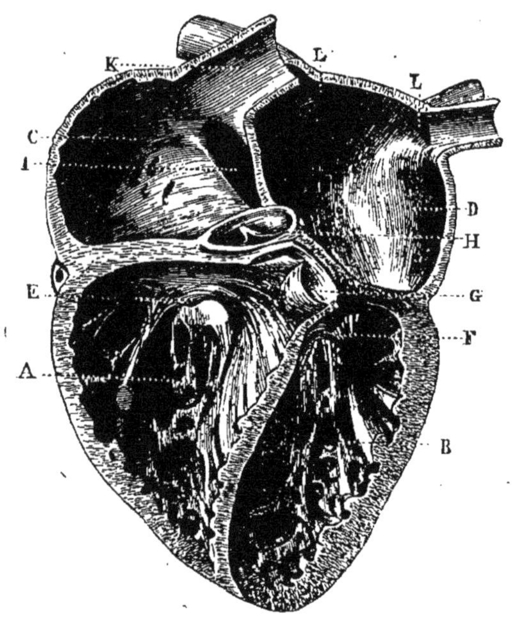

Fig. 28. — Coupe transversale du cœur.

A Ventricule droit.
B Ventricule gauche.
C Oreillette droite.
D Oreillette gauche.
E Orifice auriculo-ventriculaire droit et valvule tricuspide.
F Orifice auriculo-ventriculaire gauche et valvule mitrale.
G Origine de l'artère pulmonaire et valvules sigmoïdes.
H Origine de l'aorte et valvules.
I Orifice de la veine cave inférieure.
K Veine cave supérieure.
L L Orifices des veines pulmonaires.

Le ventricule droit présente l'orifice de l'*artère pulmonaire*, le ventricule gauche celui de l'artère *aorte*. Ces deux vaisseaux sont pourvus à leur origine de valvules nommées *sigmoïdes* ou *semi-lunaires*. Les parois du ventricule gauche sont beaucoup plus épaisses et plus résistantes que celles du ventricule droit.

Péricarde. On nomme ainsi l'enveloppe du cœur ; c'est un sac membraneux composé de deux feuillets dont l'externe est une membrane fibreuse et l'interne une séreuse. Cette dernière revêt la surface externe du cœur et se replie sur elle-même pour former, comme toutes les membranes du même ordre, un sac sans ouverture. Le cœur est donc enveloppé par le péricarde mais non contenu dans la cavité. On peut se faire une idee assez exacte de la disposition du péricarde autour du cœur en se rappelant une coiffure très-commode, mais très-vulgaire et devenue ridicule, le bonnet de coton. Le péricarde entoure le cœur comme le bonnet de coton, replié sur lui-même dans sa profondeur, enveloppait la tête de nos pères.

Artères. On nomme ainsi les vaisseaux qui portent le sang du ventricule droit aux poumons et du ventricule gauche à tout l'organisme. Les premiers, ramifications de l'*artère pulmonaire*, contiennent du sang noir qui va s'oxygéner dans les poumons au contact de l'air. C'est au contraire du sang rouge qui coule dans l'*aorte*, tronc d'origine des artères qui se distribuent dans nos organes. Il y a donc deux sortes d'artères, les unes appartenant au système de l'artère pulmonaire ou de la petite circulation, les autres au système aortique ou de la circulation générale. Nous nous occuperons d'abord de ces dernières. Il sera question des autres à propos de la circulation.

Les anatomistes de l'antiquité, trouvant les artères

vides après la mort, avaient cru ces vaisseaux destinés à contenir de l'air (*aer*, air ; *terein*, contenir), d'où le nom qu'ils leur donnaient. Ils avaient appelé de même et avec plus de raison, *trachée-artère*, le conduit qui porte l'air dans les poumons.

Galien reconnut la présence du sang dans les artères ; mais il conserva le nom qu'on donnait à ces vaisseaux, comme on l'a fait depuis, quoiqu'il ne s'accorde pas avec leurs fonctions.

Les parois artérielles se composent de trois tuniques superposées. L'externe est fibro-celluleuse, vasculaire et très-résistante ; la moyenne, *membrane propre* ou *élastique*, offre moins de résistance et s'altère dans sa texture sous l'influence de l'âge ou d'autres causes ; l'interne, extrêmement mince, est analogue à l'endocarde. Lorsqu'on applique une ligature sur une artère, la pression du fil rompt les tuniques moyennes et interne, l'externe résiste seule.

Les artères communiquent entre elles dans leur trajet, et surtout vers leurs extrémités, par de nombreuses *anastomoses*, c'est-à-dire qu'elles s'abouchent soit au moyen de rameaux intermédiaires, soit en formant des réseaux dont les mailles, arrondies en *arcades*, sont d'autant plus serrées que les rameaux artériels sont plus fins. Elles se terminent par des ramuscules innombrables et microscopiques, nommés *vaisseaux capillaires* et qui sont intermédiaires aux extrémités artérielles et veineuses.

Les parois des artères sont elles-mêmes alimentées, comme toutes les parties du corps, par des vaisseaux que l'on nomme *vasa vasorum*, vaisseaux des vaisseaux. Enfin, les artères sont enveloppées, dans leur trajet, de nombreux filets nerveux du grand sympathique et de vaisseaux lymphatiques.

Les artères qui pénètrent dans les grandes masses de muscles, comme celles de la cuisse, de la jambe, etc., y sont protégées par des gaînes aponévrotiques et par des anneaux fibreux qui ne permettent pas qu'elles soient tiraillées, ni comprimées, pendant la contraction des muscles qui les entourent.

Principales artères. L'*aorte*, tronc d'origine du système artériel à sang rouge, est la plus grosse artère du corps humain. Elle commence à la partie supérieure du ventricule gauche; non loin de l'*orifice ventriculo-aortique*, elle présente trois valvules dites *sigmoïdes*, destinées à empêcher le reflux du sang et qui, dans leur extension, ferment complétement le calibre du vaisseau. L'aorte se dirige d'abord en haut et à droite, *aorte ascendante*, puis se recourbe à gauche, passe devant la colonne vertébrale, se courbe de nouveau en bas et forme ainsi la *crosse de l'aorte ;* enfin, elle descend le long et à gauche du rachis par le médiastin postérieur, *aorte descendante*, traverse l'ouverture du diaphragme et parvient dans l'abdomen, *aorte abdominale*, jusque vers la quatrième vertèbre lombaire, où elle se bifurque et forme les deux artères iliaques primitives.

Dans sa partie supérieure, l'aorte fournit des vaisseaux importants, dont les principaux sont :

Le *tronc brachio-céphalique* ou *artère innominée ;* né de la crosse de l'aorte, dont il est comme le représentant dans le côté droit de la poitrine, ce tronc donne la *carotide* primitive et la *sous-clavière* droites ; la carotide et la sous-clavière gauches naissent isolément et directement de la crosse de l'aorte.

Les *artères carotides primitives ;* elles se dirigent, en haut et en dehors le long du cou ; au niveau du bord supérieur du cartilage thyroïde, chacune d'elles se divise en carotide externe et carotide interne ;

La *carotide externe ;* elle fournit les artères *thyroïdienne supérieure*, *faciale*, *linguale*, *occipitale*, etc. Vers la hauteur du condyle de la mâchoire, elle se divise en artères *temporale* et *maxillaire interne ;*

La *carotide interne ;* elle monte le long des vertèbres cervicales, pénètre dans le crâne, fournit l'*ophthalmique* et se distribue à l'encéphale ;

La *sous-clavière;* elle se dirige en dehors, en arrière et au-dessous de la clavicule, comme son nom le dit, et fournit entre autres branches l'*artère vertébrale* et la *mammaire interne;* parvenue au creux de l'aisselle, elle prend le nom d'*artère axillaire* et donne des vaisseaux importants à l'épaule et au thorax ; descendant ensuite le long de l'humérus, sous le nom d'*artère brachiale* ou *humérale*, elle vient se bifurquer au-dessus du pli du coude et former les artères *radiale* et *cubitale*, qui donnent des vaisseaux à l'avant-bras et se ramifient dans la main.

Parmi les artères qui naissent de l'aorte descendante, nous mentionnerons seulement le *tronc cœliaque*, qui se divise en trois branches destinées au foie, à l'estomac et à la rate, les artères *mésentériques* supérieure et inférieure, qui vont au mésentère et aux intestins, et les artères *rénales* ou *émulgentes*.

Artères iliaques. Les *iliaques primitives*, formées par la bifurcation de l'aorte, se dirigent en bas et obliquement à droite et à gauche ; chacune d'elles, après un trajet d'environ 10 centimètres, se divise en *iliaque interne*, qui se ramifie à l'intérieur et à l'extérieur du bassin, et iliaque externe, qui, au moment de sortir du bassin, donne l'artère *épigastrique*. Celle-ci remonte derrière la paroi antérieure de l'abdomen et va s'anastomoser avec l'extrémité inférieure de la mammaire interne. Sortie du bassin, l'iliaque externe prend le nom d'artère *fémorale*, fournit de grosses branches aux muscles de la cuisse et, parvenue au tiers inférieur de cette région, devient l'artère *poplitée* ou artère du jarret. Cette dernière donne la *tibiale antérieure*, puis se bifurque pour former la *tibiale postérieure* et la *péronière*. La tibiale antérieure, au niveau de l'articulation du pied avec la jambe, prend le nom d'artère *pédieuse* et se ramifie à la face dorsale du pied, tandis que la péronière et la tibiale postérieure, après avoir, comme l'antérieure, distribué des rameaux à la jambe, vont se terminer dans la région plantaire.

Veines. Les *veines* rapportent le sang des extrémités au cœur. Elles doivent être distinguées d'abord, comme les artères, en deux ordres, suivant que, chargées de sang rouge, elles se rendent des capillaires du poumon aux troncs des veines pulmonaires (petite circulation), ou qu'elles portent le sang noir aux veines caves (circulation générale). On a de plus considéré comme formant un système particulier les veines du foie et leur tronc principal, la veine porte ; cette distinction a même été étendue par les physiologistes aux appareils veineux du rein et d'autres organes.

Les parois des veines, beaucoup moins épaisses que celles des artères, se composent de quatre tuniques, dont la quatrième ou l'interne est semblable à celle des artères ; les autres sont formées de fibres élastiques ou celluleuses, longitudinales dans la troisième, circulaires dans la seconde, de manière à présenter dans l'ensemble plus de résistance. La troisième et la quatrième tunique forment dans les veines des replis qui peuvent, en s'étendant, fermer partiellement le vaisseau. Ce sont les *valvules*, disposées de telle sorte que, dans sa marche vers le cœur, le sang les applique à la paroi veineuse, sans qu'elles soient un obstacle à son cours, tandis que, s'il est ramené en sens contraire, les valvules se ferment et l'empêchent de refluer vers les extrémités.

Les veines forment deux plans : les unes profondes, accompagnent les artères dont elles sont les *satellites ;* les autres, superficielles, rampent sous la peau, sans analogie de direction avec les vaisseaux artériels. Nées des capillaires qui les font communiquer avec les artères, les radicules veineuses se réunissent plus rapidement que ces dernières en rameaux assez forts et supérieurs en nombre et en capacité totale aux troncs artériels. Beaucoup d'artères sont, en effet, accompagnées de deux veines satellites, d'un calibre au moins égal, et les veines superficielles augmentent encore la disproportion. A l'intérieur du crâne, les veines se transforment en *sinus* ou canaux constitués par la dure-mère, et qui reçoivent les rameaux veineux de l'encéphale. Les veines sont enveloppées dans leur trajet de nombreux vaisseaux lymphatiques.

Principales veines. La *veine cave supérieure* et la *veine cave inférieure* sont, pour le système veineux, ce que l'aorte est pour les artères.

La *veine cave supérieure*, qui s'ouvre dans l'oreillette droite du cœur, reçoit le sang de la tête, du cou, des membres supérieurs et des parois de la poitrine. Elle est formée par les deux *troncs brachio-céphaliques* et par la veine *azygos*. Chacun des troncs veineux brachio-céphaliques réunit, comme le tronc artériel du même nom, les veines principales de la tête et du bras, qui sont les deux jugulaires, interne et externe, et la sous-clavière.

La *jugulaire interne* correspond à l'artère carotide; elle reçoit le sang des sinus de la dure-mère, des veines de la tête, du cou et d'une partie de l'épaule. La *jugulaire externe* apporte à la sous-clavière le sang d'une partie des veines superficielles de la tête.

La *veine sous-clavière*, correspondant à l'artère du même nom, reçoit les veines satellites et homonymes des artères du membre supérieur; elle est aussi le tronc commun des veines superficielles de la main, de l'avant-bras et du bras, dont les principales sont la *céphalique* et la *basilique*. Cette dernière croise, au pli du coude, la direction de l'artère radiale, dont la sépare une expansion tendineuse du muscle biceps. Les veines céphalique et basilique sont celles que l'on ouvre le plus habituellement dans l'opération de la saignée, et la position de la basilique rend cette opération délicate, en exposant quelquefois à blesser l'artère radiale.

La *veine azygos* (*azyges*, impair) fait communiquer la veine cave supérieure avec l'inférieure, elle monte verticalement dans le médiastin postérieur, à droite du rachis, et vers la hauteur de la septième côte, reçoit la *veine demi-azygos* qui vient de l'abdomen.

Veine cave inférieure. Elle vient s'ouvrir sous l'oreillette droite au-dessous de la veine cave supérieure. Tronc commun de toutes les veines qui montent des régions inférieures au diaphragme, la veine cave inférieure naît de la réunion des deux iliaques primitives, satellites des artères du même nom; elle monte verticalement à droite du rachis, comme veine satellite de l'aorte, et reçoit les veines de l'abdomen. Ses branches d'origine, les *iliaques primitives*, sont formées par l'union des veines du bassin et du membre inférieur, satellites des artères dont elles portent le nom. Parmi les veines du plan superficiel, également tributaires des iliaques primitives, on distingue les deux *saphènes*, interne et externe, qui du pied remontent jusqu'en haut de la cuisse. Ces deux veines sont surtout apparentes au-devant des malléoles et au mollet.

Système de la veine porte. On désigne ainsi un appareil veineux particulier à l'abdomen et notamment au foie. La *veine porte* a pour branches d'origine les veines du mésentère, de la rate, de l'estomac, de l'intestin, etc.; elle transmet le sang de ces organes au foie, d'où il est versé dans la veine cave inférieure.

Vaisseaux et ganglions lymphatiques. On donne le nom de système lymphatique à un appareil de circulation particulier, composé de vaisseaux très-fins, à parois transparentes, et de *ganglions* ou *glandes*, qui paraissent formées par ces vaisseaux, dont les uns s'y rendent et les autres en partent.

Les vaisseaux lymphatiques ont une marche sinueuse et présentent de nombreux renflements dus à des valvules : ils existent dans tout le corps et transportent le chyle et la lymphe, puisés par leurs radicules microscopiques à la surface de la muqueuse intestinale ou dans les tissus des organes. Ils accompagnent les vaisseaux sanguins dans leur trajet et notamment les veines; aussi les trouve-t-on en grand nombre à la surface du corps, dans les régions où abondent les veines sous-cutanées, comme aux membres, à la face, au cou, etc. Très-nombreux aussi dans le mésentère et autour des intestins, ils aboutissent à deux troncs ou réservoirs principaux, dont l'un est le *canal thoracique*, qui monte dans la poitrine à gauche du rachis et va s'ouvrir dans la veine sous-clavière gauche; l'autre, nommé *grand vaisseau lymphatique droit*, marche parallèlement au premier et s'ouvre dans la veine sous-clavière droite.

Mécanisme de la circulation. Galien reconnut le premier que les artères contenaient du sang et communiquaient avec les veines, mais il n'alla pas plus loin. En 1553, Michel Servet, devinant, pour ainsi dire, le phénomène de la circulation pulmonaire, indiqua d'une manière précise la marche du sang et son élaboration dans les poumons au contact de l'air. Mais la doctrine de Servet ne s'appuyait sur aucune preuve, sur aucune expérience, elle résultait d'une sorte d'intuition des faits, et son auteur ne connaissait ni la force d'impulsion du cœur, ni l'action de ses valvules.

D'autres physiologistes entrevirent, comme Servet, la vérité et ajoutèrent de nouvelles découvertes à la sienne; enfin, la plupart des phénomènes de la circulation avaient été soupçonnés ou indiqués au commencement du dix-septième siècle, mais c'était un chaos de faits et de raisonnements sans liaison ou contradictoires. Il fallait le génie de Harvey pour en faire sortir un système simple et irrévocablement démontré.

Mouvements et bruits du cœur. Le cœur, agent principal de la circulation, est le siége de mouvements qui ne sont pas soumis à la volonté, mais qu'influencent continuellement les impressions morales et les sensations. Ces mouvements consistent dans la contraction et le relâchement alternatif des parois du cœur, c'est-à-dire dans la dilatation ou l'occlusion de ses cavités. Les ventricules se contractent simultanément, puis, à leur contraction succède une période de relâchement, pendant laquelle les oreillettes se contractent à leur tour, pour se relâcher pendant la nouvelle contraction des ventricules. On nomme *diastole* le mouvement de dilatation et *systole* celui de contraction ; pendant la diastole le sang afflue dans les cavités du cœur, il en est chassé par la systole ; celle des oreillettes le fait passer dans les ventricules, celle des ventricules le lance dans l'aorte et l'artère pulmonaire.

La contraction des ventricules modifie la forme du cœur, dont la circonférence transversale, ellipsoïde pendant la diastole, devient circulaire dans la systole ; le diamètre antéro-postérieur étant alors plus grand, la pointe du cœur vient heurter la paroi antérieure de la poitrine et l'oreille, appliquée à cette paroi, perçoit un bruit sourd au moment où le choc a lieu, puis environ une demi-seconde après, un second bruit plus clair et coïncidant avec le relâchement ou la diastole ventriculaire. Le mécanisme de ces bruits a été diversement expliqué ; ils paraissent dus, le premier à l'occlusion brusque des valvules tricuspide et mitrale, au moment où la systole ventriculaire lance le sang dans les artères aorte et pulmonaire ; le second à l'occlusion des valvules sigmoïdes pendant la diastole ventriculaire et sous l'influence de l'élasticité des artères qui tend à faire refluer la colonne sanguine.

L'alternance de la systole et de la diastole constitue donc le rhythme du cœur et les battements régulièrement espacés qu'il fait entendre et sentir à travers les parois de la poitrine. Suivons ces mouvements dans leur évolution et le sang dans sa marche.

Circulation artérielle. Le ventricule gauche, en se contractant, pousse le sang rouge qu'il contient dans la direction de l'orifice auriculo-ventriculaire et de l'orifice de l'aorte; mais, en vertu de sa disposition, la valvule mitrale se ferme sous l'impulsion même du sang, qui passe ainsi dans l'aorte et, de là, dans toutes les artères, où il coule sous la triple action de la contraction ventriculaire, de l'élasticité et de la contractilité des parois artérielles. Dans les vaisseaux d'un certain calibre, son mouvement est saccadé et rhythmé précisément comme celui du cœur; en effet, si l'on appuie le doigt sur le trajet d'une artère, on perçoit le choc du sang, le *pouls*, comme on le dit en un mot excellent qui nous est resté du vieux français. Le pouls et le battement du cœur sont synchroniques, c'est-à-dire qu'ils se produisent en même temps ou plutôt avec un intervalle insensible. Mais à mesure que le sang avance dans les ramifications artérielles, les nombreux changements de direction qu'il subit et le frottement du liquide contre les parois des vaisseaux diminuent sa force d'impulsion ; enfin, dans les vaisseaux capillaires, il coule par un mouvement continu et sans secousse.

En examinant au microscope une membrane vasculaire appartenant à un animal vivant, on peut voir circuler le sang dans les vaisseaux capillaires. Les plus larges de ces vaisseaux laissent passer la colonne sanguine avec rapidité ; dans les plus étroits sa marche est lente et les globules sanguins ne peuvent s'avancer qu'un à un ; ils progressent au milieu d'un liquide transparent, et quelquefois, engagés obliquement dans le calibre du vaisseau, ils s'arrêtent jusqu'à ce qu'un autre globule vienne les pousser en avant. Malpighi, le premier, put constater ainsi l'exactitude de la théorie de Harvey, quarante ans après que l'illustre physiologiste anglais l'avait formulée.

Les causes diverses qui peuvent accélérer ou ralentir les contractions du cœur agissent donc sur la marche du sang dans les artères ; de plus, la contractilité de ces vaisseaux peut être influencée par une cause locale, et le mouvement du sang est modifié, suivant que les artères contractées retardent sa marche ou que leur relâchement lui permet une circulation plus rapide. Dans le premier cas, l'afflux sanguin ne suffit plus à l'excitation des organes, qui deviennent insensibles et momentanément paralysés ; dans le second, au contraire, l'activit des fonctions est surexcitée. Enfin, chacun sait que le repos ou l'action des muscles ont pour effet de ralentir ou d'accélérer la circulation générale ou locale, d'où résulte, dans un temps donné, la diminution ou l'augmentation de la force musculaire.

C'est en effet lorsqu'il est parvenu dans les capillaires que le sang artériel transmet aux tissus les principes dont il se compose et qu'il livre à l'assimilation, pour reprendre en échange les molécules désassimilées qui doivent être rejetées de l'organisme ou soumises à une élaboration nouvelle. Fluide vivant et nourricier, il porte dans les organes la vie, la chaleur et les éléments de la nutrition.

Circulation veineuse. Après avoir parcouru les vaisseaux capillaires, le sang passe dans les radicules veineuses. A son entrée dans l'aorte et pendant sa marche dans le système artériel, il était d'un rouge éclatant, maintenant sa couleur est sombre, le sang artériel ou rouge s'est transformé en sang veineux ou sang noir. Privé d'une grande partie de ses principes constituants, il revient en puiser de nouveaux à leurs sources.

Le sang se meut dans les veines sous l'impulsion qu'il a reçue primitivement du cœur ; cette force d'impulsion est désignée sous le nom de *vis a tergo*, parce qu'elle agit en arrière de la colonne de liquide. L'élasticité des veines et leur contractilité contribuent aussi à chasser le sang dans son retour vers le cœur, mais ce sont principalement les valvules qui secondent l'impulsion cardiaque, en s'opposant au reflux du sang vers les artères. Lorsqu'on applique autour du bras une ligature modérément serrée, on voit les veines se gonfler par l'afflux du sang qui leur arrive des artères et ne peut ni remonter vers le cœur, à cause de la ligature, ni refluer vers les artères, parce que les valvules s'y opposent. Si l'on passe légèrement le doigt sur le trajet d'une veine, en sens inverse de la circulation, il est facile d'y reconnaître des nodosités qui se dessinent en saillies correspondant aux valvules distendues. Grâce au jeu de ces soupapes, toute pression sur les veines, résultant de la contraction musculaire ou de toute autre cause, ne peut que ramener le sang vers le cœur, tandis que, sans les valvules, le fluide serait indistinctement poussé dans un sens ou dans l'autre. Aussi les valvules sont-elles plus nombreuses dans les veines en rapport avec les muscles, par exemple dans les veines profondes des membres, que dans celles qui rampent sous la peau.

La pesanteur agit sur le cours du sang veineux, beaucoup moins rapide que celui du sang artériel. Lorsque dans la marche, les mains sont restées longtemps pendantes, elles s'enflent au point que la flexion des doigts est gênée ; il en est de même des pieds et des jambes dans la station prolongée ; aussi voit on survenir des varices aux jambes chez les personnes obligées, par leur profession, à rester debout.

En suivant le cours du sang dans son retour au cœur, on remarque un système veineux particulier aux intestins et au foie ; c'est le *système de la veine porte*, dont nous avons déjà dit quelques mots et qui transmet au foie le sang veineux du canal digestif et de la rate. Cet appareil veineux est remarquable en ce qu'il se ramifie à ses deux extrémités dont les unes, intestinales, sont les radicules, et les autres, hépatiques ou distribuées dans le foie, sont les rameaux. On en a conclu que la bile est sécrétée aux dépens du sang de la veine porte et non du sang de l'artère hépatique ; mais des observations et des expériences très-concluantes ont prouvé le contraire.

La veine cave inférieure, après avoir reçu le sang des régions inférieures du corps, se dirige vers le cœur, de même que la veine cave supérieure ; mais, avant d'arriver à celle-ci, le sang reçoit dans les sous-clavières, la lymphe et le chyle que lui apportent les deux troncs principaux du système lymphatique ; les éléments de la nutrition, puisés dans l'intestin, viennent remplacer ceux qui, tout à l'heure, ont été livrés à l'assimilation. Ainsi reconstitué partiellement, le sang va, par les veines caves supérieure et inférieure, se jeter dans l'oreillette droite, et l'oreillette, en se contractant, le chasse dans le ventricule droit.

Voilà le sang revenu au cœur ; mais, bien qu'enrichi des produits assimilables de la digestion, il est incomplet et doit se transformer pour redevenir un sang parfait, le sang artériel ; c'est dans les poumons qu'aura lieu cette élaboration du sang, l'*hématose*.

Circulation pulmonaire. Le ventricule droit se contracte, le flot de sang veineux ferme la valvule tricuspide et passe dans l'*artère pulmonaire*. Cette artère et toutes ses ramifications contiennent du sang noir ou veineux, tandis que les veines pulmonaires, comme nous allons le voir, charrient du sang rouge ou artériel ; c'est donc à leur direction, du cœur aux poumons ou des poumons au cœur, que les vaisseaux de la circulation pulmonaire doivent leurs noms. L'artère pulmonaire est, comme l'aorte, pourvue à son orifice de trois valvules dites *sigmoïdes*. Du ventricule droit aux ramuscules de l'artère pulmonaire, le sang n'a que peu de distance à parcourir et ne rencontre pas de résistance comparable à celle que lui offre le système artériel de la grande circulation ; aussi les parois du ventricule droit sont moins épaisses que celles du ventricule gauche et sa force est moins grande. Dans les capillaires des poumons, la marche du sang diffère de vitesse suivant que la respiration est facile ou gênée, soit par un obstacle, soit par le séjour dans un air impropre à l'accomplissement des fonctions respiratoires. Les capillaires sont répartis dans la substance du poumon de telle sorte qu'ils correspondent aux vésicules pulmonaires. (V. *Respiration*, p. 119.) C'est dans ces divisions ultimes du poumon que l'oxygène de l'air se combine avec le sang veineux chargé d'acide carbonique et le transforme en sang artériel. Les globules rouge-brun du sang veineux prennent, au contact de l'oxygène, une couleur vermeille et rutilante, le sang perd, au contact de l'air inspiré, un peu plus de calorique que ne lui en fournit la combustion du carbone et, révivifié par les mystérieux phénomènes de l'hématose, il pénètre dans les radicules des veines pulmonaires, obéissant à l'impulsion première du ventricule, au *vis a tergo*, comme dans le système veineux général, mais avec plus de vitesse. Il revient ainsi jusqu'à l'oreillette gauche qui le transmet immédiatement au ventricule, où son trajet circulaire se termine pour recommencer aussitôt.

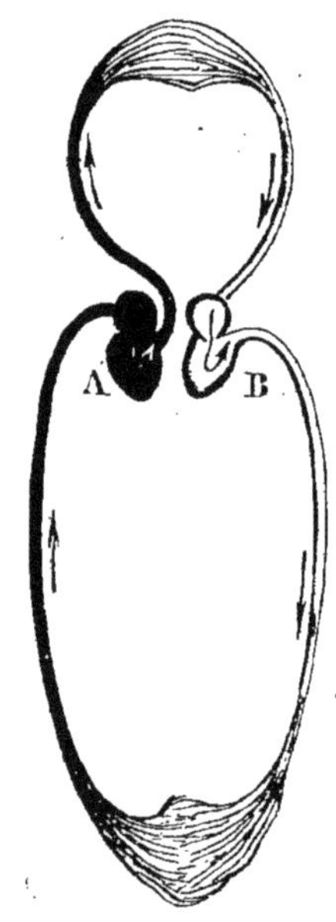

Fig. 29. — Trajet fictif du sang dans la circulation.

A Marche du sang veineux.
B Marche du sang artériel.

La circulation peut donc être divisée en deux périodes simultanées ou, comme on l'a dit, le cercle fictif parcouru par le sang se compose de deux segments inégaux que décrit la colonne liquide ; le segment supérieur est la circulation pulmonaire ou petite circulation, le segment inférieur est la circulation générale ou grande circulation.

Influences qui accélèrent ou ralentissent les battements du cœur. Chez l'adulte, à l'état normal, le cœur bat communément soixante fois par minute et le pouls donne, par conséquent, ce même nombre de pulsations ; mais diverses causes peuvent augmenter ou diminuer la fréquence de ces mouvements.

Ils deviennent plus fréquents pendant la digestion, et sous l'influence des excitants comme l'alcool, le café, etc. ; l'abstinence les ralentit au contraire. Le travail intellectuel accélère aussi l'action du cœur, qui se calme pendant le sommeil et prend part, dans une certaine mesure, au repos de tous les organes. Un spectacle inattendu, un mot qui frappe l'oreille, une pensée qui traverse l'esprit, donne lieu à des pulsations fortes et rapides ; on sait qu'Erasistrate découvrit la cause du mal qui menaçait la vie d'Antiochus, en plaçant sa main sur le cœur du jeune prince au moment où Stratonice paraissait à sa vue. Le pouls est encore accéléré par l'exercice musculaire et en raison de la violence des efforts. Mais ici la cause agissante est complexe, car la respiration devient aussi plus fréquente, et cette fonction est une de celles qui ont le plus d'influence sur la circulation. Dans la respiration ordinaire, chaque inspiration donne au mouvement du sang plus de force dans les artères, et si la respiration devient plus active, on le reconnaît aux pulsations de l'artère radiale. Lorsqu'au contraire la respiration est suspendue ou restreinte dans son amplitude, la circulation est ralentie et le pouls bat avec moins de force : en un mot, dans la plupart des conditions physiologiques, il existe un rapport constant d'accroissement et de diminution entre les mouvements respiratoires et les battements du cœur. L'ampliation et le resserrement alternatifs des parois de la poitrine sont une des causes principales qui agissent alors sur la circulation en facilitant l'afflux du sang dans la cavité thoracique et déterminant son expulsion.

La pression atmosphérique influe aussi sur la fréquence des battements du cœur, mais seulement dans certaines conditions. Il n'est pas rare de rencontrer, dans les hautes vallées des Alpes, des hommes dont le pouls bat entre 50 et 60 fois par minute, peut-être même cette moindre fréquence est-elle plus commune chez les montagnards qui vivent à une altitude de 1000 mètres et plus, que dans les pays peu élevés. On peut donc considérer l'altitude comme sans influence sur la circulation chez les personnes qui séjournent depuis longtemps à un certain niveau. Mais si l'on s'élève rapidement à une grande hauteur, on remarque dans le pouls une augmentation de fréquence très-sensible. Les ascensions aérostatiques et les voyages dans les montagnes en fournissent la preuve. Ce n'est pas à la locomotion et aux efforts musculaires que cette accélération du pouls peut être attribuée chez l'aéronaute ou le voyageur à cheval, c'est principalement à la fréquence plus grande de la respiration dans un air moins dense. La diminution de pression atmosphérique agit aussi dans le même sens, en relâchant les vaisseaux, mais l'abaissement de la température, à mesure qu'on s'élève, semble devoir neutraliser cette dernière influence par la contraction des tissus qu'elle détermine. (Voy. page 129.)

On doit à Pravaz et à Tabarié des observations qui tendent à établir qu'une augmentation dans la pression atmosphérique diminue la fréquence du pouls. Ces deux auteurs ont vu le pouls tomber à 50 et même à 45 pulsations chez des sujets placés dans un appareil à air comprimé, où la pression était portée à deux atmosphères et plus. Des résultats complétement opposés ont été observés par M. François dans les tubes à air comprimé dont on s'est servi pour la construction du pont de Kehl, en 1860. Ce médecin a vu constamment le pouls augmenter notablement de fréquence chez les ouvriers employés aux travaux, sous une pression d'environ deux atmosphères. D'autres observations, dues à M. Hermel, établissent que, dans l'air comprimé, le pouls est tantôt ralenti, tantôt accéléré jusqu'à 130 pulsations par minute. Mais les phénomènes observés chez les hommes qui travaillent dans l'air comprimé paraissent tenir à des causes complexes, parmi lesquelles on doit compter la viciation de cet air qui n'est pas renouvelé d'une manière suffisante.

Nous n'avons pas à nous occuper ici des causes nombreuses qui peuvent, dans l'état pathologique, influer sur la circulation.

CHAPITRE X

Système nerveux. — Centre nerveux encéphalo-rachidien. — Cerveau. — Cervelet. — Isthme de l'encéphale. — Bulbe rachidien. — Moelle épinière. — Méninges ; dure-mère, arachnoïde, pie-mère. — Nerfs ; nerfs crâniens, nerfs rachidiens ; grand sympathique. — Fonctions du système nerveux ; fonctions des nerfs rachidiens sensitifs et moteurs, fonctions des nerfs crâniens, fonctions de la moelle épinière. — Fonctions de l'encéphale ; bulbe rachidien, protubérance annulaire, pédoncules cérébelleux et cérébraux, tubercules quadrijumeaux, glande pinéale, couches optiques, cerveau, cervelet. — Fonctions du grand sympathique. — Pouvoir réflexe. — Force nerveuse. — Mémoire.

Le *système nerveux* comprend le cerveau, le cervelet, la moelle épinière et les nerfs ; il se divise en deux parties, l'une centrale, l'autre périphérique. La première a reçu le nom de *centre nerveux encéphalo-rachidien*, parce qu'elle est constituée par les organes qui forment l'encéphale et par la moelle épinière ou rachidienne ; la seconde est l'ensemble des nerfs. Partis du centre nerveux, dont ils sont l'expansion, les nerfs se distribuent à tout le corps ; ils transmettent les impulsions motrices ou fonctionnelles du centre nerveux à l'organisme entier, et les impressions de sensibilité, de la périphérie, c'est-à-dire des différents points du corps, au centre nerveux.

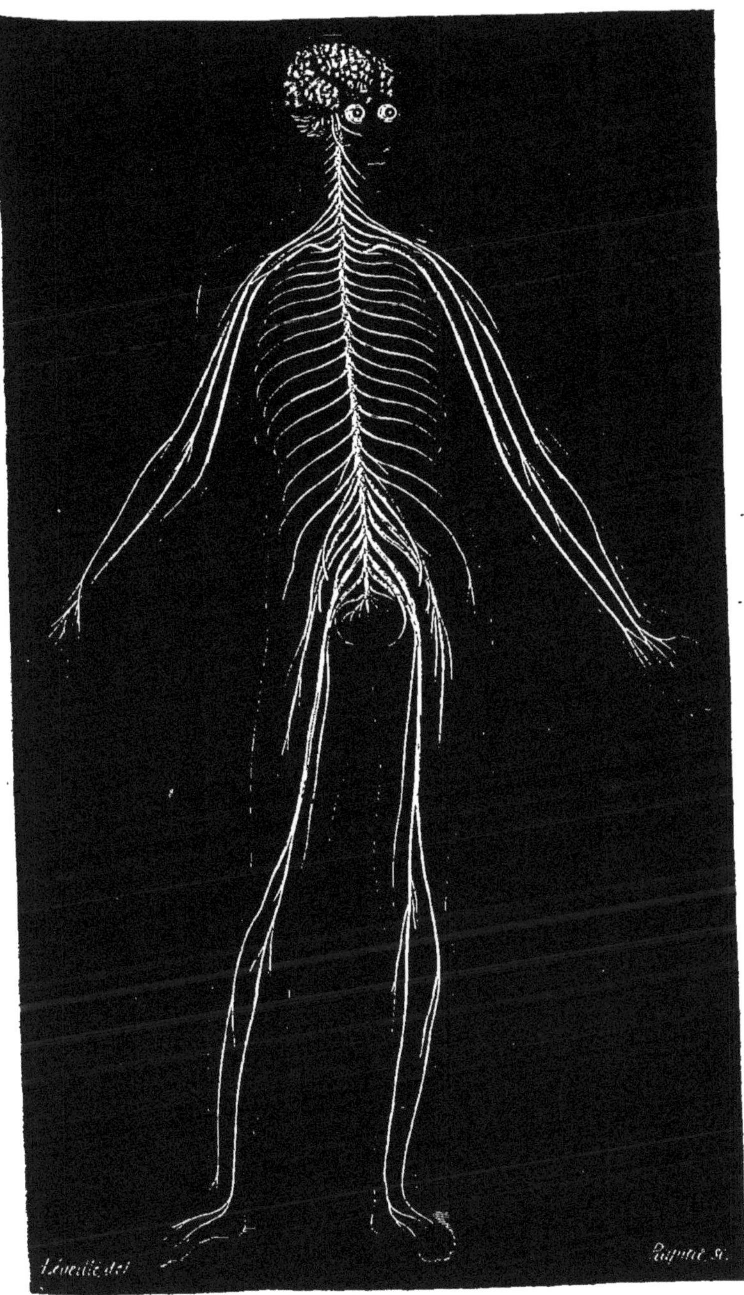

Fig. 30. — Système nerveux.

Le *centre nerveux encéphalo-rachidien* se présente sous forme d'une tige molle, pulpeuse, symétrique. Sa partie supérieure offre un renflement ovoïde contenu dans le crâne et nommé *encéphale* ou *cerveau ;* sa partie inférieure s'allonge, au sortir du crâne, en forme de fuseau ; c'est la *moelle épinière* contenue dans le canal vertébral ou rachidien.

Cerveau. On désigne communément sous ce nom les différentes parties de l'*encéphale* qui sont : le *cerveau* proprement dit, le *cervelet*, l'*isthme de l'encéphale* et le *bulbe rachidien*.

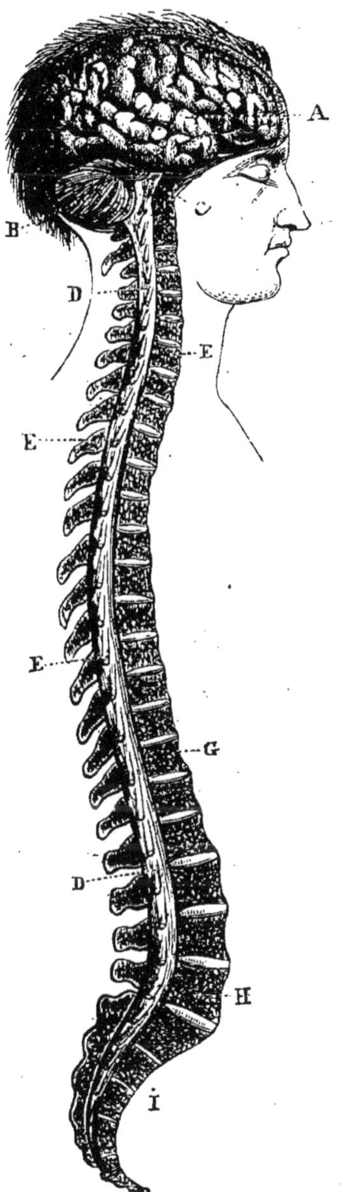

A Cerveau.
B Cervelet.
C Protubérance annulaire.
D D Moelle épinière, présentant latéralement les origines des nerfs rachidiens.
E E Apophyses épineuses des vertèbres.
F Septième vertèbre cervicale.
G Douzième vertèbre dorsale.
H Cinquième vertèbre lombaire.
I Sacrum.

Fig. 31. — Centre nerveux encéphalo-rachidien.

Le *cerveau* occupe presque toute la cavité du crâne, qui lui sert comme de moule. C'est un ovoïde, aplati à sa face inférieure qui repose sur la base du crâne ; son extrémité antérieure ou frontale est plus petite que la postérieure. Son plus grand diamètre transversal mesure l'espace compris entre les fosses temporales. Sur

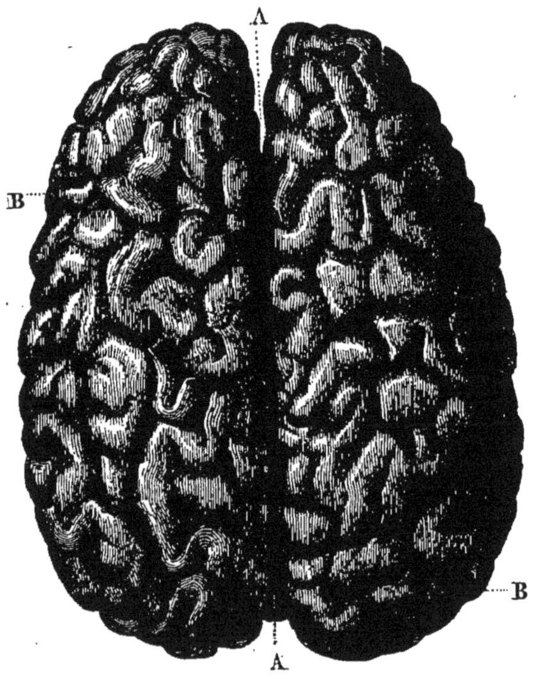

Fig. 32. — Face supérieure du cerveau.

A A Grande scissure. B B Hémiphères cérébraux.

la ligne médiane, la *grande scissure*, dirigée d'arrière en avant, le partage verticalement, dans une partie de son épaisseur, en deux moitiés nommées *hémisphères cérébraux*, complétement séparées en avant, en arrière et en haut, réunies dans leur tiers moyen inférieur par le corps calleux, les pédoncules du cerveau et quelques autres parties situées dans la région médiane.

Une scissure latérale, *scissure de Sylvius*, divise obliquement chacun des hémisphères en deux lobes, l'un *antérieur*, l'autre *postérieur*.

La surface des hémisphères est sillonnée d'*anfractuosités* sinueuses et profondes, qui limitent des saillies oblongues, contournées en méandres, subdivisées elles-même par des anfractuosités secondaires et que leur analogie avec les circonvolutions de l'intestin grêle a fait nommer *circonvolutions du cerveau*. Quelques-unes existent toujours, et se montrent symétriquement dans les deux hémisphères; d'autres sont variables et non symétriques, elles diffèrent toutes en longueur, en largeur et en saillie. Les circonvolutions couvrent aussi les faces supérieure, externe et inférieure des hémisphères, elles se continuent à leur face interne dans toute l'étendue de la grande scissure et dans la scissure de Sylvius.

La face inférieure ou base du cerveau présente un relief compliqué. En avant et sur les côtés elle offre des circonvolutions nombreuses. Vers le centre on distingue, entre autres détails importants : les *nerfs olfactifs*, de chaque côté de la grande scissure, l'entre-croisement ou *chiasma* des nerfs optiques, la *tige* et le *corps pituitaire*, l'*éminence cendrée* ou *tuber cinereum*, les *tubercules mamillaires* et les *pédoncules* du cerveau, qui sont comme les racines de cet organe et l'unissent aux autres parties de l'encéphale, le *pont de Varole* ou *protubérance annulaire*, le *bulbe rachidien* ou *moelle allongée*, et les origines des nerfs crâniens.

Le cerveau, de même que toutes les divisions du

centre nerveux encéphalo-rachidien, est composé de deux substances distinctes, la *substance grise* ou *corticale*, ainsi nommée de sa couleur et parce qu'elle est comme

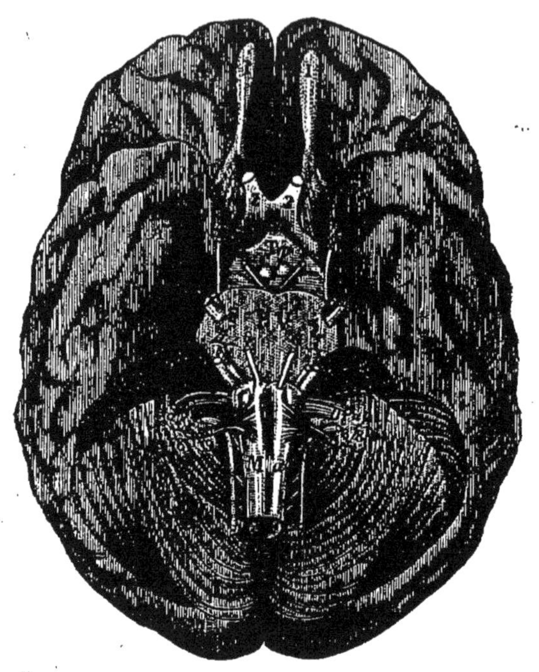

Fig. 53. — Face inférieure ou base du cerveau.

A Lobe antérieur.
A' Scissure de Sylvius.
A'' Lobe moyen.
A''' Lobe postérieur.
C Cervelet.
Ma Moelle allongée.
PV Pont de Varole ou protubérance annulaire.
T*p* Tige et corps pituitaire.
1-1 1re paire, nerf olfactif.
2-2 2e paire, nerf optique.
3-3 3e paire, nerf moteur oculaire commun.
4-4 4e paire, nerf pathétique.
5-5 5e paire, nerf trijumeau.
6-6 6e paire, nerf moteur oculaire externe.
7-7 7e paire, *a* nerf facial, *b* nerf auditif.
8-8 8e paire, a nerf glosso-pharyngien.
b nerf pneumo-gastrique.
c nerf spinal.
9-9 9e paire, nerf grand hypoglose.

l'écorce du cerveau, et la *substance blanche*, qu'entoure de toutes parts la substance grise. Cette dernière est pulpeuse et moins consistante que la substance blanche. Disposée en couche superficielle autour des principaux organes encéphaliques, elle pénètre aussi dans leur épaisseur en masses variables de forme et de volume. La substance blanche, d'une texture filamenteuse, présente, suivant les régions, des faisceaux, des cordons ou des lamelles composés de fibres ténues qui se font suite dans tout le centre nerveux, comme celle des nerfs dans l'organisme. La masse totale de la substance blanche dépasse de beaucoup celle de la substance grise.

En examinant le cerveau du centre à la circonférence, on le trouve composé d'un noyau central, unique, symétrique, sorte de renflement terminal de l'axe nerveux, et des deux hémisphères réunis entre eux par ce noyau même, dont ils sont comme une double expansion. Le noyau cérébral comprend différentes parties fort compliquées dans leur structure et dans leurs rapports de position. Ce sont principalement la *couche optique*, le *corps strié*, le *corps calleux*. Toutes les subdivisions du noyau cérébral sont plus ou moins intimement unies entre elles aux pédoncules et aux hémisphères. Ainsi, le corps calleux, qui sert comme d'enveloppe au noyau cérébral, recevant des fibres des pédoncules et de la couche optique, se prolonge par ses bords dans l'épaisseur des hémisphères, dont il est, comme nous l'avons dit, le principal moyen d'union.

Dans l'épaisseur du noyau cérébral existent trois cavités, les *ventricules du cerveau ;* deux sont *latéraux*, le troisième, ou *moyen*, est placé sur la ligne médiane; ils communiquent entre eux et sont baignés d'un liquide séreux, analogue au liquide rachidien. Sur la ligne médiane, derrière la commissure postérieure du ventricule moyen, est situé un petit corps à peu près conique et que les anatomistes ont nommé *glande pinéale* ou *conarium*, d'après sa forme analogue à celle d'une pomme de pin.

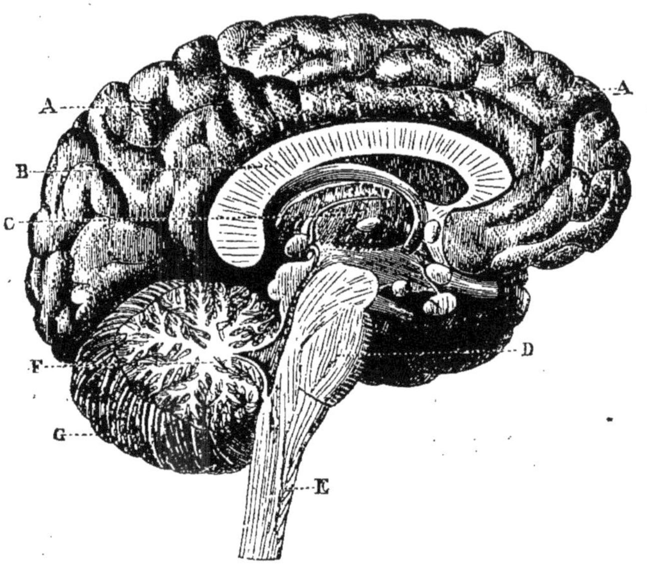

Fig. 54. — Coupe de l'encéphale sur la ligne médiane.

A A Plan de la grande scissure.
B Corps calleux.
C Couche optique.
D Protubérance annulaire, au-dessous de laquelle se voit le bulbe rachidien.
E Moelle épinière faisant suite au bulbe.
F Coupe du cervelet montrant l'arbre de vie.
G Hémisphère gauche du cervelet.

Une masse de substance blanche forme la partie centrale des hémisphères; elle est recouverte, dans toute son étendue, par la substance grise ou corticale.

Le cerveau se compose donc essentiellement d'un noyau central et de deux grands lobes ou hémisphères. Les diverses parties constituantes du noyau central diffèrent par leur texture, les proportions de substances blanche et grise et la disposition de ces deux substances dans leur tissu; mais toutes présentent des fibres qui leur sont communes, les parcourent et les relient entre elles avant de se continuer dans les hémisphères.

La masse de l'encéphale entier est proportionnellement plus grande dans quelques espèces animales, mais aucune n'approche de l'homme pour le cerveau proprement dit. S'il est placé au premier rang de la création, l'homme le doit à cet admirable organe de l'intelligence, à ce mystérieux intermédiaire entre le monde extérieur et l'être pensant.

Le volume du cerveau est très-considérable dès le premier âge et, proportion gardée, plus grand chez le nouveau-né que chez l'adulte; il est indépendant du sexe et de la taille des individus. Le poids du cerveau dans l'âge adulte varie, suivant M. Cruveilhier, de 1 kilogramme à 1 kil, 500.

Le cerveau est symétrique, mais moins constamment que les autres parties du centre nerveux, et souvent il existe une disproportion notable entre les deux hémisphères, sans que rien l'indique pendant la vie. Ce défaut de symétrie était très-prononcé dans le cerveau de Bichat, preuve éclatante qu'une semblable conformation n'a pas nécessairement, comme le pensait l'illustre anatomiste, une influence fâcheuse sur les facultés intellectuelles.

Cervelet. Le cervelet, placé dans les fosses occipitales inférieures, c'est-à-dire dans la partie postérieure et inférieure de la cavité crânienne, est recouvert par les lobes postérieurs du cerveau. C'est un ellipsoïde aplati de haut en bas, dont la grosse extrémité est en arrière et le plus grand diamètre dirigé transversalement; il est symétrique et se compose d'un lobe médian et de deux lobes latéraux ou hémisphères.

A la face supérieure du cervelet on remarque une saillie dirigée d'avant en arrière, formé par le lobe médian et nommée, à cause de son aspect, *éminence vermiforme supérieure* (*vermis superior*) ; de chaque côté les lobes latéraux présentent un plan incliné.

La face inférieure se moule sur les fosses occipitales et forme deux lobes arrondis, séparés par un sillon qui s'élargit en avant pour recouvrir le bulbe rachidien, et vers le milieu duquel se voit *l'éminence vermiforme inférieure* (*vermis inferior*), surface inférieure du lobe médian qui réunit les deux hémisphères.

Toute la surface du cervelet est sillonnée de lignes courbes et saillantes qui lui donnent un aspect froncé (fig. 33, page 162). Ces lignes ou plis, de largeur à peu près égale, parallèles sur une partie de leur longueur, se coupent à angle aigu, forment des faisceaux dirigés transversalement, en bas ou en arrière, et divisent les hémisphères en *segments*, qui se subdivisent en *lames* et en *lamelles*.

Le cervelet est composé, comme le cerveau, de substance blanche et de substance grise; il contient, en outre, une subtance jaunâtre interposée par couches aux deux autres. Chaque hémisphère est formé d'un noyau central autour duquel se développent les segments dont les lames sont juxtaposées comme les feuillets d'un livre; la substance blanche est au centre et recouverte d'une couche de matière jaune que revêt la substance grise. L'agencement des lames et des lamelles présente une disposition telle que, si l'on divise le cervelet dans le sens vertical, on voit les trois substances qui le constituent former une série de ramifications partant d'un tronc commun et qu'on a nommées *arbre de vie* (fig. 34, page 164). Au noyau central aboutissent les *pédoncules* du cervelet, au nombre de trois de chaque côté, et qui le rattachent aux autres régions de l'encéphale. Vers le point où ces régions se réunissent existe une cavité que les pédoncules cérébelleux circonscrivent en partie et qu'on nomme le *quatrième ventricule* ou ventricule du cervelet. Il communique avec le troisième ventricule du cerveau par l'*aqueduc de Silvius*.

Isthme de l'encéphale. On nomme ainsi une partie de la masse encéphalique, intermédiaire au cerveau, au cervelet et au bulbe rachidien. C'est le point d'union des trois grandes divisions du centre nerveux. Il comprend la protubérance annulaire, les pédoncules du cerveau et du cervelet, les tubercules quadrijumeaux et la valvuve de Vieussens.

A la base de l'encéphale on remarque une saillie convexe, qui paraît embrasser comme un large anneau les pédoncules du cerveau et du cervelet, et recouvrir comme un pont les expansions du bulbe rachidien vers ces pédoncules. C'est la *protubérance annulaire* ou *pont de Varole*. La protubérance est le centre de convergence ou d'émergence des faisceaux nerveux qu'elle semble recouvrir; en arrière elle se continue avec le bulbe, en avant avec les pédoncules du cerveau, latéralement avec les pédoncules du cervelet. Sa face inférieure, qui repose sur l'apophyse basilaire de l'occipital, présente des fibres dirigées transversalement. Elle est déprimée en gouttière sur la ligne médiane et parfaitement symétrique.

A la face supérieure de l'isthme on voit quatre saillies mamelonnées; ce sont les *tubercules quadrijumeaux*, en arrière desquels, et entre les pédoncules supérieurs du cervelet, s'étend une lame mince de substance nerveuse qu'on nomme la *valvule de Vieussens ;* elle contribue à circonscrire le quatrième ventricule.

Bulbe rachidien ou moelle allongée. On nomme ainsi le renflement qui forme l'extrémité supérieure de la moelle épinière. Dirigé en avant et en haut, le bulbe répond par sa face antérieure à la gouttière basilaire de l'occipital; postérieurement il est reçu dans une dépression du cervelet. Bien qu'il soit contenu dans le crâne, le bulbe rachidien doit être étudié en même temps que la moelle dont il fait partie.

Moelle épinière. On désigne sous ce nom la partie rachidienne du centre nerveux; c'est une tige nerveuse, blanche, cylindroïde, symétrique, contenue dans le canal vertébral ou rachidien, qu'elle ne remplit pas complétement, et où la fixe de chaque côté le *ligament dentelé.* Elle se continue par le bulbe rachidien avec l'encéphale. Terminée en pointe à son extrémité inférieure, elle augmente rapidement de diamètre et forme le renflement lombaire, ainsi nommé de la région qu'il occupe; dans la partie dorsale, elle diminue de grosseur, puis augmente de nouveau en approchant du cou et présente le renflement cervical; enfin elle se resserre encore vers le milieu de la région cervicale pour se renfler une troisième fois à son extrémité supérieure, constituée par le bulbe rachidien.

En avant et en arrière, la moelle offre dans toute sa longueur une scissure ou *sillon médian*, qui la partagerait en deux moitiés distinctes, sans une lame de substance blanche, intermédiaire à la fois aux deux scissures et aux faisceaux médullaires de droite et de gauche. Cette lame, parsemée de trous destinés au passage des vaisseaux, est la *commissure perforée*.

Le sillon médian antérieur est recouvert en haut par l'entre-croisement de faisceaux nerveux qui vont obliquement d'une moitié à l'autre de la moelle, et dont nous parlerons tout à l'heure. Le sillon postérieur disparaît insensiblement, comme l'antérieur, vers l'extrémité inférieure de la moelle ; à l'extrémité supérieure et au point où commence le bulbe rachidien, il s'ouvre à angle aigu. Sa disposition rappelle celle d'un bec de plume à écrire, d'où le nom de *calamus scriptorius* donné à cette partie de la moelle allongée.

Chacune des moitiés de la moelle, séparée de l'autre par les sillons que nous venons d'indiquer, est composée de deux *cordons* ou *faisceaux ;* l'un, postérieur, donnant naissance aux racines postérieures des nerfs, l'autre, antérieur, d'où sortent les racines antérieures. Ces cordons font suite aux pyramides du bulbe rachidien.

Celui-ci présente, en avant, le sillon médian qui s'y continue au delà de l'entre-croisement dont nous venons de parler ; de chaque côté du sillon se voit une éminence oblongue, ce sont les *pyramides antérieures*, en dehors desquelles sont deux saillies plus marquées, les *olives* ou *corps olivaires ;* latéralement on remarque un enfoncement grisâtre où se termine la ligne d'origine des racines postérieures des nerfs spinaux, et en arrière duquel se dessine un faisceau de cordons distincts, le *corps restiforme*; enfin, en dehors des corps restiformes sont les *pyramides postérieures*, limitant de chaque côté le *calamus scriptorius*. Le cervelet, comme nous l'avons vu, recouvre la face postérieure du bulbe, auquel il est uni par les corps restiformes ou *pédoncules inférieurs* du cervelet, et qui contribue, par la cavité du *calamus scriptorius*, à former le quatrième ventricule.

Les pyramides antérieures se terminent, en bas, par l'entre-croisement de leurs faisceaux nerveux, et cet entre-croisement des pyramides peut être considéré comme la limite inférieure du bulbe rachidien. En haut et à leur base, les pyramides antérieures se rétrécissent et s'insèrent dans la protubérance annulaire par une sorte de collet ou d'étranglement.

Sur les côtés de la moelle épinière, les racines antérieures et postérieures des nerfs spinaux forment deux lignes parallèles. Ces racines émergent de la moelle, mais l'anatomie ne démontre pas que leurs fibres y remontent au delà de leur point d'origine et constituent par leur réunion les faisceaux médullaires. On n'est pas encore fixé sur le mode d'union des racines nerveuses et de la moelle; bornons-nous à dire que, d'après les recherches anatomiques, la moelle paraît contenir une somme de fibres supérieure à celle des nerfs qu'elle fournit.

Ainsi, la moelle épinière, par l'expansion de son renflement supérieur ou bulbe rachidien, forme l'isthme de l'encéphale, le noyau central du cerveau et celui du cervelet, dont les hémisphères cérébraux et cérébelleux ne sont que les développements terminaux.

Méninges. On nomme ainsi trois membranes superposées qui tapissent l'intérieur du crâne et du canal vertébral, enveloppent l'encéphale et la moelle et se prolongent dans leurs anfractuosités. Ces membranes sont la *dure-mère*, l'*arachnoïde* et la *pie-mère*. Le nom de *mère*, donné aux méninges externe et interne, paraît venir des Arabes, qui désigneraient ainsi l'enveloppe d'un corps quelconque.

La *dure-mère* est une membrane fibreuse et très-résistante, qui revêt les cavités du crâne et du rachis, adhérant fort peu aux parois du canal vertébral, beaucoup plus à la voûte du crâne et intimement à sa base. L'arachnoïde et la pie-mère s'interposent entre elle et le centre nerveux. Séparée de la moelle par un espace que remplit le liquide rachidien, la dure-mère s'applique, au contraire, sur l'encéphale, dont elle maintient en position certaines parties.

Sur la ligne médiane de la voûte crânienne la dure-mère circonscrit un canal prismatique, nommé le *sinus longitudinal supérieur*, qui fait les fonctions d'une grosse veine. Au-dessous de ce sinus elle forme un large repli ou cloison verticale, la *faux du cerveau*, qui, s'enfonçant dans la grande scissure, sépare les hémisphères cérébraux, et dont le bord inférieur contient le *sinus longitudinal inférieur*. Entre les lobes postérieurs du cerveau et le cervelet, la dure-mère couvre ce dernier organe d'une enveloppe, *tente du cervelet*, qui l'isole des lobes cérébraux ; de plus elle forme la *faux du cervelet*, qui s'élève de la base du crâne entre les hémisphères cérébelleux ; enfin elle se prolonge en dehors du crâne pour envelopper le nerf optique et fournir son périoste à la cavité de l'orbite.

Ces replis, ces cloisons formées par la dure-mère autour des organes encéphaliques et dans leurs intervalles, ont pour effet de maintenir en place les différentes parties, de prévenir leur collision dans les secousses imprimées au corps, et d'empêcher qu'elles ne pèsent l'une sur l'autre dans certaines positions ; ainsi, lorsqu'on est couché sur le côté, la faux du cerveau ne permet pas que l'un des hémisphères comprime l'autre de son poids. Une disposition non moins remarquable est celle des *sinus* de la dure-mère ; ce sont, comme nous l'avons dit, des canaux veineux aux parois inextensibles et dans lesquels la circulation a lieu facilement, sans que rien puisse la troubler ou la suspendre et sans que l'afflux du sang puisse comprimer le cerveau, comme cela aurait lieu si des veines à parois extensibles remplaçaient les sinus.

Arachnoïde. Ainsi nommée de sa ténuité extrême qui l'a fait comparer à une toile d'araignée, l'arachnoïde est une membrane séreuse qui tapisse, dans toute son étendue, la surface interne de la dure-mère. Comme les autres séreuses, elle représente un sac sans ouverture et dont les parois adossées sécrètent un liquide. Elle est très-adhérente par son feuillet externe à la dure-mère, sur laquelle elle se moule et qu'elle suit exactement dans son parcours ; son feuillet interne est uni à la pie-mère qui la sépare de la substance nerveuse sur beaucoup de points. Cette union est si intime qu'on a considéré l'arachnoïde comme n'existant réellement que là où elle se sépare distinctement de la pie-mère, au niveau de la scissure de Sylvius, des anfractuosités cérébrales, etc. En effet, l'arachnoïde ne s'enfonce pas dans les intervalles où ne pénètre pas la dure-mère, à l'étendue de laquelle elle est restreinte. On trouve sur ces points une lacune entre la séreuse et le centre nerveux qu'elle n'enveloppe qu'à distance, ce qui est marqué surtout pour la moelle épinière.

Toutes les cavités circonscrites par l'arachnoïde contiennent un liquide séreux, *liquide sous-arachnoïdien* ou *céphalo-rachidien*. Les ventricules cérébraux et cérébelleux renferment aussi, nous l'avons dit, une certaine quantité de sérosité. La destination de ce fluide paraît être surtout de protéger les organes contre le retentissement des chocs et des secousses. Le cerveau et la moelle, suspendus en quelque sorte dans l'arachnoïde, sont contenus le plus doucement possible par le liquide sous-arachnoïdien et par celui des ventricules, qui humectent les surfaces et ne permettent aucun frottement.

Pie-mère. On donne ce nom à celle des méninges qui enveloppe immédiatement le centre nerveux. C'est un réseau vasculaire d'une extrême finesse et qu'on peut regarder comme la membrane nourricière des organes encéphalo-rachidiens. Dans son tissu viennent se diviser à l'infini les artères qui se rendent au cerveau, et se réunir les radicules veineuses qui en partent. Elle suit exactement les circonvolutions cérébrales, pénètre dans les anfractuosités, dans les ventricules et revêt de même les lames du cervelet. Elle devient plus dense et comme fibreuse autour de la moelle, dont elle forme le névrilème ou l'enveloppe, ainsi qu'à l'origine des nerfs.

En résumé, le cerveau, le cervelet et la moelle épinière, enveloppés dans le crâne et le canal rachidien, de trois membranes superposées, sont réunis par un centre commun, l'isthme de l'encéphale.

Le cerveau et la moelle donnent naissance aux nerfs.

Nerfs. On nomme ainsi des cordons blancs ou grisâtres qui tiennent par une de leurs extrémités au centre nerveux encéphalo-rachidien et par l'autre se distribuent dans les organes. Les nerfs se composent de filets très-déliés, réunis, à leur sortie du centre nerveux, en faisceaux qu'on nomme *racines des nerfs ;* ces racines forment en s'unissant des troncs qui se ramifient et se perdent, pour ainsi dire, dans les tissus de l'organisme. Une gaîne de tissu cellulaire, appelée *névrilème*, *périnèvre*, enveloppe les nerfs et pénètre entre les *filets* constitués par la réunion des *tubes nerveux* dont nous avons parlé en étudiant les tissus. Les ramifications des nerfs s'unissent entre elles et semblent se confondre en formant, sur plusieurs points, des lacis très-compliqués qu'on a nommés *plexus*, mais c'est par leur névrilème seulement qu'elles se soudent ainsi. Un filet nerveux proprement dit ne se confond jamais avec un autre, il va sans s'interrompre et toujours distinct, au milieu du réseau le plus inextricable, du centre nerveux à l'organe qu'il dessert. C'est par analogie avec l'anastomose, c'est-à-dire l'abouchement des vaisseaux, qu'on a parlé de l'anastomose des nerfs, et nous verrons plus loin que si la communication des vaisseaux entre eux est une condition essentielle de la circulation, la distinction et l'isolement absolu des nerfs dans leurs ramuscules les plus ténus n'est pas moins nécessaire à l'intégrité des fonctions nerveuses.

On peut donc comparer l'union par adossement des nerfs dans leur trajet à celle de fils électriques réunis en faisceau, mais toujours distincts grâce à leur enveloppe isolante ; l'enveloppe isolante des nerfs, c'est le névrilème.

Dans ces derniers temps, M. Sappey a décrit, sous le nom de nerfs des nerfs (*nervi nervorum*), des filets nerveux qui se rendent au névrilème et sont pour les nerfs eux-mêmes ce que les nerfs sont pour l'organisme entier.

On distingue deux ordres de nerfs ; les uns, sous l'impulsion de la volonté, transmettent aux organes le mouvement : ce sont les *nerfs de la vie animale* ou *de relation ;* les autres président aux fonctions qui s'accomplissent dans les viscères sans que nous en ayons conscience et sans que la volonté y prenne part : ce sont les *nerfs de la vie organique*. Les premiers, *nerfs crâniens* ou *rachidiens*, partent directement du centre nerveux, ils sont blancs et d'une texture généralement assez résistante ; les seconds, *nerfs ganglionnaires* ou *viscéraux*, bien que rattachés au centre nerveux par des connexions, forment un système à part que l'on nomme le *grand sympathique ;* ils sont, pour la plupart, mous et de couleur grisâtre.

Nerfs crâniens et rachidiens. Tous sont disposés deux à deux et forment une série de *paires* au nombre de 40, dont 9 paires crâniennes ou cérébrales, et 31 paires spinales ou rachidiennes.

Les nerfs crâniens sont classés comme il suit :

1re paire : *nerf olfactif*, qui se ramifie dans l'organe de l'odorat.

2e paire : *nerf optique ;* c'est le nerf qui préside à la vision ; son expansion terminale forme la rétine.

3e paire : *nerf moteur oculaire commun ;* il se distribue à la plupart des muscles qui donnent le mouvement au globe de l'œil.

4e paire : *nerf pathétique*, ainsi nommé parce qu'il donne le mouvement au muscle grand oblique, dont l'action sur le globe oculaire est un des éléments principaux de l'expression du visage.

5e paire : *nerf trijumeau* ou *trifacial*, formant de chaque côté les trois nerfs *ophthalmique*, *maxillaire supérieur* et *maxillaire inférieur ;* il se distribue à la face et aux organes qui la constituent.

6e paire : *nerf moteur oculaire externe ;* il va dans chaque orbite au muscle droit externe de l'œil.

7e paire, divisée en portion dure ou *nerf facial*, qui se rend à la face, et portion molle ou *nerf auditif*, qui dessert l'oreille interne.

8e paire, divisée en trois branches : 1° *nerf glosso-pharyngien ;* c'est le nerf du goût, il se rend à la langue et au pharynx en fournissant des rameaux à plusieurs muscles du cou, aux amygdales, etc. ; 2° *nerf pneumo-gastrique*, donnant des rameaux à la région cervicale, au pharynx, au larynx, aux poumons et à l'estomac ; 3° *nerf spinal* ou *accessoire de Willis*, qui envoie des rameaux à plusieurs muscles du cou, au pharynx et au larynx.

9e paire : *nerf grand hypoglosse*, qui donne le mouvement à la langue.

Les *nerfs rachidiens* forment 8 paires cervicales, 12 paires dorsales, 5 paires lombaires et 6 paires sacrées. Tous naissent de la moelle par deux faisceaux de *racines*, dites les unes *antérieures*, les autres *postérieures*, suivant la partie de la moelle d'où elles émergent. Ces racines, enveloppées d'une gaîne membraneuse, se réunissent pour former le tronc nerveux à une distance plus ou moins grande de leur point d'origine, suivant la région dont elles procèdent. Celles des nerfs lombaires et sacrés constituent, dans la partie inférieure du canal rachidien, un faisceau de cordons indépendants, auquel sa disposition a fait donner le nom de *queue de cheval*.

Au niveau des trous de conjugaison, par où les nerfs sortent du canal rachidien, les racines postérieures présentent, de chaque côté, un ganglion auquel s'unissent les racines antérieures et d'où le nerf se distribue à l'organisme par trois ordres de *branches spinales*, *antérieures*, *postérieures* et *ganglionnaires*, celles-ci destinées au grand sympathique.

Les quatre premières paires de nerfs cervicaux forment par l'adossement de leurs branches le *plexus cervical*, dont les ramifications se distribuent aux régions superficielle et profonde du cou, à l'extérieur de la tête, à l'épaule et à la partie supérieure du dos.

Les quatre dernières paires cervicales constituent le *plexus brachial* qui, après avoir fourni de nombreux rameaux à l'épaule et au dos, se distribue au bras par les nerfs *brachial cutané*, *musculo-cutané*, *médian*, *cubital* et *radial*.

Les douze paires de nerfs dorsaux ou intercostaux, ainsi que les cinq paires lombaires, se ramifient dans les parois du thorax et de l'abdomen, et dans les muscles du dos et des lombes. Le *plexus lombaire* fournit, entre autres branches principales, le *nerf crural*, qui forme en se ramifiant le nerf *musculo-cutané* crural, les *nerfs saphènes interne* et *externe*, etc.

Les six paires de nerfs sacrés se distribuent au bassin et aux membres inférieurs. Les quatre premières forment avec la dernière paire lombaire le *plexus sacré*, dont la principale branche terminale est le *nerf sciatique*. Ce nerf, le plus gros du corps, descend à la partie postérieure de la cuisse, aux muscles de laquelle il donne plusieurs rameaux ; un peu au-dessus du genou, il se divise en deux troncs : les *nerfs poplités interne* ou *tibial*, et *externe* ou *péronier*, qui se distribuent par de nombreuses ramifications aux muscles de la jambe et du pied.

Grand sympathique. L'appareil nerveux qu'on désigne sous ce nom consiste en un double cordon placé de chaque côté de la colonne vertébrale, le long du cou et à l'intérieur des cavités thoracique et abdominale. C'est, comme nous l'avons dit, le système nerveux de la vie organique, végétative ou nutritive. Étendu de la première vertèbre cervicale à la dernière vertèbre du sacrum, le grand sympathique se renfle au niveau de chaque vertèbre en formant des ganglions nerveux qui communiquent, par des filets externes, avec toutes les paires crâniennes ou rachidiennes et constituent, par leurs filets internes, tous les nerfs viscéraux. Ce chapelet de ganglions a fait donner au grand sympathique le nom de système nerveux ganglionnaire.

Le grand sympathique forme les plexus *pharyngien*, *cardiaque*, *solaire* ou *cœliaque* et *hypogastrique*. Ce sont les centres nerveux de la vie organique.

Les nerfs émanant du grand sympathique entourent

comme d'une gaîne les artères et pénètrent avec elles dans les organes. Parmi ces nerfs, les uns sont, comme nous l'avons dit, mous et grisâtres, les autres sont blancs et fermes.

Fonctions du système nerveux. Le système nerveux est le siége de l'intelligence, des facultés sensoriales et de la motricité ; il est le centre d'action de l'organisme et préside à tous les phénomènes dont l'ensemble constitue la vie. Ses parties rachidienne et périphérique, la moelle et les nerfs, ne prennent part qu'aux fonctions de la sensibilité, du mouvement et de la vie organique ; l'encéphale concourt à la fois aux fonctions matérielles et intellectuelles.

On est parvenu à distinguer, dans les nerfs et la moelle, les appareils spéciaux à la sensibilité de ceux qui président au mouvement. Mais on ne possède encore que des notions très-limitées et, pour la plupart, hypothétiques sur les fonctions spéciales des diverses parties de l'encéphale. La physiologie comparée montre que ces parties sont les unes sensibles et excitables, les autres insensibles et inexcitables par les agents extérieurs. Les premières, bulbe, protubérance, tubercules quadrijumeaux, sont les plus rapprochées de la moelle, et l'anatomie peut y suivre les faisceaux médullaires doués de sensibilité ; mais plus loin ces mêmes faisceaux deviennent insensibles dans le cerveau, le cervelet, les couches optiques, etc. Il semble qu'après avoir transmis l'impression extérieure, ils changent de nature en devenant partie intégrante de l'organe où la sensation est produite et soumise à l'appréciation de l'intelligence. L'embarras n'est pas moindre si l'on cherche à spécifier les parties de l'encéphale qui président au mouvement. Quant au siége des facultés intellectuelles, on ne peut douter qu'il soit placé dans l'encéphale. On sait que les facultés se développent en même temps que le cerveau, mais la science ne possède aucune donnée précise sur le rôle que jouent dans l'élaboration de la pensée les différents organes contenus dans la cavité crânienne.

Le système nerveux, qui donne à tout le corps le mouvement et la sensibilité, est lui-même sous la dépendance absolue de la circulation. Il détermine et règle sa marche en excitant les mouvements du cœur, mais il faut qu'il soit à son tour excité par l'afflux du sang que lui apportent les artères, et, de même que le cœur ralentit ou cesse ses mouvements sous l'influence de certaines impressions, les fonctions du cerveau, de la moelle et des nerfs sont inévitablement suspendues quand le sang ne vient pas éveiller la force nerveuse. Tout obstacle au cours du sang détermine la paralysie plus ou moins complète des parties situées au delà de l'obstacle, et, dès que le liquide nourricier s'arrête ou se ralentit dans sa marche vers le cerveau, on voit survenir la syncope, c'est-à-dire, l'arrêt ou le ralentissement des fonctions de l'encéphale.

En décrivant sommairement le système nerveux, nous avons cru devoir procéder du centre à la périphérie ; l'ordre inverse nous semble préférable à suivre dans l'exposé des fonctions nerveuses.

Fonctions des nerfs rachidiens sensitifs et moteurs. La sensibilité peut s'éteindre dans une partie du corps sans que le mouvement y soit aboli et, réciproquement, un membre peut perdre la faculté de se mouvoir et rester sensible aux agents extérieurs. Cette indépendance du mouvement et du sentiment avait révélé aux physiologistes de l'antiquité l'existence de deux ordres de nerfs, les uns sensitifs, les autres moteurs. Boerhaave et d'autres anatomistes modernes accueillirent cette doctrine, sur laquelle Lamarck émit des vues théoriques très-rapprochées de la vérité. Charles Bell fut conduit, dès 1811, par des expériences sur les animaux, à reconnaître que les racines antérieures et les racines postérieures des nerfs rachidiens avaient des fonctions différentes ; mais il se trompa, dans la déterminaison de ces fonctions, en considérant les racines antérieures comme chargées de transmettre à la fois le mouvement et la sensibilité, tandis que les racines postérieures transmettaient une soi-disant influence vitale ou organique particulière, suivant Bell, au cervelet. Enfin, Magendie, le premier, en 1822, découvrit et fit voir que les racines antérieures étaient motrices, et les racines postérieures sensibles.

Ainsi, les faisceaux antérieurs de la moelle et les racines antérieures des nerfs qui en procèdent sont insensibles et déterminent la contraction musculaire. Les faisceaux postérieurs de la moelle et les racines postérieures des nerfs sont étrangers au mouvement et sensibles. Chacun des nerfs rachidiens formé par l'union des racines antérieures et postérieures comprend des filets moteurs et des filets sensitifs juxtaposés dans le tronc nerveux et dans ses ramifications. Il suit de là que ces nerfs ou leur subdivision sont *mixtes*, c'est-à-dire, sensitifs et moteurs à la fois, dans l'ensemble du faisceau qu'ils représentent. Ils sont sensibles à l'irritation mécanique, ils excitent la contraction musculaire sous l'influence du galvanisme, car l'un et l'autre de ces agents rencontre dans le nerf des filets soumis à sa puissance. Ces filets, considérés isolément, vont du centre à la périphérie sans se diviser ni n'anastomoser, dans le sens exact du mot : car ce qu'on nomme anastomose dans les nerfs est une simple juxtaposition, un adossement sans échange de leur substance propre, sans fusion intime.

C'est à la continuité des filets nerveux et à leur indépendance qu'est due la netteté des sensations tactiles et la précision des mouvements. On comprend, en effet, que si deux filets sensitifs s'unissaient dans leur substance propre, les impressions perçues par eux au delà du point d'union se confondraient et ne seraient pas rapportées par le cerveau à des points distints. Si, par exemple, deux filets se rendant aux doigts indicateur et médius étaient unis intimement et non pas seulement juxtaposés sur un point quelconque de leur parcours entre l'extrémité des doigts et le centre nerveux, ils apporteraient au cerveau une seule et même sensation de contact pour l'indicateur et pour le médius, d'où l'impossibilité de distinguer sur quel doigt aurait lieu l'impression tactile. Il en serait de même pour deux filets d'un nerf moteur se rendant à ces mêmes doigts et qui, s'ils étaient unis intimement et non isolés dans leur substance propre, transmettraient le mouvement aux deux doigts sans distinction et ne permettraient pas au cerveau de mouvoir expressément l'un ou l'autre.

Chez les personnes qui ont été amputées, il se produit ommunément un phénomène qui s'explique par l'existence dans les nerfs, dès leur origine, de tous les filets qui se rendent à la périphérie. L'homme qui a perdu la jambe ou le bras ressent des douleurs qu'il rapporte non pas au moignon qui lui reste, mais au pied ou à la main qu'il n'a plus. Ce sont les filets nerveux, primitivement destinés à ces parties, qui sont le siége de la douleur et qui la transmettent comme venant de l'organe auquel ils donnaient précédemment la sensibilité. De même, quand un lambeau de la peau du front a été transplanté sur le nez par l'autoplastie, le malade, si l'on touche son nez, ressent au front l'impression tactile.

Nous verrons, en parlant des sens, que les impressions tactiles peuvent être distinctes, à la pulpe des doigts, avec un intervalle d'un demi-millimètre, ce qui suppose deux filets nerveux séparés par cet intervalle et se rendant directement au cerveau ; mais on se tromperait, si l'on appréciait par ce moyen le nombre des subdivisions nerveuses, car chaque point de la peau est sensible au contact. C'est donc par des ramuscules innombrables, mais comprenant tous au moins un filet nerveux, que les nerfs se terminent dans nos organes : ceux du mouvement pour exciter les contractions du tissu musculaire, ceux du sentiment pour recevoir et transmettre les impressions.

Fonctions des nerfs crâniens. De même que les nerfs rachidiens, ceux qui naissent dans le crâne peuvent être distingués en nerfs moteurs et nerfs sensitifs. Parmi ces derniers, les uns sont doués d'une sensibilité spéciale, comme l'olfactif, l'optique, l'auditif, les autres transmettent la sensibilité générale. Plusieurs nerfs crâniens comprennent des filets d'ordres différents et sont formés par la réunion des nerfs affectés à la sensibilité générale, à la sensibilité spéciale ou au mouvement. Comme les nerfs rachidiens, après l'union de leurs racines, ils constituent des cordons mixtes dans leurs fonctions d'ensemble, mais distincts dans celles de leurs filets isolés. L'analogie avec les nerfs rachidiens est complétée par les branches qui vont des nerfs crâniens sensitifs au grand sympathique et par les fibres grises que l'on observe près de l'origine des nerfs crâniens comme aux racines postérieures des nerfs rachidiens. Quant aux nerfs moteurs, ils émergent, dans le crâne, du prolongement des faisceaux antérieurs de la moelle, origine des nerfs moteurs rachidiens.

Fonctions de la moelle épinière. Nous avons vu précédemment que les faisceaux antérieurs de la moelle étaient insensibles et transmettaient la motricité aux racines antérieures des nerfs, tandis que les faisceaux postérieurs étaient affectés à la sensibilité comme les nerfs qui en émergent. Ces propriétés des faisceaux médullaires, longtemps controversées, ont été démontrées par les expériences de Longet. La moelle transmet aux nerfs du tronc et des membres le principe des mouvements volontaires et respiratoires. Elle agit en outre comme foyer d'innervation dans les mouvements du cœur et dans la circulation, dans les phénomènes de la nutrition et des sécrétions diverses; enfin, elle paraît n'avoir sur la production et l'entretien de la chaleur animale qu'une influence médiate. Quand une lésion quelconque affecte une des moitiés latérales de la moelle, c'est dans le côté correspondant du corps que le mouvement et la sensibilité sont altérés ou abolis; la moelle a donc une *action directe* sur les organes auxquels elle envoie des nerfs et non une *action croisée* comme celle de l'encéphale.

Fonctions de l'encéphale. Bulbe rachidien. Le bulbe est le foyer central et l'organe régulateur des mouvements respiratoires.. C'est dans un point restreint de ce renflement de la moelle, vers l'origine de la huitième paire, que Flourens a démontré le siége de l'organe qu'il nomme *premier moteur* du mécanisme respiratoire ou *nœud vital*. Cet organe, suivant Longet, ne comprend pas toute l'épaisseur du bulbe, mais seulement un faisceau composé de substance grise et intermédiaire aux corps pyramidal et restiforme.

Le bulbe transmet, de la moelle au cerveau, les impressions, et, du cerveau à la moelle, l'impulsion de la volonté ; ses parties antérieures et postérieures sont le prolongement des faisceaux médullaires correspondants, on doit donc penser qu'ils en continuent les fonctions comme la substance et que le bulbe est affecté, par sa région antérieure, au mouvement, par sa région postérieure, à la sensibilité. En effet, les nerfs qui partent de la première sont tous sensitifs, ceux de la seconde sont moteurs. Les faisceaux antérieurs du bulbe entre-croisent leurs fibres, d'où résulte une action croisée sur les nerfs moteurs auxquels ils donnent origine ; les faisceaux postérieurs, au contraire, ne s'entre-croisent pas, et leur action est directe.

Protubérance annulaire. Le principe des mouvements de la locomotion émane spécialement, suivant Longet, de la protubérance. Cette partie de l'encéphale a sur le mouvement une action croisée. Elle est pour les sensations tactiles un centre de perceptivité, mais rien n'autorise à croire qu'elle puisse apprécier les sensations à elle seule et sans l'aide des lobes cérébraux.

Pédoncules cérébelleux et cerébraux. Cet organes, qui unissent le cerveau et le cervelet à l'isthme de l'encéphale et à la moelle, semblent être uniquement des moyens de transmission du mouvement et de la sensibilité. La lésion d'un des pédoncules cérébelleux moyens détermine le tournoiement du corps sur son axe, phénomène diversement expliqué par les auteurs.

Tubercules quadrijumeaux. Ils prennent une part essentielle à la vision soit en déterminant les contractions de l'iris, soit en contribuant à la perception des sensations visuelles.

Glande pinéale. L'hypothèse de Descartes a popularisé, pour ainsi dire, cet organe, dont les fonctions ne sont pas connues. L'illustre philosophe considérait la glande pinéale « comme la source d'où les parties du sang les plus subtiles, les esprits, coulaient de tous côtés dans le cerveau et se dirigeaient vers un point quelconque, suivant que la glande s'inclinait dans un sens ou dans l'autre. » On a parodié l'idée de Descartes en faisant asseoir sur la glande pinéale l'âme, qui de là dirigeait les impulsions du cerveau par deux prolongements nerveux appelés *rênes de l'esprit* (*habenæ animi*).

Couches optiques. Malgré le nom qu'on lui donne, cette région de l'encéphale ne semble pas avoir sur la vue d'action appréciable. En revanche, elle agit sur les mouvements volontaires et de telle sorte, que l'influence de sa moitié droite se fait sentir à gauche et *vice versa*; c'est ce qu'on nomme l'*action croisée*, qui tient, comme nous l'avons dit, à l'entre-croisement des fibres cérébrales. Les couches optiques ne paraissent pas avoir une action spéciale sur les mouvements des membres supérieurs, comme l'avaient pensé plusieurs physiologistes.

Nous croyons inutile d'énumérer d'autres parties de l'encéphale, dont les fonctions sont douteuses ou tout à fait inconnues.

Cerveau. L'observation a permis aux physiologistes de distinguer dans la moelle épinière, dans les nerfs rachidiens et même dans ceux du crâne, les parties sensitives et les parties motrices; on peut admettre, d'après les données expérimentales de l'anatomie comparée, que certaines régions de l'encéphale sont douées de sensibilité, tandis que d'autres sont insensibles; mais on n'a pu, jusqu'à présent, reconnaître dans la masse encéphalique les organes centraux qui président au sentiment et au mouvement. Rien n'autorise d'ailleurs à penser que les parties insensibles du cerveau n'ont aucune part aux fonctions motrices ou sensitives, et l'on ne saurait, à plus forte raison, préciser dans l'encéphale le siége de l'intelligence. On voit les facultés intellectuelles se développer chez l'enfant, en même temps que le cerveau; on sait que ces facultés demeurent incomplètes ou sont altérées quand l'évolution normale de l'organe est suspendue, quand certaines lésions s'y produisent; mais ces données, incontestables en principe, n'ont rien d'absolu dans l'application. Une blessure peut atteindre le cerveau et même en détruire une partie, sans que les facultés intellectuelles soient altérées sensiblement; un homme de génie peut avoir le cerveau mal développé, témoin Bichat, dont les lobes cérébraux n'étaient pas d'un volume égal. D'autre part, on voit l'intelligence se voiler sous l'influence de l'alcool, de certaines substances vénéneuses ou d'un accès de fièvre, sans qu'il reste dans l'encéphale aucune trace de ce trouble passager; le sommeil produit un effet analogue, et les rêves ne sont, en général, qu'une suite d'idées fausses, une véritable folie qui cesse au réveil. Enfin, chez les aliénés, bien souvent la science ne peut constater que leur infortune, dont rien, dans le cerveau, ne permet de soupçonner la cause organique. C'est donc avec réserve que la physiologie s'exprime à l'égard des fonctions cérébrales, et la plupart des propositions qu'elle émet sont un objet de discussion et d'incertitude.

Les lobes cérébraux ne paraissent pas essentiellement nécessaires à la perception des impressions sensitives générales ou spéciales. Ainsi, l'observation pathologique établit que la vue peut être également bonne des deux yeux, quoiqu'un hémisphère cérébral soit atrophié ou qu'il ait subi, par suite de blessures, une grande perte de substance. C'est, au contraire, dans les lobes exclusivement que se fait l'appréciation des sensations et que se forment les idées qu'elles suscitent. C'est aussi des hémisphères qu'émane l'incitation d'où résultent les mouvements volontaires. Plusieurs physiologistes ont placé dans la substance grise, d'autres dans la substance blanche, l'origine de ces mouvements. Quel que soit le siége du principe moteur, on reconnaît que le cerveau exerce sur les muscles une action croisée; l'hémisphère gauche détermine les mouvements du côté droit, l'hémisphère droit ceux du côté gauche. Dans quelques cas, cependant, l'action est directe, ce qu'on explique par l'insuffisance exceptionnelle d'entre-croisement des fibres cérébrales. On a cherché vainement à localiser les mouvements dans le cerveau ; le désaccord des physiologistes sur ce point ne permet pas de considérer la question comme résolue.

La plupart des auteurs placent dans les lobes cérébraux le siége des facultés intellectuelles. Chez les animaux supérieurs, le développement plus complet du cerveau proprement dit coïncide, en effet, avec une intelligence plus grande, et les proportions du cerveau de l'homme s'accordent avec son intelligence pour mettre un intervalle immense entre lui et les animaux les mieux doués sous ce rapport. Enfin, l'encéphale des idiots est caractérisé surtout par l'atrophie des lobes cérébraux, de leurs circonvolutions et de la substance grise ou corticale. Plusieurs auteurs se sont fondés sur l'observation répétée de ce dernier fait pour placer dans la substance grise le siége de l'intelligence.

Nous avons dit, en parlant du crâne, que Gall et son école ont localisé dans les lobes antérieurs du cerveau les facultés intellectuelles, dans les lobes moyens les qualités morales ou les tendances de l'esprit, et dans les lobes postérieurs les facultés animales ou les penchants instinctifs. Cette doctrine semble la conséquence rationnelle de celle qui reconnaît une partie de l'encéphale comme spécialement affectée aux fonctions de l'intelligence ; mais si l'on admet l'existence possible dans le cerveau d'appareils distincts et multiples, en rapport avec les phénomènes psychiques, c'est uniquement par hypothèse et sans pouvoir en fournir aucune preuve.

On objecte avec raison à la théorie phrénologique le groupement des facultés dans les parties du cerveau qui correspondent à la voûte du crâne, exclusivement à celles qui reposent sur sa base ; l'anatomie pathologique ne s'accorde pas d'ailleurs avec l'hypothèse de Gall et l'anatomie comparée ne permet pas de l'admettre.

Cervelet. Parmi les fonctions diverses que les physiologistes ont attribuées au cervelet, une seule a été généralement admise dans ces derniers temps, c'est la coordination des mouvements. Les nombreuses expériences de Flourens, confirmées par celle de MM. Bouillaud et Longet, semblaient prouver que la lésion ou l'absence du cervelet causent dans les mouvements un trouble analogue à celui de l'ivresse et que cet organe est, en effet, le régulateur des mouvements. Cependant l'anatomie pathologique ne s'accordait pas à cet égard avec les expériences faites sur les animaux. On avait vu l'absence congénitale du cervelet coïncider avec l'intégrité des fonctions et notamment de la locomotion. On possédait un grand nombre d'observations recueillies surtout par M. Andral et constatant que le cervelet peut être malade sans que les mouvements cessent d'être coordonnés. Les travaux récents de M. Duchenne (de Boulogne) sont venus contredire encore la théorie de Flourens, et l'on sait aujourd'hui que le plus grand désordre peut exister dans les mouvements sans que le cervelet présente aucune lésion appréciable.

Fonction du grand sympathique. L'appareil nerveux de ce nom est formé, comme on sait, de filets sensitifs et de filets moteurs provenant des nerfs crâniens ou des racines des nerfs rachidiens. C'est dire que ses ramifications sont à la fois sensibles et motrices. Les mouvements excités par le grand sympathique ne sont pas soumis à l'empire de la volonté. Le principe moteur qui émane de cet appareil diffère encore de celui qui détermine les mouvements volontaires. en ce que sa transmission est moins rapide. Des expériences faites sur les animaux prouvent aussi que les ganglions et les ramifications du grand sympathique fonctionnent encore quelque temps, après qu'ils ont cessé d'être en communication avec le centre nerveux. Les mouvements qu'ils déterminent s'exécutent alors sous l'influence de la force nerveuse préexistante et comme emmagasinée dans leur masse. Le grand sympathique donne le mouvement et la sensibilité aux appareils de la vie organique ; il préside aux fonctions nutritives, à la circulation, aux sécrétions, etc.

Pouvoir réflexe. Outre les mouvements volontaires qui ont lieu à la suite de la transmission des impressions par les nerfs sensitifs et de la sensation perçue, il s'en produit d'autres auxquels la volonté n'a point de part, et qui résultent de l'incitation immédiatement réfléchie sur les nerfs moteurs, sans qu'une sensation ait lieu nécessairement ou, du moins, sans que nous en ayons conscience. On nomme ces derniers *mouvements réflexes*, et la force qui les détermine, considérée comme spéciale au centre nerveux, est dite *pouvoir réflexe* ou *faculté excito-motrice*.

Plusieurs physiologistes considèrent comme se rattachant à l'action réflexe les phénomènes que l'on a désignés sous le nom de *sensibilité récurrente* et sur l'origine desquels les auteurs ne sont pas d'accord.

Enfin, c'est encore une action réflexe qui donne lieu aux *sympathies*, c'est-à-dire à l'action particulière que certains organes exercent sur d'autres. Telles sont la sensation d'agacement des dents par le grincement du métal sur la pierre ou sur le verre, l'éternument provoqué par le chatouillement de la membrane pituitaire ou par le tabac en poudre, etc. (Voy. *Mouvements*, page 73.)

Force nerveuse. La transmission presque instantanée de la sensibilité et de l'impulsion motrice dans les différentes parties du système nerveux est un des mystères de l'organisme. On a comparé cet ordre de phénomènes à ceux qui se produisent dans la nature sous l'influence de l'électricité ou du magnétisme, et l'on s'est demandé si le système nerveux n'était pas sous la dépendance d'un fluide impondérable produit dans sa substance ou puisé à la même source que tous les éléments de la matière animée. On a nommé fluide nerveux, force nerveuse, principe actif des nerfs, cet agent dont l'existence hypothétique permettait d'expliquer les fonctions nerveuses, comme on explique l'action de la pile électrique ou les mouvements de l'aiguille aimantée. La découverte admirable de Galvani sembla prouver l'analogie, sinon l'identité de l'électricité et du fluide nerveux. Naturalistes et physiciens s'efforcèrent d'établir, à l'aide de l'expérience, que l'électricité se développait dans les centres nerveux et circulait dans les nerfs. Mais jusqu'à présent, les instruments les plus délicats, entre les mains des observateurs les plus habiles, n'ont pu déceler dans les nerfs le moindre courant électrique, et rien n'autorise à considérer comme identiques la force nerveuse et l'électricité. Doit-on penser que ces deux forces sont du moins analogues? L'une et l'autre peuvent être développées par le frottement, par les combinaisons chimiques, par la chaleur, etc.; toutes deux sont transmises rapidement; toutes deux ont pour effet l'élévation de la température, la décomposition ou la recomposition de certains produits. Mais il paraît certain que la transmission de la motricité se fait dans les nerfs avec une vitesse beaucoup moins grande que celle du fluide électrique, le système nerveux ne contribue d'ailleurs que médiatement à produire la chaleur animale, et rien ne rappelle ici le fait d'un courant échauffant un fil métallique. Enfin, c'est uniquement par hypothèse que l'on voit la force nerveuse agir sur les opérations chimiques de la vie, autrement qu'en donnant l'activité aux organes affectés à ces opérations. Il faut cependant reconnaître une certaine analogie entre les phénomènes nerveux et les phénomènes électriques. De nouvelles recherches éclairciront sans doute cette question ardemment étudiée et qui, peut-être, serait déjà résolue, si l'on pouvait assimiler les réactions des corps inertes aux transformations de la matière organisée, et les phénomènes purement physiques à ceux dans lesquels intervient la vie.

De la mémoire. Les Grecs avaient fait de *Mnémosyne* la mère des Muses, et pour nous, sous une forme moins poétique, la mémoire est le lien nécessaire des facultés intellectuelles.

Les sens nous révèlent le monde extérieur, l'intelligence apprécie les sensations et, s'élevant des notions matérielles aux conceptions abstraites, embrasse tout ce qu'il est donné à l'homme d'apprendre et de savoir; mais c'est la mémoire qui lui permet d'enregistrer, comme dans un répertoire, les faits et les données, aliment de l'esprit, de comparer et de juger, d'exprimer sa pensée par le langage, et de participer à la pensée des autres hommes. Sans la mémoire, l'homme ne connaîtrait ni les liens du sang, ni l'amitié, ni la reconnaissance; le passé n'existant pas pour lui, sa vie n'embrasserait que le moment présent, et s'écoulerait comme les premiers instants qui suivent la naissance. Dénué de toute expérience, poussé par d'aveugles instincts, complétement isolé dans la création, il ne saurait exister avec des organes qui lui rendent nécessaire tout ce dont il serait dépourvu. On ne peut donc concevoir l'espèce humaine sans la mémoire, et, pour trouver une organisation privée de cette faculté, il faut descendre aux derniers degrés de l'échelle animale.

La mémoire est comme un être mixte tenant à la fois du corps et de l'intelligence; elle est un reflet, une image de nous-mêmes, puisqu'elle nous reporte à tous les instants qui ont marqué dans notre vie. Historien à la fois véridique et passionné des faits qu'elle nous retrace, elle semble ajouter à notre existence les heures écoulées; mais, en rapprochant les époques, elle nous fait rudement sentir la marche du temps, soit que le bonheur nous ramène aux jours heureux, soit qu'avec cette douleur dont parle le poëte, nous nous les rappelions dans l'infortune. Elle se présente à nous sous les traits de tous ceux qui ont été mêlés à notre existence; elle nous offre un portrait isolé ou le tableau d'une foule immense; un objet minime, une plante, un rocher, ou les plus vaste scènes de la nature; un mot ou l'œuvre entière d'un écrivain; un fait ou l'histoire d'un peuple. Mémoire des sens ou de l'intelligence, elle nous reporte en un instant aux impressions les plus vives, aux conceptions les plus abstraites. Qu'elle emprunte la forme des sensations ou celle de la pensée, elle nous fait traverser le temps ou l'espace avec une vitesse dont rien ne peut donner idée dans l'ordre matériel, et l'on pourrait dire que l'espace et le temps n'existent pas pour la mémoire, si elle ne réveillait, en les franchissant, la notion de l'un et de l'autre.

Obéissant à l'ordre de la volonté, la mémoire retrace l'ensemble et les détails d'une doctrine scientifique, la controverse la plus ardue et la plus délicate dans ses distinctions, la série des systèmes philosophiques, en un mot tout ce que la science ou l'érudition la plus profonde ont pu classer dans l'esprit.

On trouve cités partout des exemples de mémoire extraordinaires, et l'antiquité nous en a légué un grand nombre. Mithridate, qui parlait vingt-deux langues ou dialectes, suivant Aulu-Gelle, et quarante, suivant Pline; Scipion l'Asiatique, qui connaissait par leur nom la plupart de ses légionnaires; J. César, Hortensius, Lucullus, Adrien et beaucoup d'autres prouvent qu'une vaste mémoire n'exclut pas un esprit supérieur. Pic de la Mirandole en fut un nouvel exemple au quinzième siècle, aussi bien que Leibnitz et Haller au dix-huitième. Ce dernier cite un Allemand nommé Müller, qui parlait vingt langues, et, de nos jours, le cardinal Mezzofanti, qui en parlait près de cinquante, sans compter les dialectes, conversait avec les élèves du collége de la Propagande, venus de tous les points du globe.

On raconte aussi que Scaliger apprit Homère par cœur en vingt et un jours, et les autres poëtes grecs en quatre mois; Magliabecchi pouvait dicter, à ce qu'on assure, des livres entiers après les avoir lus une fois; et, si quelques-uns de ces exemples d'une mémoire prodigieuse ne sont pas avérés, ils sont du moins rendus très-vraisemblables par ceux que l'on ne peut contester.

C'était encore une mémoire extraordinaire qui permettait au jeune Mangiamele, berger sicilien, de calculer de tête, avec une telle rapidité que les membres de l'Académie des sciences avaient peine à le suivre en s'aidant des procédés les plus expéditifs. Mais l'intelligence fort ordinaire de ce jeune homme prouvait que, chez lui, la mémoire était une faculté sans proportion avec les autres, et c'est ce qu'on a souvent observé, surtout chez les enfants.

La mémoire est quelquefois éveillée par une sensation qui nous reporte au temps et au lieu où elle s'est déjà produite. Cette *mémoire des sens* agit sur nous avec une puissance extraordinaire, et c'est un des moyens les plus sûrs que les écrivains possèdent de parler au cœur humain. Énée pleure en voyant sur les murs de Carthage une peinture qui lui retrace les malheurs de sa patrie : *En Priamus* : Voilà Priam, dit-il en s'adressant à ses compagnons d'exil. Andromaque arrose de ses larmes le tertre de gazon consacré par elle à la mémoire d'Hector, sur le bord d'un faux Simoïs, et l'accent florentin de Dante fait oublier au gibelin Farinata les tortures de l'enfer.

Autrefois, dans les troupes suisses au service de la France, il était interdit aux musiciens, sous des peines sévères, de jouer leurs airs nationaux, et surtout le *Ranz des vaches*, qui faisait déserter les soldats ou les frappait de nostalgie. — L'odorat et le goût n'éveillent pas moins vivement le souvenir, même après de longues années.

On a cherché vainement quel était, dans le cerveau, le siége de la mémoire. Gall et plusieurs autres physiologistes l'ont placé dans les lobes antérieurs, et l'école phrénologique assigne des circonscriptions distinctes à la mémoire des mots, des lieux des personnes, des nombres, etc. L'observation ne justifie pas cette localisation, qui n'est pas plus motivée pour la mémoire que pour les autres facultés. C'est même une de celles qui ont fait objecter à la doctrine de Gall l'impossibilité d'attribuer au cerveau les saillies qui tiennent uniquement aux dimensions des sinus frontaux. Il est à remarquer aussi que, contrairement à l'opinion des phrénologistes, les yeux plus ou moins saillants, c'est-à-dire les orbites plus ou moins profondes, ne sont point en rapport avec le développement de la mémoire. C'est avec plus de raison que l'on a signalé dans la mémoire une aptitude particulière à retenir les mots, les faits, les nombres, etc. On devrait même aller plus loin, si l'on prenait pour base de cette distinction l'observation pathologique; car on voit se perdre, dans certains cas, la mémoire des substantifs, des verbes ou d'un autre ordre de mots, exclusivement à tout autre. On pourrait donc supposer que certaines parties du cerveau sont isolément affectées à chaque détail de la mémoire comme à chaque faculté, comme à la sensation de chaque filet nerveux transmettant l'impression tactile d'un des points du corps. Cette division presque infinitésimale du cerveau ne saurait étonner, en présence des faits analogues que l'observation directe nous présente ou que la raison nous impose, sans qu'une démonstration matérielle puisse en être donnée. Mais on peut admetre aussi que le cerveau fonctionne dans son ensemble comme organe d'appréciation, et que, s'il existe un appareil distinct pour la mémoire, son action est à la fois une et multiple, chacune de ses parties recevant avec une aptitude égale l'empreinte des idées qui s'y classent. N'est-ce pas ainsi que les particules innombrables de la mosaïque rétinienne perçoivent toutes les nuances de la lumière, et n'est-il pas rationnel de penser qu'il en est de même de la région du cerveau, où se rendent les filets nerveux partis de chacune des divisions de la rétine ?

Très-faible dans les premiers jours de la vie, la mémoire se développe en même temps que les circonvolutions cérébrales et la substance grise ou corticale. Elle a déjà perdu de sa facilité quand l'âge mûr succède à la jeunesse, et elle garde plus difficilement les faits qu'on lui confie à mesure que les années s'accumulent. Chez les vieillards, elle conserve surtout les notions acquises dans la première moitié de la vie, mais certaines organisations privilégiées la voient s'enrichir encore. Ainsi Caton apprit le grec dans sa vieillesse, et de Humboldt, à plus de quatre-vingts ans, résumait dans le *Cosmos* l'ensemble des sciences et les découvertes les plus récentes.

CHAPITRE XI

Sens de la vue. — Organe de la vision. — Globe de l'œil; sclérotique, cornée, choroïde, cercle ciliaire, corps ciliaire; procès ciliaires, iris, pupille, uvée, pigment, rétine, corps vitré, membrane hyaloïde, cristallin, chambres antérieure et postérieure, humeur aqueuse. — Muscles de l'œil. — Conjonctive. — Paupières; sourcils. — Appareil lacrymal, — Vision: fonctions de la rétine, images renversées; fonctions de l'iris; centre optique, angle visuel, impressions visuelles isolées ou mixtes, adaptation de l'œil aux distances, myopie, presbytie; achromatisme; vue simple et double avec les deux yeux, stéréoscope; alternance dans l'action des yeux; persistance des impressions de la rétine; images accidentelles; irradiations; auréoles accidentelles; daltonisme; mouvement apparent des objets. — Nerf optique. — Mouvement de l'œil. — Portée de la vue.

Organe de la vision. L'appareil de la vision se compose du globe de l'œil et de ses annexes, qui sont : les paupières et le sourcil, les muscles moteurs de l'œil et l'appareil lacrymal.

Globe de l'œil. On décrit généralement le globe de l'œil comme un sphéroïde auquel s'applique, en avant, un segment d'une sphère plus petite, et cette définition est sensiblement exacte, si elle ne l'est pas mathématiquement. Les parois du globe de l'œil sont formées principalement de deux membranes fibreuses: l'une blanche et opaque, la *sclérotique* (*scléros*, dur), qui enveloppe les deux tiers postérieurs du globe; l'autre transparente, et ressemblant à une lame de corne, ce qui l'a fait appeler *cornée.* La sclérotique, une des membranes fibreuses les plus fortes de l'économie, est blanche à sa face externe et d'un roux brunâtre à sa face interne; son épaisseur est plus grande à la partie postérieure de l'œil, où elle laisse pénétrer le nerf optique, qu'en avant, où elle se termine par une échancrure circulaire, dans

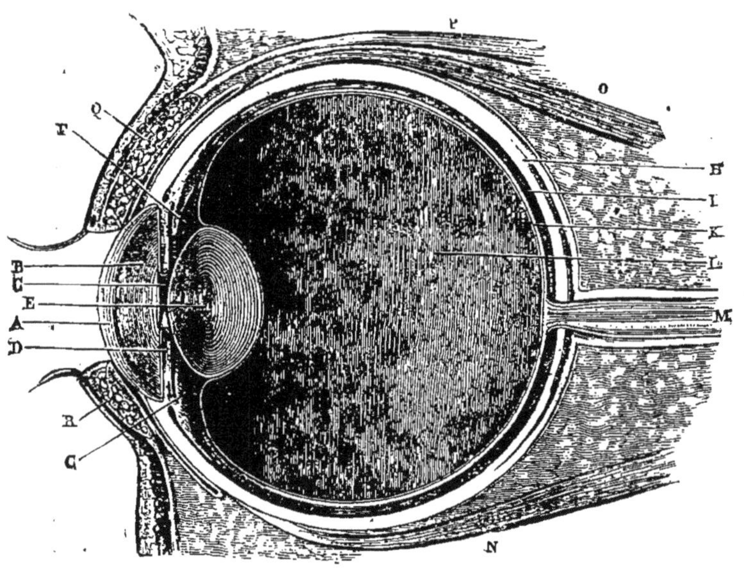

Fig. 35. — Coupe de l'œil sur la ligne médiane dans le plan vertical.

A Cornée.
B Chambre antérieure.
C Pupille.
D Iris.
E Cristallin.
F Zone de Zinn formant la paroi antérieure du canal de Petit.
G Cercle et procès ciliaires.
H Sclérotique.
I Choroïde.
K Rétine.
L Corps vitré.
M Nerf optique.
N Muscle droit inférieur.
O Muscle droit supérieur.
P Muscle releveur de la paupière.
Q Glandules lacrymales.
R Conduit lacrymal.

le bord de laquelle la cornée s'enchâsse comme un verre de montre. Les deux membranes s'unissent par une adhérence intime et si forte qu'elles semblent n'en faire qu'une. Plus épaisse que la sclérotique, la cornée se compose de lamelles superposées et parfaitement translucides ; elle est convexe en avant, concave en arrière, et paraît circulaire, quoique son diamètre transversal soit un peu plus large que les autres.

Choroïde. Sur la face interne de la sclérotique s'étend la choroïde, membrane vasculaire, qui la double exactement depuis le fond de l'œil jusqu'à la circonférence de la cornée, et lui est unie par un tissu cellulaire, très-fin. La choroïde est composée de deux lames, dont l'externe répond à la sclérotique, et l'interne, ou *membrane de Ruysch*, à la rétine. Ces deux lames, adossées par une de leurs faces, sont revêtues sur l'autre d'une couche de pigment, plus épaisse du côté de la rétine que du côté de la sclérotique. La choroïde est percée en arrière d'une ouverture qui donne passage au nerf optique; en avant et vers la circonférence de la cornée, elle se dédouble pour former le cercle ciliaire et les procès ciliaires. Le *cercle*, *anneau* ou *muscle* ciliaire, est une bandelette vasculaire comme la choroïde; elle adhère légèrement, par sa face externe, à la sclérotique, et s'unit, par sa petite circonférence, à la cornée, dans le point où celle-ci se continue avec la sclérotique. En arrière du cercle ciliaire, on remarque une série de rayons membraneux, accolés et formant une couronne: ce sont les *procès ciliaires* (de *processus*, prolongement, rayon), dont l'ensemble constitue le *corps* ou *disque ciliaire*. Ces rayons, qui se continuent avec la choroïde, comme le cercle ciliaire, sont de deux ordres : les uns enchâssent le cristallin et donnent attache à sa capsule; on les a nommés procès ciliaires du corps vitré; les autres se prolongent jusqu'à l'iris, derrière lequel ils forment une sorte de rideau annulaire, en se repliant sur eux-mêmes, et viennent adhérer à la grande circonférence de cette membrane. Ainsi fixé par un de ses bords, le disque ciliaire flotte, par l'autre, comme une frange derrière l'iris, obéissant à la moindre impulsion qui lui est communiquée. Les procès ciliaires sont revêtus d'une couche épaisse de pigment.

Iris. Dans l'espace compris entre le cercle et les procès ciliaires se fixe la grande circonférence de l'*iris*, membrane de nature musculeuse suivant les uns, vasculeuse suivant d'autres, qui forme, en arrière de la cornée, une cloison verticale. L'iris est percé dans son milieu d'une ouverture circulaire, la *pupille*, et représente exactement ce qu'on nomme un diaphragme dans les instruments d'optique. Sa face antérieure est colorée de nuances différentes, suivant les individus, toujours remarquables par leur délicatesse ou leur vigueur, et dont le chatoiement a fait donner à cette membrane le nom de l'arc-en-ciel ; sa face postérieure est revêtue d'une couche de pigment qu'on nomme l'*uvée*.

On sait que la pupille se dilate dans l'obscurité et qu'elle se rétrécit, au contraire, sous l'influence d'une lumière vive, ne laissant entrer dans l'œil que la quantité de rayons lumineux nécessaires à la vision. Certaines substances agissent également sur l'iris. Ainsi l'opium et la fève de Calabar déterminent le rétrécissement de la pupille ; la belladone, au contraire, la dilate. Ces changements dans le diamètre de l'ouverture pupillaire peuvent résulter aussi de certaines affections de l'œil ou du cerveau. Les physiologistes considèrent la contraction et la dilatation de la pupille comme se rapprochant des mouvements musculaires ; en effet, le miscroscope démontre l'existence dans l'iris de fibres musculaires, et cette membrane se contracte sous l'influence de l'électricité.

Nous avons dit que l'iris, à sa face postérieure, les procès ciliaires et la choroïde étaient revêtus d'une couche de *pigment*. On nomme ainsi une substance d'un brun foncé, paraissant noire en masse, qui colore certains points de la peau chez le blanc, et tout le tégument chez le nègre ; le pigment joue dans l'œil le même rôle que le noir de fumée dans l'intérieur de certains instruments d'optique, comme le télescope et la chambre noire ; il absorbe les rayons lumineux après leur action sur la rétine, et empêche qu'ils ne soient réfléchis, ce qui troublerait la vision.

Rétine. La face interne de la choroïde, ou plutôt la couche de pigment qui la recouvre, est tapissée par la *rétine*, membrane nerveuse, sur laquelle viennent se peindre les objets que nous voyons. Elle paraît constituée par l'épanouissement du nerf optique, qui pénètre dans l'œil à sa partie postérieure, et vient former au fond du globe un renflement nommé *papille du nerf optique*. La rétine se développe, à partir de la papille, autour de laquelle elle fait un pli, et revêt la cavité du globe oculaire jusqu'à la circonférence des procès ciliaires du corps vitré, où elle se termine nettement, suivant Cruveilhier. Elle est d'un blanc opalin, demi-transparente et facile à déchirer. Son centre, qui répond à l'axe antéro-postérieur de l'œil, est situé au côté externe de la papille du nerf optique ; il présente une tache jaune, *macula flava*, *limbus luteus*, et une dépression, *fovea* ou *foramen centrale*, fosse ou trou central. La tache jaune paraît être le point de l'œil où la vision est le plus distincte.

Les micrographes décrivent la rétine comme formée de cinq ou même de huit couches, dont l'externe est vasculaire et en rapport avec la choroïde; l'interne,

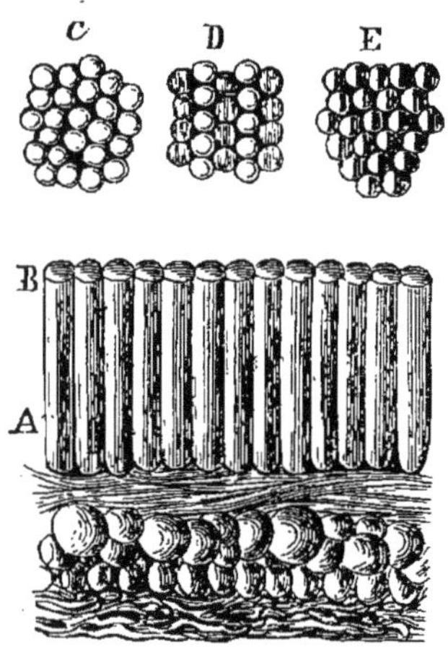

Fig. 36. — Bâtonnets de Jacob vus au microscope.

A Bâtonnets de Jacob.
B Leur extrémité formant la surface de la rétine.
C Mosaïque rétinienne formée par les bâtonnets.
D Particules de la mosaïque rétinienne recevant des rayons lumineux différents.
E Particules recevant chacune deux rayons différents.

fort importante au point de vue physiologique, est la *membrane de Jacob*. Elle se compose de petits corps cylindriques, accolés entre eux comme les pieux d'une palissade, perpendiculaires au plan de la membrane, et que l'on distingue en *bâtonnets* et en *cônes*. Ces derniers sont répartis dans la membrane à distances à peu près égales, sauf aux abords de la macula où ils sont plus rapprochés, suivant les observations récentes de M. Galezowski; ils comprennent dans leurs intervalles des bâtonnets. Les uns et les autres ont leur extrémité libre terminée par un petit noyau, et la juxtaposition des bâtonnets et des cônes place ces noyaux au même niveau, à la surface de la rétine, où ils forment comme une mosaïque dont chaque division microscopique est d'environ 0mm,006 à 0mm,008 de diamètre, suivant M. Robin; de 0mm,0018, suivant M. Helmholtz. Nous verrons quel rôle jouent dans la vision ces particules terminales de la rétine.

Corps vitré. Le cavité du globe oculaire est occupée dans ses trois quarts postérieurs par une substance complétement translucide, l'*humeur vitrée*, contenue, suivant la plupart des anatomistes, dans une enveloppe qu'on a nommée la *membrane hyaloïde*. L'ensemble de l'humeur vitrée et de l'hyaloïde constitue le *corps vitré*, qui s'applique exactement à toute l'étendue de la rétine et se moule en avant sur la face postérieure du cristallin. Pour les anatomistes qui admettent l'existence de la membrane hyaloïde, elle se replie sur une ligne correspondant à peu près au bord du cristallin, et se continue avec la *zone ciliaire* de Zinn, ou *procès ciliaires du corps vitré*; cette zone vient embrasser le bord du cristallin, autour duquel est formé le *canal godronné* ou *canal de Petit*, et adhère intimement à sa capsule.

Cristallin. On nomme ainsi une lentille biconvexe, à courbure postérieure plus forte que l'antérieure, translucide, placée verticalement dans l'axe de l'œil, de sorte que l'axe de la lentille correspond au centre de la pupille. Le cristallin est formé de lamelles superposées et d'une consistance moins grande à la surface que vers le centre; il est contenu dans une *capsule* qui se moule sur la lentille sans y adhérer. La convexité plus ou moins prononcée des faces du cristallin modifie la puissance de l'œil, en déterminant la vue myope ou presbyte ; son opacité ou celle de sa capsule constituent la maladie nommée cataracte. Nous avons vu plus haut qu'il est enchâssé par son bord dans la zone de Zinn, à laquelle adhère sa capsule.

Chambre antérieure et postérieure de l'œil. On admettait autrefois l'existence d'un certain espace entre le cristallin et l'iris : c'est ce qu'on appelait la chambre postérieure de l'œil. On sait aujourd'hui que la face postérieure de l'iris est en contact immédiat avec la face antérieure du cristallin, et la chambre postérieure n'est qu'un espace fictif. L'intervalle qui sépare l'iris de la cornée est la chambre antérieure, que remplit un liquide, l'*humeur aqueuse*, translucide comme l'humeur vitrée, mais moins dense et sécrétée par les procès ciliaires.

Muscles de l'œil ; conjonctive. Le globe de l'œil est situé dans la portion antérieure de l'orbite, qu'il déborde, et son axe, le même que celui de la cavité orbitaire, se dirige en dedans vers le centre de la base du crâne. L'œil est fixé dans l'orbite par une capsule aponévrotique, par le nerf optique et par six muscles, qui le meuvent en tous sens. Une membrane muqueuse, la *conjonctive*, ainsi nommée parce qu'elle unit l'œil aux paupières, s'étend sur la partie antérieure du globe oculaire, qu'elle recouvre, comme le prouve l'injection de ses vaisseaux dans certaines ophthalmies, puis se replie sur elle-même et vient tapisser la face interne des paupières. Suivant quelques anatomistes, ce n'est pas la conjonctive, mais seulement une expansion de son épithélium, qui recouvre la cornée.

Paupières. Au-devant de l'orbite s'étend un muscle elliptique, à faisceaux concentriques, et qui présente une fente transversale fermée pendant la contraction, ouverte en amande pendant le relâchement des fibres, c'est l'*orbiculaire des paupières*. La conjonctive revêt sa face oculaire, la peau sa face externe ; son ouverture est circonscrite par le bord des paupières, auquel les *cartilages tarses* donnent de la solidité. La paupière supérieure, plus large que l'inférieure, est relevée par un muscle spécial dont la contraction alterne avec celle de l'orbiculaire, son antagoniste. On appelle *angles de l'œil* les points correspondant à ceux où les bords des paupières s'unissent par leurs commissures. A l'angle interne, ou *grand angle* de l'œil, on voit un repli formé par la conjonctive, nommé *membrane clignotante*, et qui représente, en effet, à l'état rudimentaire, cette troisième paupière de certains animaux. En dedans de ce repli est la *caroncule lacrymale*, petit corps glanduleux, de couleur rose et que recouvre la conjonctive. Le bord des paupières est garni d'une ligne de cils qui protégent l'œil et ajoutent singulièrement à sa beauté. Le plus ou moins de longueur de l'ouverture des paupières fait paraître les yeux plus grands ou plus petits, la conformation des muscles palpébraux et des cartilages tarses donne à l'œil la forme allongée et langoureuse comme dans l'Orient, ou ronde et hardie comme chez les Occidentaux, mais les dimensions du globe oculaire et sa forme sont les mêmes dans tous les pays et chez tous les individus.

La paupière supérieure, qui s'attache à l'arcade orbitaire, est surmontée du *sourcil*, destiné à protéger l'œil comme une visière, et dont les mouvements jouent un rôle important dans l'expression de la physionomie.

Appareil lacrymal. Il se compose : 1° de la *glande lacrymale*, logée dans une fossette de la voûte orbitaire et de glandules du même genre, qui forment une couche granuleuse dans l'épaisseur de la paupière supérieure ; 2° des *canaux* lacrymaux, par où les larmes sont versées à la surface de la conjonctive, un peu au-dessus du bord de la paupière supérieure ; 3° des *conduits lacrymaux*, destinés à recevoir les larmes après qu'elles ont baigné l'œil, et dont on voit les deux orifices ou *points lacrymaux* près de la commissure interne des paupières ; 4° du *sac lacrymal*, où aboutissent les conduits lacrymaux et qui déverse les larmes dans le *canal nasal*.

Les larmes en coulant à la surface de la conjonctive entretiennent sa souplesse et facilitent les mouvements du globe oculaire et des paupières, dont elles adoucissent les frottements ; elles sont donc pour l'œil ce que la synovie est pour les articulations. Lorsque, sous l'influence de causes morales ou physiques, leur sécrétion est augmentée, les conduits lacrymaux ne suffisent plus à en débarrasser l'œil et elles coulent en dehors des paupières.

Vision. Parmi les phénomènes dont l'ensemble constitue la vision, les uns, du domaine de la physique, sont soumis au calcul, plusieurs même peuvent être contrôlés par l'expérience ; d'autres, au contraire, constatés par l'observation, mais peu connus dans leurs causes et leur mécanisme, attendent du progrès des sciences une explication que la physiologie n'a pas encore donnée. Même pour ceux de ces phénomènes qui semblent, au premier abord, purement physiques, il ne faut pas oublier que les milieux réfringents de l'œil sont organisés et ne doivent être assimilés que par approximation aux corps inorganiques, sur la forme et la densité desquels les physiciens basent leurs calculs. De là résultent nécessairement des divergences dans les théories émises sur la vision; car, si l'œil peut, à quelques égards, être considéré comme un instrument d'optique, on ne saurait arriver à des déductions rigoureuses en comparant des organes analogues ou même semblables dans leur construction, mais différents dans leur nature intime.

Les physiciens réclament, comme se rattachant à leurs études, les phénomènes de la vision qui se produisent de la cornée à la rétine; tout ce qui se passe au delà de cette membrane appartient à la physiologie.

C'est par la rétine que l'œil est sensible à la lumière, on peut donc considérer cette membrane comme la partie essentielle de l'organe de la vision. Les autres parties ont pour fonction de conduire les rayons lumineux à sa surface et dans les conditions nécessaires à l'impression nerveuse, que toutes concourent à assurer mais qui s'accomplit dans la rétine seule. Des causes autres que le choc des ondes lumineuses peuvent exciter la rétine; ainsi, la pression d'un doigt sur l'œil, la commotion résultant d'une chute ou d'un coup sur la tête, l'action de l'électricité et certaines affections de l'œil ou du cerveau y font naître, en l'absence de la lumière naturelle ou artificielle, des images lumineuses variables pour la forme et l'intensité. On nomme *lumière propre* de la rétine la lueur qui se produit dans ces conditions.

Comme le nerf optique et les autres nerfs particuliers aux organes des sens, la rétine a un mode de sensibilité spécial; elle perçoit l'impression de la lumière et la transmet au cerveau, mais elle n'est pas douée de la sensibilité tactile. Aucune irritation mécanique n'y détermine la douleur. Dans l'état normal, l'action d'une lumière trop vive et, dans certaines affections de l'œil ou du cerveau, le moindre rayon lumineux peuvent causer une sensation douloureuse, mais cette douleur doit être rapportée soit à l'encéphale, soit aux nerfs du cercle ciliaire ou de l'iris indépendants de la rétine et du nerf optique.

Punctum cæcum. Mariotte a reconnu, le premier, que toutes les parties de la rétine n'étaient pas également sensibles; un espace limité de cette membrane, correspondant à la papille du nerf optique, est tout à fait insensible à la lumière, suivant la plupart des auteurs. Longet y admet une sensibilité très-obtuse. Ce point, qu'on nomme le *punctum cæcum* (point aveugle), est le seul de la surface interne de l'œil qui soit dépourvu de pigment.

Tracez deux figures, suivant une ligne horizontale, sur une feuille de papier placée verticalement, puis fermant l'œil droit, fixez l'œil gauche sur la figure de droite, à certaines distances, les deux figures se voient plus ou moins distinctement; mais en éloignant ou rapprochant le papier, il arrive un moment où la figure sur laquelle l'œil est fixé se voit seule, l'autre disparaissant complétement, pour reparaître si on déplace le papier ou si l'œil cesse de regarder fixement. Plus les deux figures sont distantes entre elles, plus elles doivent être éloignées de l'œil pour qu'il cesse de voir l'une des deux. Celle qui disparaît ainsi projette alors son image sur le point aveugle; elle reparait quand, par le déplacement du papier, l'angle que ces rayons font avec ceux de l'autre figure devient plus ou moins ouvert.

Fig. 57.

Entoptique. L'œil peut voir non-seulement les objets extérieurs, mais certains détails de son organisation intérieure. On nomme *entoptique* ou vue intérieure cette partie des phénomènes visuels. Le froissement de la cornée à travers les paupières, un corps ou une cicatrice siégeant à sa surface, les rameaux vasculaires de la rétine et d'autres causes de ce genre, font quelquefois apparaître sur la rétine des images de formes différentes; ce sont des stries, des taches, des globules, des cercles lumineux ou sombres, qui semblent se mouvoir dans l'œil. On a donné à certaines de ces images le nom de mouches volantes, parce qu'elles traversent le champ de la vision dans un sens ou dans l'autre. Leur apparition n'a rien que de normal, et l'on ne peut les confondre, les fonctions visuelles ne présentant d'ailleurs aucun trouble, avec les signes analogues qui accompagnent et dénotent quelques maladies de l'œil ou du cerveau. Un mouvement latéral de l'œil suffit pour les déplacer ou les faire disparaître.

Images renversées. L'œil peut se comparer à l'instrument d'optique connu sous le nom de *chambre noire*. On sait que l'image des objets se présente renversée sur l'écran de la chambre noire; de même les rayons lumineux, qui partent de tous les points d'un objet que nous regardons, traversant, pour arriver à la rétine, la cornée, l'humeur aqueuse, le cristallin et le corps vitré, sont réfractés dans ce trajet, et l'image formée par leur ensemble se peint renversée sur le fond de l'œil.

En observant un œil de bœuf, dont la sclérotique a été préalablement amincie, ou les yeux des animaux albinos, du lapin blanc par exemple, qui sont dépourvus de pigment et dont la sclérotique et la choroïde sont transparentes, on peut, comme l'a fait voir Magendie, reconnaître que la flamme d'une bougie se peint renversée sur la rétine.

Comment donc pouvons-nous voir les objets dans leur position réelle? Buffon et d'autres auteurs ont dit que nous redressions par le raisonnement l'image peinte sur la rétine, que le toucher nous apprenait à rectifier ainsi la sensation visuelle. Mais Cheselden, ayant par une opération rendu la vue à un aveugle-né, n'a pas remarqué que ce jeune homme vît tout d'abord les objets autrement que dans leur position réelle, et les observations nombreuses que fit sur son opéré l'habile chirurgien ne permettent pas de supposer qu'une circonstance aussi importante lui ait échappé.

Suivant M. Lamé, nous jugeons que les objets sont droits, quoique nous les voyions renversés, par la conscience des mouvements que nous imprimons aux axes optiques de nos yeux pour regarder successivement les différents points des objets, du sommet à la partie inférieure.

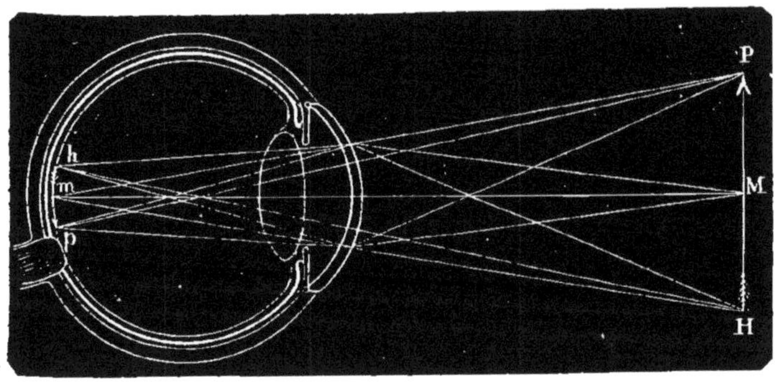

Fig. 38. — Marche des rayons lumineux dans l'œil.
H M P Rayons lumineux partant d'un objet.
h m p Rayons lumineux réfractés et peignant sur la rétine l'image renversée.

Müller dit que nous voyons les objets renversés, mais que tout se présentant à nous dans les mêmes conditions de position relative, rien ne peut nous paraître renversé, puisque nous voyons tout dans ce sens et que les idées de position droite ou renversée n'existent que par opposition.

Longet explique la vision droite en admettant que tout point lumineux extérieur est senti dans l'œil suivant la direction qu'il occupe par rapport à nous. Il faut, dit l'éminent physiologiste, considérer la surface sphérique concave de la rétine comme formée par une mosaïque, dans laquelle chaque particule élémentaire est une sorte d'œil affecté à la perception des diverses impressions lumineuses dans une direction déterminée. Tout pinceau de lumière émané d'un point radieux et formant un cône, dont le sommet et l'axe normal correspondent à l'une de ces particules, sera senti dans la direction de la ligne joignant le centre de la surface sphérique au point regardé. Si l'on raisonne ainsi pour chacun des points qui constituent l'ensemble d'un objet visible, la perception de chacune des parties se faisant dans la direction réelle, celle de l'ensemble se trouvera dans les mêmes conditions par rapport à l'observateur. L'image formée sur la rétine n'est donc pas vue comme un ensemble tout fait, chacun des points lumineux coucourant à sa formation impressionne isolément le cerveau, chacun est senti suivant la direction primitive du rayon de lumière, et l'ensemble est vu dans sa position réelle.

Fonctions de l'iris. Pour que la vision soit nette, il faut que les rayons lumineux pénètrent dans l'œil suivant la direction de ce qu'on nomme l'axe visuel, et les mouvements variés de l'organe tendent sans cesse à l'orienter, de manière à ce que cette condition soit remplie ; il faut aussi que l'intensité de la lumière ne soit ni trop grande ni trop petite et que les rayons ne traversent que la partie centrale et non les bords du cristallin. Pour obtenir un résultat analogue dans quelques-uns de leurs instruments, les opticiens les divisent au moyen d'une cloison percée d'un trou central, c'est ce qu'on nomme un diaphragme. Nous trouvons dans l'œil un appareil de ce genre, un diaphragme intelligent ; pour ainsi dire, suivant l'expression de Longet, c'est l'iris, qui dilate ou resserre sa pupille de manière à mesurer la quantité de lumière nécessaire à la vision, et ne laisse passer que les rayons dirigés vers les parties centrales de la lentille cristalline. Dans l'obscurité, ou si l'œil regarde un objet peu éclairé, la pupille se dilate pour admettre la plus grande quantité possible des rayons réfractés par la cornée ; il en est de même quand on regarde un objet éloigné et dont, par conséquent, les rayons sont moins divergents ; si l'objet devient plus lumineux ou s'il se rapproche, la pupille se resserre proportionnellement.

Centre optique ; angle visuel; appréciation de la grandeur des objets. Les rayons partis de deux points d'un objet PH (fig. 39) convergent vers le *centre optique* O, placé dans l'œil un peu en arrière du cristallin, et font

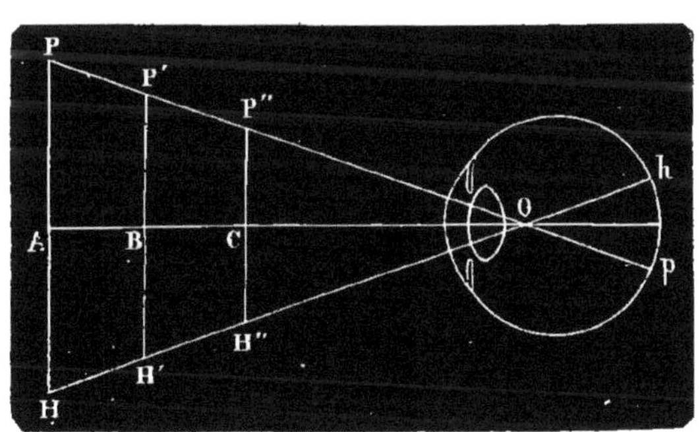

Fig. 39.

ainsi un angle POH, que l'on nomme l'*angle visuel*. Du centre optique à la rétine ces rayons divergent en faisant un angle *pOh* égal au premier, et dont la base, correspondant à la rétine, mesure la grandeur de l'image qu'ils y tracent. L'angle visuel nous donne donc une idée de la grandeur des objets et nous permet de les comparer ; mais pour que cette idée soit exacte, il faut qu'elle soit confirmée par la notion de la distance. En effet, plusieurs objets de grandeur inégale, PH, P'H', PH'', peuvent être placés à des distances telles, A, B, C, qu'ils sous-tendent le même angle visuel ; nous devons donc apprécier leur distance relative pour juger de leur grandeur. Nous pouvons arriver encore à connaître leur grandeur si nous savons quelle est celle d'une partie quelconque de l'objet que nous voyons, ou d'un autre objet placé à distance égale. Ainsi, lorsque nous regardons une barque en mer, nous pouvons juger de ses dimensions si nous voyons les hommes qui la montent ; la hauteur apparente d'une balustrade permet aussi de calculer approximativemunt celle du bâtiment dont elle fait partie.

Quand les termes de comparaison nous manquent, il est fort difficile d'éviter l'erreur dont souvent les causes même nous échappent. Ainsi le soleil et la lune, quand ils sont près de l'horizon, nous semblent présenter un diamètre plus grand que lorsqu'ils sont plus élevés dans le ciel. L'atmosphère, suivant qu'elle est pure ou chargée de brume, nous fait aussi paraître les objets plus rapprochés ou plus éloignés. C'est dans les montagnes surtout que ces illusions sont fréquentes et que le voyageur inexpérimenté doit peu compter sur l'exactitude de ses appréciations.

Bravais a signalé une erreur commune à tous ceux qui dessinent une côte très-accidentée, comme relief, ou un horizon de montagnes. En vérifiant mathématiquement le tracé qu'on obtient alors, on reconnaît que les distances horizontales des différents points du paysage sont d'une exactitude suffisante, tandis que la hauteur des sommets ou des accidents de terrain est exprimée dans une proportion double. Ajoutons que le dessin rectifié d'après les données mathématiques paraît inexact en sens inverse et ne rend pas à l'œil la sensation du relief naturel.

Quand le soleil à l'horizon forme sur une cascade un arc-en-ciel dont le cercle est presque complet, on croit voir non pas un cercle, mais une ellipse dont le grand axe est vertical ; la même illusion se produit lorsqu'on observe un halo.

Impressions visuelles séparées ou mixtes. Lorsqu'on regarde une estampe placée à une certaine distance, le travail du graveur disparaît dans les détails, le pointillé ou les hachures se confondent avec les espaces blancs qui les séparent, et l'œil ne perçoit qu'une teinte grise plus ou moins foncée ; de même si l'on mêle une poudre rouge et une poudre bleue, le mélange nous donne la sensation d'une couleur violette, bien que chaque grain des deux poudres ait conservé sa couleur propre. Voici comment on explique cette fusion des couleurs dans l'œil. Nous avons dit que la rétine présentait à sa face interne une mosaïque de divisions terminales fort petites, dont chacune agit isolément et transmet au cerveau une seule impression à la fois. Si l'image d'un trait de burin ou d'un grain de poudre couvre une de ces divisions, l'impression est unique (voy. fig. 36, page 204) ; mais si deux traits, l'un blanc et l'autre noir, ou deux grains, l'un rouge et l'autre bleu, sont assez petits et assez rapprochés l'un de l'autre pour que leurs images viennent se juxtaposer sur la même division rétinienne, l'impression est mixte et le cerveau perçoit la sensation du gris ou du violet. En d'autres termes, pour que deux objets lumineux et de petites dimensions soient vus distinctement, il faut que l'angle sous-tendu sur la rétine par leurs images ne soit pas plus grand que le diamètre d'une des divisions rétiniennes. La distance des deux objets à l'œil étant déterminée, la mesure de l'angle sous-tendu a permis d'apprécier la grandeur de ces divisions.

Accommodation de l'œil aux distances. Lorsqu'on se sert d'une chambre noire, il faut, pour que l'image soit nette, que l'écran soit placé au foyer de l'instrument, c'est-à-dire, au point où viennent converger les rayons réfractés par l'objectif. Si les objets s'éloignent ou s'approchent, l'écran doit s'éloigner ou se rapprocher proportionnellement de l'objectif, en sorte que la surface corresponde au sommet des cônes lumineux réfractés. Cependant, nous voyons avec une netteté égale les images d'objets placés à des distances très-différentes, sans que la forme de l'œil et les conditions relatives de ses milieux paraissent varier, ou du moins sans que nous en ayons conscience autrement que par un effort à peine sensible. Cette faculté de l'œil est depuis longtemps un sujet d'études, et la question n'est point encore résolue. L'explication la plus généralement admise est que, pour voir les objets à des distances différentes et surtout dans un éloignement peu considérable, l'œil se modifie dans sa forme ou dans ses milieux et s'adapte à la distance, de telle sorte que la rétine se trouve toujours au foyer. Suivant quelques auteurs, la longueur de l'axe oculaire varie, la rétine se rapprochant ou s'éloignant du cristallin. D'autres pensent que c'est le cristallin qui se déplace ou que les courbures des milieux réfringents de l'œil peuvent se modifier de manière à faire toujours coïncider le sommet des cônes lumineux avec la rétine immobile. Cette théorie de l'*adaptation* ou de l'*accommodation* est rejetée par des savants éminents dont quelques-uns s'en rapprochent néanmoins en attribuant ce phénomène à la contraction et à la dilatation de la pupille; tandis que d'autres ont cherché à démontrer que la distance des objets à l'œil peut varier, dans les limites étendues, sans que l'image subisse des modifications appréciables.

M. Helmholtz admet que la surface antérieure du cristallin augmente de convexité dans la vision de près, et s'aplatit quand le regard se porte au loin; la pupille contribuerait aussi à l'accommodation en se resserrant, pour la vision d'objets rapprochés, et s'élargissant pour voir à une grande distance. On ne sait rien de positif sur la manière dont se produit le changement de forme du cristallin ; M. Helmholtz incline à penser que la lentille oculaire augmente ou diminue de diamètre et, par conséquent, s'aplatit ou devient plus convexe, suivant que la zone de Zinn, qui s'insère à la capsule cristalline, est tendue ou relâchée par l'action du muscle ciliaire.

Quelques expériences, faciles à faire, prouvent que l'œil ne peut voir nettement, sans un effort d'adaptation, deux objets placés à distance inégale, et que l'image, perçue nettement par la rétine placée au foyer, ne l'est plus quand la distance focale est changée.

1° Si l'on vise d'un seul œil les extrémités alignées

de deux épingles noires, plantées à distances différentes dans une règle horizontale, on aperçoit nettement l'une et vaguement l'autre ; veut-on voir la plus rapprochée, on la distingue très-bien, tandis que la plus éloignée paraît enveloppée de brouillard ; veut-on voir clairement cette dernière, on y parvient facilement sans changer de position, mais en même temps que son image se précise, celle de l'autre épingle devient confuse.

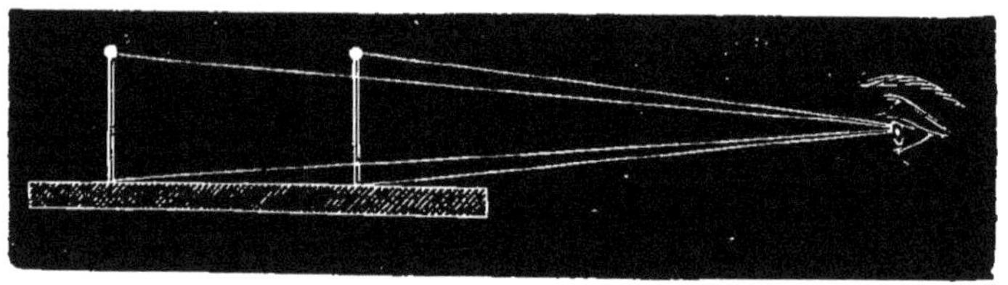

Fig. 40. — Accommodation de l'œil aux distances.

2° En visant une épingle à travers un petit trou percé dans une carte, on peut voir nettement l'épingle ou le bord du trou, mais quand l'une des images vous apparaît nette, l'autre est confuse.

3° On perce dans une carte deux trous d'épingles séparés par une distance moindre que le diamètre de la pupille, c'est-à-dire à 2 millimètres au plus l'un de l'autre ; puis on regarde par ces deux ouvertures un petit objet placé sur un fond clair, par exemple un point noir sur une feuille de papier. A une certaine distance, ce point apparaît unique, mais si l'on recule ou si l'on avance la tête, le point vous paraît double.

Dans les deux premiers cas, l'œil est obligé de s'adapter à la distance pour voir distinctement et successivement deux objets inégalement éloignés, et dont l'image ne peut être nette sur la rétine que quand le sommet des cônes formés par les rayons lumineux réfractés correspond exactement à cette membrane, c'est-à-dire quand la rétine est au foyer. En outre, la vue distincte d'un objet à travers une carte percée, c'est-à-dire à travers une pupille artificielle immobile, semble prouver que les mouvements de la pupille ne sont pas nécessaires à l'accommodation.

La troisième expérience montre aussi que pour voir une image unique, il faut que la rétine se trouve au foyer. Dans ce cas, en effet, les rayons partis de l'objet extérieur convergent et se rencontrent sur les mêmes divisions de la mosaïque rétinienne, d'où la sensation unique ; si l'œil se rapproche ou s'éloigne, les rayons arrivent à la rétine, soit avant leur convergence effectuée, soit lorsque, après avoir convergé, ils se croisent et divergent au delà du foyer, de manière à rencontrer dans l'un ou l'autre cas des divisions rétiniennes différentes, d'où la sensation double.

L'accommodation de l'œil semble donc incontestable, malgré le désaccord des savants sur son mécanisme. Un peu d'attention suffit pour reconnaître l'effort qui l'accompagne et qui devient plus difficile et plus lent dans son résultat, quand l'adaptation s'est prolongée sans variation pour une distance minime, comme lorsqu'on a longtemps observé au microscope. Alors, en effet, l'œil perd quelquefois pour plusieurs heures la faculté de s'adapter à une grande distance, il devient myope pour un certain temps. Les personnes qui se servent très-fréquemment d'un de leurs yeux pour un travail à la loupe, comme les horlogers ou les graveurs, sont ordinairement myopes de cet œil, et cette influence de l'accommodation de l'œil à de faibles distances est très-marquée chez les enfants qui prennent l'habitude de regarder les objets de près. Aussi la myopie est-elle plus fréquente chez les habitants des villes que chez ceux des campagnes. Les marins, les montagnards, les populations des déserts ont généralement une vue très-longue, et l'habitude de regarder à de grandes distances ne peut que développer chez eux cette faculté.

Myopie, presbytie. La portée de la vue chez l'homme qui écrit ou qui lit est, à l'état normal, d'environ $0^m,30$ à $0^m,35$; le myope est obligé, pour distinguer les caractères, de tenir ses yeux à une distance moins grande, le presbyte les éloigne davantage ; mais pour celui-ci la distance de la vision distincte ne dépasse guère $0^m,70$ à $0^m,80$, c'est-à-dire le double de celle que l'on peut considérer comme normale ; chez le myope, au contraire, cette distance peut varier de $0^m,25$ à $0^m,1$. Ces états de la vue résultent l'un et l'autre de modifications, en sens inverse, des milieux de l'œil. Chez le myope, la cornée ou le cristallin sont plus convexes ; chez le presbyte, ils le sont moins qu'à l'état normal. Le foyer tend donc à se placer, chez le myope, en avant de la rétine, pour les objets qui, n'étant pas très-près de l'œil, lui envoient des rayons peu divergents ; chez le presbyte, au contraire, une réfraction moins forte, en raison de l'aplatissement de la cornée ou du cristallin, tend à placer en arrière de la rétine le foyer, c'est-à-dire le point de convergence des rayons partis d'objets rapprochés. La faculté d'accommodation est assez bornée chez le myope comme chez le presbyte, elle est nécessairement presque nulle dans la myopie très-intense.

Pour remédier à ces modifications de l'œil, le myope doit faire usage de lunettes à verres biconcaves qui augmentent la divergence des rayons proportionnellement à l'intensité de la réfraction par les milieux de l'œil; le presbyte porte des verres biconvexes qui produisent l'effet opposé.

Il n'est pas très-rare de rencontrer des personnes qui, ne lisant ou n'écrivant que de très-près, distinguent pourtant comme avec la meilleure vue les objets éloignés. Dans ce cas, un seul œil est atteint de myopie, l'autre est normal. L'inégalité des deux yeux, à un faible degré, est d'ailleurs fort commune et souvent inaperçue. De là vient, sans doute, que beaucoup de personnes se servent principalement d'un œil, même dans la vision avec les deux yeux, sans en avoir conscience; en tout cas, l'inégalité d'aptitude, cause ou effet de ce fonctionnement exclusif, ne peut qu'en être augmentée.

La myopie, même peu intense, est une infirmité dont on souffre toute la vie; elle peut s'aggraver par l'usage de lunettes trop fortes et, comme nous l'avons dit, par l'emploi du microscope. La presbytie, au contraire, ne se fait guère sentir avant l'âge de quarante ans et ne se développe que chez les personnes dont la vue est bonne. C'est, comme le mot l'indique, un signe de la marche des années; il ne faut qu'un peu de philosophie pour s'y résigner et pour porter les lunettes de presbyte, inutiles à la jeunesse.

Achromatisme. Dans la vision ordinaire, les objets

nous apparaissent avec leurs couleurs nettement tranchées et non entourés de ces franges irisées qui résultent de la décomposition de la lumière. Il semble donc que l'œil soit *achromatique*. Cependant les expériences d'Arago, de Frauenhofer et d'autres savants ont prouvé qu'il n'est pas doué d'une manière absolue de cette propriété, mais ce n'est qu'en se mettant dans des conditions de vision anormale qu'on peut s'en apercevoir. Si, par exemple, regardant un objet, on adapte l'œil pour un point imaginaire situé plus près ou plus loin, en même temps que l'image devient moins distincte, ses bords nous semblent irisés. Un corps placé près de la cornée, de manière à masquer une partie de la pupille, produit le même effet.

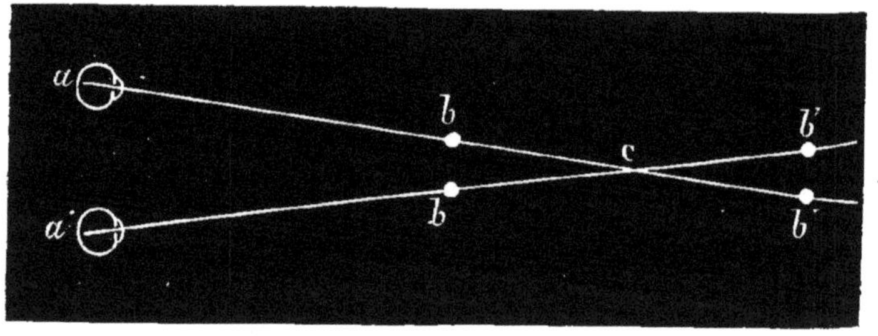

Fig. 41.

a a Globes oculaires.
b b, *b' b'* Objets placés en deçà ou au delà du point de convergence.
c Point de convergence.

Vue simple ou double avec les deux yeux. Quoiqu'il se produise dans chaque œil séparément une image de l'objet que nous regardons, cet objet nous apparaît simple dans les conditions normales de la vue, c'est-à-dire lorsqu'il est placé au point de convergence des axes optiques; mais si la direction d'un des axes est changée, si, par exemple, on presse légèrement du bout du doigt l'angle externe de l'un des yeux, l'objet paraît double et les deux images s'écartent d'autant plus que la pression, devenant plus forte, change davantage la direction de l'axe. En revanche deux objets semblables, placés au delà ou en deçà du point de convergence des axes optiques, mais dans leur direction, donnent la sensation d'un objet unique.

On explique la vue simple ou double avec les deux yeux, par la correspondance des divisions terminales de la rétine d'un œil à l'autre. C'est ce qu'on nomme les points identiques. Quand les rayons viennent frapper dans chaque œil les divisions correspondantes, la sensation est simple ; quand ils frappent des parties qui ne se correspondent pas, elle est double. La correspondance des parties de la rétine peut être reconnue en pressant légèrement avec les doigts les yeux fermés. Si l'on comprime simultanément l'angle externe ou l'angle interne, la partie supérieure ou la partie inférieure de chaque œil, on détermine la production de deux images lumineuses sur des points directement opposés à ceux qui sont pressés ; si l'on comprime l'angle interne d'un œil et l'angle externe de l'autre, ou la partie supérieure d'un côté et la partie inférieure de l'autre côté, une seule image apparaît. On peut en conclure que, dans la première expérience, les points comprimés ne se correspondent pas, puisque de leur pression simultanée résultent deux images distinctes, et qu'ils se correspondent, au contraire, dans la seconde, puisque l'image est unique. Suivant Müller, la rétine étant considérée comme une sphère dont le pôle est le milieu de la membrane ou un point quelconque dans une même direction et à une même distance du milieu, les points correspondants ou identiques, sur une coupe de cette sphère, occupent le même méridien et le même parallèle.

Ainsi, dans la vision avec les deux yeux, les deux images d'un objet donneraient une sensation unique, quand elles se peignent sur des divisions correspondantes de la rétine, et par conséquent une sensation double quand elles sont placées sur des divisions non identiques.

Stéréoscope. De ce qui précède il semble résulter que, pour donner une sensation unique, les images perçues par les deux yeux doivent être parfaitement semblables. Cependant l'expérience démontre que deux images, différant à quelques égards, peuvent donner au cerveau la sensation d'une image unique. Quand on regarde un solide, comme le piédestal d'une colonne ou un monument, il suffit d'un peu d'attention pour reconnaître que les plans en retraite, correspondants à la droite du spectateur, sont vus plus larges de l'œil droit que de l'œil gauche, et que l'image perçue dans chaque œil diffère de celle qui se peint dans l'œil opposé; l'ensemble de ces deux sensations nous donne celle du relief.

Si, maintenant, on obtient par la photographie, ou si l'on indique, par un simple trait blanc sur un fond noir, la projection de ce piédestal ou de ce monument, dans des conditions identiques à celles où nos deux yeux en recevraient la double impression, les deux images, placées dans la direction des axes optiques, comme le seraient les surfaces qu'elles représentent, nous donneront la sensation du solide en question sous une forme unique. On doit à M. Wheatstone la démonstration de ce phénomène et l'invention d'un instrument qui en rend la constatation facile, c'est le *stéréoscope*, dont tout le monde connaît l'usage.

Quelque temps après que les yeux se sont appliqués à l'instrument, on voit, à mesure que les axes optiques convergent, les deux images se superposer et, lorsqu'elles n'en font plus qu'une, au lieu d'une surface plane, on a sous les yeux un relief qui, dans certains cas, produit une illusion complète. Mais, comme le fait observer Longet, l'unité de l'image ne prouve pas que la sensation soit unique, et les deux images dissemblables ne font pas naître une sensation simple, elles sont l'origine d'une sensation complexe, bien qu'indéfinissable, celle de la solidité. Comment s'opère la fusion de ces deux impressions différentes, c'est un mystère de notre organisation, mais cette sensation du relief naît évidemment d'un ensemble de conditions différentes de celles qui déterminent la vue simple au moyen des yeux.

Lorsque notre vue embrasse un espace d'une certaine étendue, un paysage, une galerie de tableaux, par exemple, les objets nous apparaissent simples, bien qu'ils soient pour la plupart en dehors de la direction des axes optiques; mais, en y prenant garde, on reconnaît que nous ne fixons jamais les yeux que sur une partie restreinte de l'espace ouvert devant nous; les objets ainsi vus normalement occupent toute notre attention et la détournent des autres images dont le vague ou la duplication passent inaperçus. Pour peu que nous cherchions à nous en assurer, nous voyons apparaître doubles, mais confuses et peu lumineuses, les lignes terminales des objets ou les bordures des tableaux placés en dehors du point où convergent les axes oculaires.

Alternance dans l'action des yeux. Quand on regarde dans le stéréoscope deux cercles égaux de couleurs dissemblables, ou tracés sur un papier blanc et contenant deux lettres différentes, on distingue alternativement l'une ou l'autre image, et quand on parvient, après un temps plus ou moins long, à les voir se superposer, bientôt l'alternative se reproduit. Les deux yeux ne fonctionnent donc pas simultanément dans les expériences de ce genre, et c'est tantôt l'impression perçue dans l'œil droit, tantôt celle de l'œil gauche qui parvient seule au cerveau. La périodicité est surtout régulière chez les sujets dont les yeux ont la même portée. On remarque, en outre, que l'image perçue nettement se couvre de taches de la couleur de celle qui n'est pas vue.

Ce dernier phénomène paraît tenir à ce que la rétine n'est pas également sensible dans son étendue. Pour la prépondérance alternative de l'un ou de l'autre œil dans la vision, les causes n'en sont pas bien connues. On peut cependant l'attribuer, en partie du moins, à ce que les yeux ne sont pas égaux pour la portée de la vue ou plutôt pour l'habileté à regarder. Presque tous, nous nous servons d'un œil plutôt que de l'autre dans la vision ordinaire et, notamment, quand nous voulons regarder attentivement un objet. Il en est à peu près des yeux comme des mains, à cet égard, et l'un de nos yeux est plus exercé que l'autre ; c'est généralement l'œil droit. Nous avons vu plus haut que la différence entre les yeux peut aller jusqu'à la myopie de l'un, l'autre étant parfaitement organisé; même à un faible degré, cette différence des deux organes doit entraîner une inégalité dans l'accommodation et un désaccord de fonction qui tend continuellement à cesser, puis à se reproduire.

Quant à l'inégalité de sensibilité dans les différentes parties de la rétine, en dehors du *punctum cæcum*, le déplacement des taches dont nous venons de parler prouve qu'elle n'est pas permanente. On sait d'ailleurs que cette inertie partielle peut être déterminée par l'impression d'une vive lumière et surtout des rayons solaires; c'est une expérience que chacun a faite involontairement, et sur laquelle nous reviendrons plus loin.

Persistance des impressions de la rétine. L'impression causée par les rayons lumineux sur la rétine persiste pendant un certain temps, puis s'efface graduellement; il en résulte que si l'action se reproduit par intervalles plus courts qne la durée de l'impression, le cerveau ne perçoit plus une série de sensations isolées, mais une sensation continue. Ainsi lorsque l'on imprime un mouvement de rotation rapide à un charbon ardent, l'œil voit une circonférence lumineuse; de même quand une roue tourne avec vitesse, les rais semblent se rapprocher et former une surface continue. L'impression des couleurs persiste comme celle de la forme, et si l'on fait tourner rapidement sur son axe un cercle divisé en secteurs de plusieurs couleurs, celles-ci donnent la sensation que produirait leur mélange; par exemple, le rouge et le bleu donnent celle du violet et un grand nombre de teintes différentes ont pour résultat la sensation du gris. D'après M. Plateau, la durée des impressions de la rétine est, en moyenne, d'environ une demi-seconde.

La persistance des impressions de la rétine a donné lieu à la construction d'appareils ingénieux qui sont à la fois des objets d'amusement et de curieux instruments de physique. Tel est, par exemple, le phénakisticope. C'est également sur ce principe que sont fondées les belles expériences à l'aide desquelles M. Wheatstone a mesuré la durée des éclairs.

Images accidentelles. On peut comparer jusqu'à un certain point l'action de la lumière sur la rétine à la pression exercée sur une surface élastique. Lorsque des rayons d'une couleur quelconque frappent la rétine, elle résiste à l'impulsion de l'onde lumineuse et tend à regagner l'état de repos. Quand l'action de la lumière cesse brusquement, par exemple si l'on ferme les yeux, après un temps très-court qui mesure la durée de l'impression produite, la rétine revient à l'état normal par un mouvement de réaction d'autant plus énergique que l'action a duré plus longtemps. Elle passe ainsi, par une sorte d'oscillation, de l'état où elle était sous l'influence des rayons lumineux, c'est-à-dire de l'état positif d'impression, à l'état négatif; puis entraînée par le mouvement de réaction, elle dépasse ce point de repos et s'en éloigne en sens inverse: ces oscillations continuent ainsi pendant un temps variable en s'affaiblissant. La réaction de la rétine et les phases négatives de l'impression donnent lieu à une sensation nouvelle et indépendante de tout agent extérieur, en produisant ce qu'on nomme les *images accidentelles* ou *consécutives*.

On sait que deux couleurs sont complémentaires l'une de l'autre lorsque leur mélange produit le blanc. Or les images accidentelles ont cela de particulier qu'elles se présentent sous la couleur *complémentaire* de celle des rayons lumineux qui ont excité la rétine ; ainsi lorsque l'on a regardé pendant un certain temps un mur peint en rouge et bien éclairé, l'image accidentelle est verte ; si le mur est orangé, l'image sera bleue, etc.

Lorsque, dans une galerie mal éclairée, après avoir fixé les yeux pendant une ou deux minutes sur une fenêtre recevant la lumière diffuse, on les ferme brusquement en les couvrant de manière à les mettre dans une obscurité complète, l'image primitive de la fenêtre persiste quelque temps avec ses carreaux éclairés et son châssis obscur ; mais bientôt apparaît l'image consécutive qui vous présente les carreaux obscurs et le châssis lumineux. On peut même faire naître plus promptement cette dernière image en laissant pénétrer un peu de jour à travers les paupières fermées ; mais dans toutes les expériences de ce genre, il faut tenir les globes oculaires dans une immobilité aussi complète que possible sous le voile dont on les couvre, car le moindre changement dans la direction des axes optiques fait disparaître les images, primitives ou accidentelles.

Un fait des plus importants dans cette partie de l'histoire de l'œil, c'est celui-ci, dont on doit l'observation à M. Plateau. La persistance de l'impression de la rétine dans une intensité constante et jusqu'au moment où elle commence à décroître, est d'autant plus courte qu'elle est plus violente, c'est-à-dire que la lumière qui l'a produite était plus vive et plus blanche ; ainsi l'impression est de moins en moins durable, dans son intensité première, suivant qu'elle est causée par la vue d'un disque bleu, rouge, jaune ou blanc ; au contraire, si l'on mesure l'impression non plus dans sa période d'intensité constante, mais de son maximum à son minimum, elle est d'autant plus longue que la lumière a été plus vive, c'est-à-dire que le disque était blanc, jaune, rouge ou bleu.

Plusieurs physiologistes expliquent la formation des images accidentelles par l'excitation persistante de la rétine, avec diminution d'excitabilité, ils pensent que la lumière propre de la rétine joue un rôle dans ce phénomène.

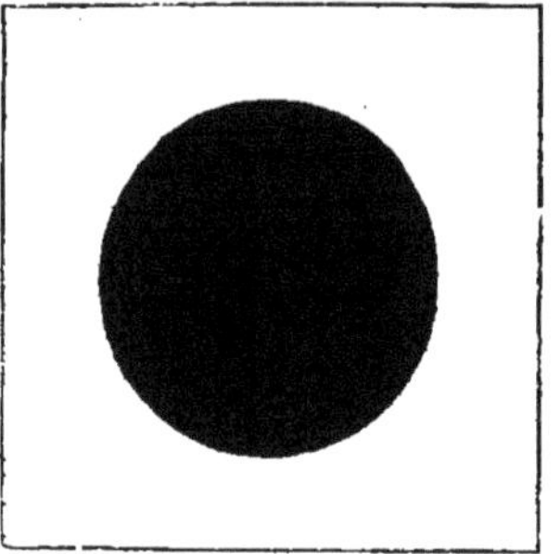
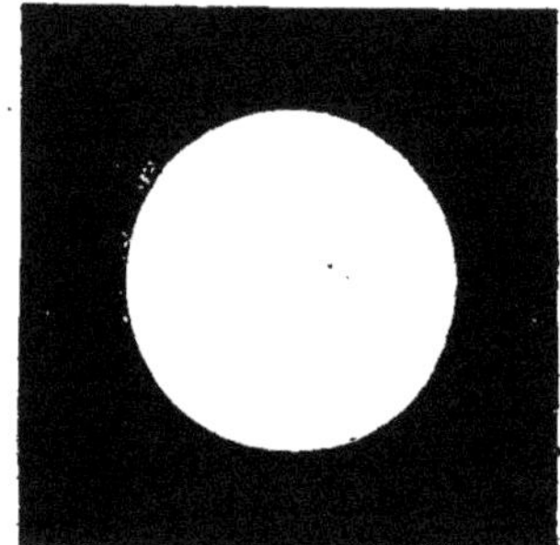

Fig. 42. — Irradiation.

Irradiation ; auréoles accidentelles. Quand une partie de la rétine est excitée par des rayons lumineux, l'ébranlement se propage aux parties voisines, et d'autant plus fortement que la lumière est plus blanche ; il en résulte que, de deux objets d'égale dimension, mais de couleur différente, le plus clair semble plus grand que le plus foncé. Si l'on trace sur une feuille de papier blanc un cercle noir, et, sur une feuille de papier noir un cercle blanc de même diamètre, les deux disques étant placés à égale distance de l'œil, le blanc paraîtra plus grand que le noir; de même si l'on colore par moitié un des disques en noir et en blanc, la moitié blanche paraîtra plus grande que l'autre moitié. Dans les deux cas, la partie blanche empiète sur la noire en vertu de l'impression plus vive qu'elle produit sur la rétine, et, plus on prolonge l'expérience, plus la différence du diamètre paraît s'accroître. On a donné à l'ensemble des phénomènes de ce genre le nom d'*irradiation*. C'est à une cause analogue qu'est due l'apparition d'une auréole de couleur complémentaire autour de l'image imprimée sur la rétine par un objet coloré. Placez un petit carré d'étoffe rouge sur un fond blanc, et fixez-y les yeux quelque temps, vous verrez se former autour de l'étoffe rouge une bordure d'un vert pâle; de même un carré jaune sur un fond blanc fait naître autour de l'image jaune une couronne bleuâtre : c'est ce qu'on nomme les *auréoles accidentelles*.

M. Chevreul a fait connaître des lois remarquables sur le contraste des couleurs et sur l'influence mutuelle que peuvent avoir deux couleurs juxtaposées. Les travaux de l'éminent professeur ne sont pas moins précieux pour les arts que pour la science, car les phénomènes d'irradiation se produisent à chaque instant dans la vision, et les artistes doivent sans cesse en tenir compte en peinture et en architecture.

Est-il besoin de dire que l'effet harmonieux ou discordant produit par l'association des couleurs est, dans ces deux arts, de première importance, et que si le spectateur s'inquiète, en général, assez peu de la loi du contraste, il est, en revanche, très-sensible aux impressions qui résultent pour lui de son observation ?

Daltonisme. On désigne communément sous ce nom une altération de la vue décrite pour la première fois par un chimiste anglais, Dalton, qui en était atteint. Elle consiste dans une difficulté plus ou moins grande à distinguer les couleurs, dont quelques-unes se confondent entièrement, quoique très-différentes, comme le rose et le gris, le rouge et le vert, etc. Le daltonisme très-prononcé se rencontre rarement ; mais, à un degré plus faible, il est assez commun.

Mouvements apparents des objets. Parmi les illusions d'optique les plus fréquentes, nous citerons encore celles qui consistent dans le mouvement apparent des objets extérieurs.

Quand on se trouve sur un bateau ou dans une voiture en marche, il semble que l'on reste immobile et que le rivage ou les bords de la route soient en mouvement.

Nous n'avons conscience du mouvement des choses extérieures que par opposition à notre immobilité, et, quand l'image d'un objet se meut sur la rétine, tandis que l'œil et notre corps demeurent en repos, l'objet vu nous semble changer de position par rapport à nous. Emportés par un bateau ou par une voiture, sans que notre corps prenne au mouvement une part active, nous jugeons du déplacement relatif instinctivement et, par habitude, nous rapportons aux objets extérieurs le mouvement que nous ne sentons pas en nous.

Quelquefois il y a déplacement apparent des objets, quoique ceux-ci et les yeux soient immobiles ; mais, dans l'état normal, c'est toujours après un mouvement du corps que ce phénomène se produit. Ainsi, quand on a tourné rapidement sur soi-même et qu'on s'arrête, tout semble tourner en sens inverse autour de vous. Il est probable que l'illusion dépend alors de l'impulsion au mouvement dans un certain sens donnée au cerveau ; en effet, quand on s'arrête après avoir tourné, la sensation du tournoiement persiste encore quelques instants, surtout pour la tête, et si l'on rapporte instinctivement le mouvement aux objets extérieurs, c'est à la fois par suite de la persistance de la sensation précédente et de la notion de l'immobilité actuelle. Nous nous sentons tourner encore, de même qu'après avoir déposé un fardeau, nous le sentons encore peser sur nous.

Gratiolet attribuait le mouvement apparent des objets, dans ces conditions, à des oscillations insensibles, qui déplaceraient, dans des limites très-étroites, les axes oculaires, mais il n'indique pas la cause de ces oscillations.

Nerf optique. Les impressions visuelles sont transmises de la rétine au cerveau par le nerf optique dont cette membrane paraît être l'épanouissement. Les deux nerfs optiques convergent du fond de l'orbite vers le centre de la base du crâne, où ils entre-croisent une partie de leurs fibres, de sorte qu'une portion du nerf droit se rend à la partie gauche du cerveau, et une portion du nerf gauche à la partie droite : c'est ce qu'on nomme le *chiasma* ou la *commissure* des nerfs optiques. On a déduit de cet entre-croisement des théories physiologiques qui ne sont plus admises, et l'on ne connaît pas encore positivement les relations qui existent entre cette disposition et la fonction visuelle. Les irritations mécaniques paraissent développer des impressions lumineuses dans le nerf optique comme dans la rétine, mais n'y causent aucune douleur.

Mouvements de l'œil. Le globe oculaire est mis en mouvement dans l'orbite par six muscles, groupés deux à deux, qui l'élèvent ou l'abaissent, le dirigent en dedans et en dehors ou le font tourner sur son axe antéro-postérieur. Dans ces mouvements, le centre du globe est immobile et l'œil se meut autour de ses diamètres vertical, transversal, etc. Ces trois ordres de mouvements sont indépendants et peuvent se produire isolément ou se combiner, de manière à diriger la pupille vers tous les points de la circonférence orbitaire. Les muscles droits supérieur, inférieur, interne et externe la portent en haut, en bas, en dedans ou en dehors, et leur action successive lui imprime un mouvement de circumduction; les deux muscles obliques font tourner l'œil sur son axe antéro-postérieur, de manière à maintenir l'horizontalité de son diamètre transverse quand la tête ou le corps se penchent à droite ou à gauche. Tous ces muscles prennent une part directe ou indirecte à chaque mouvement de l'organe; car si, dans l'élévation ou l'abaissement, par exemple, le muscle droit supérieur ou le droit inférieur agit seul, les autres muscles assurent le mouvement et ne le permettent qu'autour de l'axe transversal. Telle est la précision de ce mécanisme, que la cornée s'abaisse et s'élève sans la moindre déviation latérale, comme l'objectif d'une lunette méridienne, et que l'œil peut reconnaître, par cette succession de mouvements, si l'image d'une ligne sur la rétine s'écarte de la verticale de 0,0008 de millimètre.

Les paupières suivent le globe de l'œil quand il s'abaisse ou s'élève, obéissant à l'action des muscles dont elles reçoivent des prolongements aponévrotiques.

Les mouvements des deux yeux sont toujours symétriques et du même ordre; tous deux, en même temps, s'élèvent ou s'abaissent, se dirigent à droite ou à gauche, en tournant autour d'un axe de même nom ; mais ils peuvent être dirigés simultanément en dedans, pour voir un objet rapproché, ou un peu en dehors lorsque, d'un objet très-voisin, ils passent à un point éloigné. Même lorsque l'un des yeux est fermé, le globe oculaire se dirige du même côté que celui de l'œil ouvert. Cet ensemble et cette variété de mouvements contribuent à faire des yeux l'élément le plus important de la physionomie.

Portée et délicatesse de la vue. Sous le rapport de la distance à laquelle il peut voir les objets, l'homme est moins bien partagé que beaucoup d'animaux dont la vue est plus perçante ; mais, pour tout le reste des fonctions visuelles, son œil est au moins égal à celui des êtres inférieurs. Nous ne savons que peu de chose sur la sensation des couleurs chez les animaux ; il paraît probable qu'ils en ont, jusqu'à un certain point, la perception relative; ainsi, la vue du rouge irrite le taureau, et l'on peut admettre que l'oiseau de proie, du haut des airs, distingue, aussi bien que la forme de l'alouette et de la caille rasées dans le guéret, la couleur de leur plumage, si voisine, pourtant, de la couleur du sol. Mais quand on les supposerait doués, à cet égard, de facultés sensitives inutiles dans les limites de leur instinct, pourrait-on rien trouver chez les animaux de plus parfait que l'organe auquel l'homme doit les prodiges de la peinture? Sans doute, il faut distinguer ici ce qui tient à l'appareil visuel et ce qui procède de l'intelligence. L'œil perçoit les teintes que lui offre la nature, dans leur délicatesse et leur variété presque illimitée, l'intelligence les compare et reconnaît les couleurs élémentaires dont elles se composent; l'œil reflète tour à tour le modèle, la palette et le tableau, l'intelligence saisit les rapports des teintes, et les combine de telle sorte que leur mélange ou leur rapprochement donne un résultat conforme à l'impression première; mais, pour que l'artiste juge si le rouge ou le bleu domine dans une teinte violette, pour qu'il apprécie la nuance, il faut que la rétine la transmette au cerveau dans toute sa pureté.

En visitant les Gobelins on voit rangées par ordre de nuances, les laines qui servent à la fabrication des tapisseries. Le nombre des teintes dépasse vingt-huit mille, et pourtant, lorsqu'on en compare deux qui se suivent, on les distingue facilement, et l'on sent l'intervalle qui les sépare.

Les habitants des campagnes, les marins et surtout les peuples qui vivent à l'état sauvage, ont généralement la vue plus perçante que les hommes des villes. L'habitude de chercher à distinguer de loin les objets donne-t-elle aux yeux une puissance qu'ils n'acquièrent pas en fonctionnant toujours dans un horizon restreint? Sans assimiler exactement les effets de l'exercice sur l'œil à ceux qu'il produit sur les muscles, on peut penser qu'une accommodation presque incessante à de grandes distances influe sur l'œil en ce sens, et si, comme cela paraît très-probable, l'accommodation a lieu par la contraction de fibres musculaires, on s'expliquera facilement la portée de l'œil augmentée par l'exercice; mais les données manquent pour vérifier et mesurer cette augmentation chez les individus. Ce qui n'est pas douteux, c'est que les hommes pour qui l'horizon est habituellement éloigné voient ou plutôt distinguent certains objets à une distance où, pour d'autres personnes, ces objets sont confus, quoique la portée de l'œil s'étende jusqu'à eux.

Un navire paraît à l'horizon : l'homme étranger à la mer distingue à peine des voiles dans ce nuage blanc qui sort des eaux ; le matelot vous dira si c'est un brick ou un trois-mâts, un navire de guerre ou de commerce; souvent même il indiquera son tonnage, sa nationalité, sa provenance, son nom. L'Arabe et l'Européen, au milieu des sables du Sahara, voient à l'horizon un objet qui, pour l'Européen, n'est qu'un point noir sans forme appréciable; l'Arabe y voit distinctement un chameau, et déclare qu'il est à telle distance, sans se tromper jamais.

Le voyageur sans expérience des montagnes aperçoit devant lui un chaos de pentes et de parois abruptes, de saillies et d'anfractuosités, au milieu desquelles son œil ne peut distinguer ni route, ni passage praticable. Le montagnard, à la vue de cette barrière, infranchissable en apparence, y reconnaît de suite les points accessibles et les sinuosités qu'il doit parcourir pour atteindre le sommet. Cela prouve, non pas que le marin, l'Arabe ou le montagnard ont la vue plus perçante que l'homme étranger à leur pays, mais qu'ils ont appris à connaître la signification de tel détail de la forme, de telle particularité de couleur, etc., qui sont pour eux des points de repère et semblent tracer devant leurs yeux la description qu'ils font à leur compagnon de voyage de ces objets confus ou imperceptibles pour lui. C'est donc à des notions acquises et à leur habileté à regarder, plutôt qu'à la portée de leur vue, qu'ils doivent cette faculté de distinguer les objets à de grandes distances.

On rencontre, au reste, dans tous les pays et sous tous les climats, des hommes dont la vue est d'une portée extraordinaire. Wrangel, dans son Voyage à la mer Glaciale, parle d'un Yakoute qui lui racontait avoir vu une grande étoile en avaler de plus petites et les vomir ensuite. Cet homme, dit Wrangel, avait vu, à l'œil nu, les éclipses des satellites de Jupiter. De Humboldt cite, dans le *Cosmos*, un tailleur de Breslau, nommé Schœn, qui voyait aussi les satellites de Jupiter à l'œil nu. On ne connaît pas d'exemples d'une plus grande portée de la vue.

CHAPITRE XII

Sens de l'ouïe. — Organe de l'audition. — Oreille externe ; pavillon de l'oreille, conduit auditif — Oreille moyenne ; tympan, caisse du tympan, fenêtre ovale, fenêtre ronde, trompe d'Eustache, osselets de l'ouïe, muscles et mouvements des osselets. — Oreille interne ; labyrinthe, vestibule, canaux demi-circulaires, limaçon, labyrinthe membraneux. — Nerf auditif. — Bruits et sons ; durée, hauteur, intensité, timbre du son ; marche du son dans l'air, dans l'eau, dans les corps solides ; gravité, acuïté du son. — Mécanisme de l'audition ; fonctions des diverses parties de l'oreille ; marche des sons dans l'oreille ; propagation des sons jusqu'à l'appareil auditif par les vibrations des os du crâne. — Opinions des physiologistes sur les fonctions des diverses parties du labyrinthe ; théorie de M. Helmholtz. — Finesse et délicatesse de l'ouïe. — Justesse de l'oreille. — Appréciation de l'intensité, de la distance et de la direction des sons ; ventriloquie. — Durée des impressions auditives. — Sensations d'origine intérieure. — Parallèle de l'oreille et de l'œil.

Oreille. L'organe de l'ouïe n'est pas placé à la face, comme ceux de la vue, de l'odorat et du goût, mais dans l'épaisseur de la base du crâne. Toutefois, on peut dire qu'il se rattache à la face, comme élément de la physionomie, par son appareil extérieur qui contribue à l'expression de la tête. L'oreille se divise anatomiquement en trois régions : l'oreille externe, l'oreille moyenne et l'oreille interne.

Oreille externe. C'est la partie la moins compliquée

de l'organe ; elle se compose du pavillon de l'oreille et du conduit auditif.

Le *pavillon de l'oreille*, que son nom assimile à la partie évasée des instruments à vent ou d'un porte-voix, est un cornet acoustique qui recueille les ondes sonores et les conduit dans les profondeurs de l'appareil auditif. Il consiste en une lame cartilagineuse, élastique, enveloppée d'une peau délicate et capricieusement modelée. Son bord, arrondi à la partie supérieure et replié sur lui-même, forme l'*ourlet* ou l'*hélix*, et se termine en bas par le *lobule*. Au centre se trouve la *conque*, limitée en arrière par l'*anthélix* et qui vient aboutir au conduit auditif. Les saillies du *tragus* et de l'*antitragus*, séparées par une échancrure elliptique, protégent l'orifice de ce conduit, et un duvet, qu'on pourrait appeler les cils de l'oreille, tamise l'air qui pénètre dans l'organe.

Le pavillon de l'oreille, dirigé en avant, se détache de la tête et ses lignes se raccordent élégamment à l'ovale du visage.

De Blainville a comparé les courbes et la surface du pavillon de l'oreille à celles de la tête. Suivant ce naturaliste, la partie supérieure du pavillon correspond dans sa courbe à celle du crâne et le bord libre de l'ourlet décrit une courbe parallèle à celle qui cerne la fosse temporale ; quand la tête est peu saillante dans sa région moyenne et la fosse temporale peu marquée, l'ourlet n'existe pas, il est au contraire large et prononcé quand la voûte du crâne surplombe la fosse temporale. La conque de l'oreille correspond à la mâchoire supérieure, elle lui est proportionnelle et le relief de l'origine de l'hélix traduit le relief de l'arcade zygomatique ; enfin le lobule présenterait le profil de la mâchoire supérieure. Il est à remarquer que le lobule de l'oreille n'existe que chez l'homme, et l'homme seul aussi a un menton saillant et anguleux.

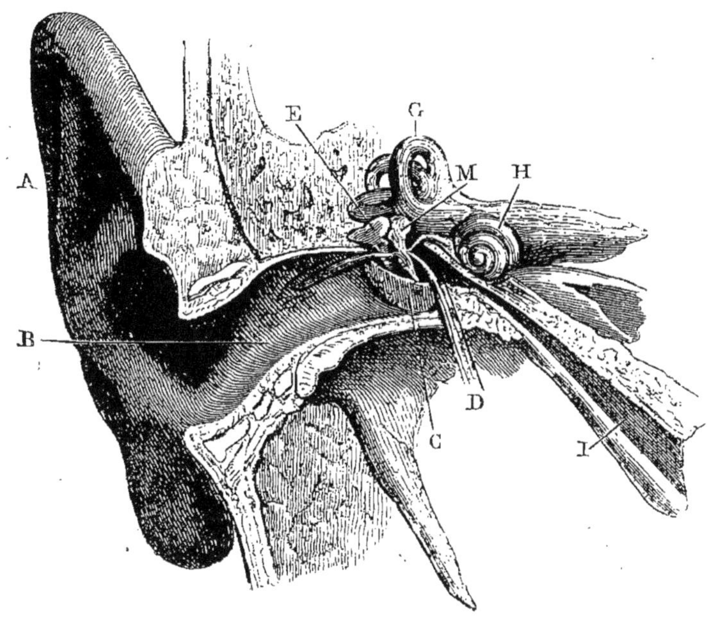

Fig. 43. — Coupe montrant les différentes parties de l'oreille.

A Pavillon.
B Conduit auditif externe.
C Membrane du tympan.
D Caisse du tympan.
E L'enclume.
M Le marteau.
G Canaux demi-circulaires.
H Limaçon.
I Trompe d'Eustache.

Le *conduit auditif*, qui représente le tube du cornet acoustique formé par l'oreille externe, est cartilagineux dans sa portion voisine de la conque, et creusé pour le reste dans cette partie de l'os temporal qu'on nomme le *rocher*. Tout est disposé dans ce canal, long d'environ 3 centimètres, pour que les corps étrangers en suspension dans l'air ne puissent pénétrer avec lui jusqu'à la membrane du tympan ; près de la conque, le conduit auditif est coudé, en sorte que l'air, en transmettant le son à l'oreille moyenne, ne pénètre pas en ligne droite, et la sensibilité de la membrane est ainsi ménagée.

Oreille moyenne. Le *tympan*, dont le nom indique la fonction, est une cloison membraneuse tendue obliquement au fond du conduit auditif, qu'il sépare de l'oreille moyenne ou caisse du tympan. Cette membrane demi-transparente et très-mince, quoique formée de trois feuillets, vibre sous l'impression des ondes sonores et transmet le mouvement vibratoire aux osselets de l'oreille. Entre le tympan et l'oreille interne est située la *caisse du tympan*, cavité creusée, comme toutes celles de l'oreille moyenne et interne, dans l'épaisseur du rocher. Parmi les détails de forme et d'organisation qu'elle présente, on remarque la *fenêtre ovale* qui la fait communiquer avec le vestibule, et la *fenêtre ronde* qui conduit dans le limaçon. La caisse du tympan communique également avec les *cellules mastoïdiennes*, sinus très-nombreux, occupant l'intérieur de l'apophyse mastoïde du temporal, contenant de l'air et destinés à multiplier les surfaces de vibration ; enfin elle se continue par une sorte d'entonnoir avec la trompe d'Eustache, canal d'environ 6 centimètres de long, qui s'ouvre à la partie supérieure du pharynx et conduit l'air dans l'oreille moyenne.

Osselets de l'ouïe. Ils sont au nombre de quatre, s'articulent ensemble et forment une chaîne osseuse qui va du tympan à la fenêtre ovale suivant une ligne brisée. On les nomme le *marteau*, l'*enclume*, l'*os len-*

ticulaire et l'*étrier*, à cause de leur forme ou de leurs fonctions. Des muscles spéciaux agissent sur le marteau et l'étrier qui sont placés aux deux extrémités de la chaîne; l'enclume et l'os lenticulaire servent d'intermédiaires pour la propagation des vibrations. Le mouvement imprimé à l'une des extrémités se communique à l'autre par une sorte de bascule des osselets, dont le mécanisme représente assez bien celui d'une sonnette. De plus, l'une des extrémités du marteau, le *manche*, est enchâssée dans la membrane du tympan, et lorsque le muscle du marteau se contracte, il en résulte une tension de la membrane, phénomène dont nous aurons lieu de parler plus loin. Quant au muscle de l'étrier, il fait pénétrer la plaque de cet osselet dans la fenêtre ovale, et, suivant Longet, il l'empêche de s'écarter en sens inverse sous l'influence du muscle du marteau dont il est l'antagoniste.

Oreille interne ou *labyrinthe*. L'oreille interne est la partie de l'organe auditif qui perçoit l'impression du son et la transmet directement au cerveau. Elle est creusée dans le rocher et divisée naturellement en trois compartiments distincts, qu'on nomme le vestibule, les canaux demi-circulaires et le limaçon. L'ensemble de ces divisions est un des appareils les plus complexes et les plus délicats du corps humain.

Le labyrinthe est composé d'une cavité osseuse renfermant, dans une partie de son étendue, une autre cavité membraneuse, de là la distinction que font les anatomistes des labyrinthes osseux et membraneux. Nous parlerons d'abord du premier.

Le *vestibule*, cavité ovoïde placée au centre de l'oreille

interne, entre les canaux demi-circulaires et le limaçon, communique avec la caisse du tympan par la fenêtre ovale que bouche la base de l'étrier. Il présente les cinq orifices des canaux demi-circulaires, celui de la rampe vestibulaire du limaçon, celui de l'aqueduc du vestibule, etc. Ce dernier est l'ouverture d'un canal vasculaire qui traverse la paroi du rocher.

Canaux demi-circulaires. On nomme ainsi trois tubes courbés en arc de cercles, dont un est horizontal et placé entre les deux autres qui sont verticaux. Ils sont renflés en ampoule à l'une de leurs extrémités et communiquent avec le vestibule par cinq orifices, dont un pour deux d'entre eux.

Le *limaçon.* Sa ressemblance avec la coquille du mollusque de ce nom a fait désigner ainsi une cavité conoïde, séparée des canaux demi-circulaires par le vestibule, avec lequel un orifice la fait communiquer, et s'abouchant à la fenêtre ronde. La cavité du limaçon forme une spirale qui décrit environ deux tours et demi autour de son axe ou *columelle*, et qu'une cloison, *lame spirale*, divise transversalement en deux rampes dans toute sa longueur. On nomme *rampe vestibulaire* celle qui s'ouvre dans le vestibule, et *rampe tympanique* celle qui vient s'aboucher à la fenêtre ronde, par laquelle, sans la membrane qui la ferme, elle communiquerait avec la caisse du tympan.

La lame spirale se divise dans sa longueur en une partie osseuse, correspondant par son bord interne à la columelle, et une partie membraneuse unissant la précédente à la paroi externe du limaçon; cette paroi est formée par la *lame des contours*. L'intérieur du limaçon est tapissé d'une membrane fibro-muqueuse qui paraît faire suite au périoste des deux autres cavités labyrinthiques ; quant à la partie membraneuse de la lame spirale, elle peut être considérée comme un prolongement du labyrinthe membraneux. Enfin, on nomme *aqueduc du limaçon* un canal vasculaire, analogue à celui du vestibule, et qui communique de même avec la cavité du crâne. La base du limaçon repose sur le fond du conduit auditif interne par où le nerf acoustique pénètre dans l'organe de l'ouïe.

Labyrinthe membraneux. Les parois osseuses du vestibule et des canaux demi-circulaires renferment et protégent un appareil de même forme, membraneux et séparé d'elles par un intervalle que remplit une humeur limpide, désignée sous les noms d'*humeur de Cotugno* ou de *périlymphe*. Le labyrinthe membraneux est donc inférieur en proportions au labyrinthe osseux, il est moindre environ de moitié. Ses cavités contiennent un liquide analogue à l'humeur de Cotugno et que de Blainville a comparé à l'humeur vitrée de l'œil ; elles renferment aussi des tubes et des sacs membraneux, demi-transparents, dont l'aspect a beaucoup d'analogie avec celui de la rétine. Le vestibule membraneux se compose de deux parties distinctes : le *saccule* et l'*utricule*, dans l'intérieur desquels existe une poussière calcaire qui semble représenter, chez l'homme et chez les mammifères, les pierres auditives ou *otolithes* des poissons.

Nerf auditif. Remarquable par la mollesse de sa contexture, le nerf auditif ou acoustique, spécial à l'organe de l'ouïe, pénètre dans l'oreille par le conduit auditif interne et se divise en deux branches, dont l'une distribue ses rameaux au vestibule et aux extrémités ampullaires des canaux demi-circulaires, tandis que l'autre est destinée au limaçon. Celle-ci, que l'on nomme branche limacienne, se divise en ramuscules d'une ténuité extrême qui tapissent la surface de la columelle et s'étalent régulièrement sur la lame spirale, en diminuant de longueur de la base au sommet du limaçon; de sorte que, si l'on supposait la lame spirale redressée et formant un plan triangulaire, ces filets représenteraient les cordes d'une harpe, les plus longs à la base du triangle et les plus courts au sommet. On les nomme *fibres de Corti*, du nom de l'anatomiste qui les a décrits le premier. Le microscope a permis d'en compter plus de trois mille, et nous verrons plus loin quel rôle on leur attribue dans l'audition.

Mais avant d'aborder la question physiologique, il faut nous rappeler sommairement quelques-uns des phénomènes dont l'oreille nous révèle l'existence.

Bruits et sons. Les physiciens divisent les sons en deux classes : le *son musical* et le *bruit;* l'un et l'autre ont la même origine, la vibration d'un corps transmise à l'air. La durée trop courte du bruit et ses vibrations non isochrones ne permettent pas que sa valeur musicale puisse être appréciée, c'est ce qui le distingue du son. Ainsi, l'explosion des gaz ou de la poudre, un coup de fouet, une branche qui se casse font du bruit et ne donnent pas un son musical. La limite du son et du bruit est d'ailleurs insensible et varie suivant les individus. Un bruit, de même qu'un son, est grave ou aigu, faible ou intense. La différence de durée de la sensation ne permet pas de comparer le bruit au son, mais l'oreille saisit les rapports entre deux bruits aussi bien qu'entre deux sons musicaux.

On nomme son musical celui dont la hauteur peut être appréciée d'une manière absolue et relativement à d'autres sons graves ou aigus ; en d'autres termes, celui dont le nombre de vibrations suit une loi constante et peut être évalué.

Quelle que soit, d'ailleurs, à l'oreille la différence d'un bruit ou d'un son musical, l'un n'est qu'une variété ou qu'un degré de l'autre, et tous deux, procédant, comme nous l'avons vu, d'une même origine, peuvent être étudiés sous la dénomination générique de *son*.

Le son a quatre propriétés fondamentales : la durée, la hauteur, l'intensité et le timbre. Les trois premières se définissent par les mots qui servent à les exprimer ; quant au timbre, c'est cette résonnance particulière à chaque instrument, à chaque voix, qui fait que nous distinguons sans peine les sons d'un violon, d'une clarinette ou d'une flûte, et que nous reconnaissons les personnes en les entendant parler ou chanter.

Un son *dure* autant de temps que vibre le corps dont il émane, il est d'autant plus *élevé*, plus *aigu*, qu'il compte plus de vibrations, et son *intensité* se mesure par l'amplitude des vibrations qui le déterminent, amplitude proportionnelle à la force agissant sur le corps sonore.

Le *timbre* des sons a longtemps été pour les physiciens et les physiologistes une énigme insoluble. J. Müller avait entrevu son origine en l'attribuant soit à l'isochronisme d'ondes sonores animées d'une vitesse diverse ; soit à des ondes de longueur différente produisant une onde composée, de forme particulière ; soit, enfin, à une vibration longitudinale s'accomplissant dans le corps sonore en même temps que la vibration transversale. Longet dit, avec plus de précision, que le timbre de la voix humaine et celui des instruments à vent résultent de la coexistence de plusieurs ondes sonores d'intensité et de tons différents qui modifient la forme générale de l'onde principale. Enfin, les expériences de M. Helmholtz ont démontré que le timbre d'un son dépend du nombre des sons harmoniques, qui se produisent en même temps que le son fondamental, et de leur intensité relative.

Lorsqu'on frappe une corde de piano donnant l'*ut*, par exemple, on entend résonner cette note ; mais avec un peu d'attention, l'oreille distingue d'autres notes qui résonnent simultanément et moins fortement ; elles sont le résultat de vibrations partielles qui se produisent dans la longueur de la corde, suivant certaines lois que nous ne pouvons exposer ici. L'*ut* donné par le choc imprimé à la corde est le *son fondamental*, les autres notes, qui se superposent à celles-là, sont les *harmoniques*. De leur fusion avec le son fondamental résulte pour l'oreille un son complexe, qu'elle décompose instinctivement en sons simples, mais qui ne détermine dans le cerveau qu'une sensation unique, celle d'un *ut* ayant un timbre particulier. Que le son fondamental soit émis par un autre instrument ou par la voix humaine, les mêmes phénomènes se produiront et le timbre se caractérisera de même à notre oreille. Le timbre est donc le caractère différentiel des corps sonores, c'est en quelque sorte la forme des sons.

Le son marche plus rapidement dans l'air chaud que dans l'air froid ; sa vitesse dans l'atmosphère est de 340m,90 par seconde à 16 degrés, ou 331m,12 à 0°, d'après les expériences faites par les membres du Bureau des longitudes, en 1822, et de 333m,11 à 0°, d'après celles de Bravais et Martins, en 1844. Cette vitesse n'est pas modifiée par les variations de la pression atmosphérique ; elle est égale dans les directions horizontale, verticale ou oblique. Le vent l'augmente ou la diminue, suivant qu'il souffle dans la direction du son ou en sens contraire ; mais il ne la change pas s'il souffle perpendiculairement à cette direction. Le son, ne pouvant se produire dans le vide, est d'autant moins intense que l'air est plus raréfié ; il est moins fort, par exemple, sur les hautes montagnes que dans les couches inférieures de l'atmosphère ; toutefois, le profond silence qui règne par instants dans ces régions élevées permet d'entendre des sons, même très-faibles, à de grandes distances. C'est ce que nous avons pu constater avec M. Martins, en 1844. Près de Saint-Chéron (Seine-et-Oise), à une altitude d'environ 140 mètres, un diapason, monté sur une caisse de résonnance, s'entendait, pendant le jour, à 250 mètres, tandis qu'au grand plateau du mont Blanc, à 4,000 mètres d'altitude, le son du même instrument se transmettait jusqu'à 337 mètres. Sur la cime du mont Blanc, nous distinguions les voix de nos guides causant à 400 mètres de nous, et ils nous entendaient aussi parler.

De Humboldt a observé que le son est plus intense et se propage plus loin la nuit que le jour, malgré les bruits et le vent, qui, dans les pays tropicaux, augmentent après le coucher du soleil. Cet affaiblissement du son pendant le jour est attribué par l'illustre observateur à l'échauffement inégal des couches de l'atmosphère, sous l'influence du soleil et du rayonnement du sol.

Le son marche beaucoup plus vite dans l'eau et dans les corps solides que dans l'air. Colladon et Sturm ont trouvé que sa vitesse était de 1,435 mètres par seconde dans l'eau du lac de Genève, à 8° ; elle est, d'après les expériences de Biot, de 3,250 mètres, en moyenne, dans des tuyaux en fonte. C'est environ cinq fois plus de vitesse dans l'eau, et neuf fois plus dans la fonte que dans l'air.

De Humboldt rapporte que les détonations volcaniques ont été quelquefois transmises par le sol à des distances de 810 et de 1,200 kilomètres.

On admet que le son le plus grave qui puisse être perçu par l'oreille est de 32 vibrations par seconde (16 vibrations suivant Savart), et le plus aigu, suivant Despretz, de 73,700 vibrations. Un son de 60,000 vibrations, dit M. Martins, est déjà très-faible, difficile à entendre et d'une telle acuïté, qu'il cause à l'oreille une impression douloureuse. Les sons que l'oreille perçoit et apprécie facilement varient entre 100 et 20,000 vibrations. L'*ut* le plus grave d'un piano de six octaves et demie, en compte 128, le plus aigu est de 8,192.

Mécanisme de l'audition. Les ondes sonores pénètrent dans le conduit auditif directement ou après avoir rencontré le pavillon de l'oreille, dont elles suivent les anfractuosités. De plus, le pavillon vibre lui-même au choc des sons, et les vibrations se transmettent de proche en proche à tout l'organe. Savart, qui a démontré ce dernier phénomène par des expériences, fait observer que le modelé très-accidenté du pavillon a pour effet de présenter toujours sous un angle convenable une partie de sa surface aux ondes sonores, quelle que soit leur direction, en effet, elles agissent avec d'autant plus de force sur ses parois, qu'elles les frappent dans un sens plus rapproché de la perpendiculaire.

Si l'on enduit l'intérieur du pavillon de l'oreille droite, par exemple, d'une pâte qui efface les anfractuosités et les transforme en une surface plane, on entend moins bien de ce côté que de l'autre un son produit à égale distance des deux oreilles. Il est à présumer aussi que le pavillon, qui renforce également tous les sons, ne vibre à l'unisson d'aucun d'eux et doit aux irrégularités de sa surface de n'avoir pas de son qui lui soit propre. Enfin, la forme du pavillon et son inclinaison par rapport à la tête, différentes suivant les individus, paraissent avoir une certaine influence sur la finesse de l'ouïe.

Outre les vibrations qui y pénètrent directement et celles qui lui viennent du pavillon, le conduit auditif reçoit celles des os du crâne et les transmet au tympan. Ces dernières et celles du pavillon y parviennent même plus vite que les premières, car le son marche plus rapidement dans les liquides et dans les solides que dans l'atmosphère. Le tympan reçoit donc des vibrations de deux ordres; mais, en passant à cette membrane, celles de l'air se transforment en vibrations d'un corps solide, d'où l'on peut conclure, avec Savart et Müller, que la fonction du tympan est de servir d'intermédiaire entre l'air et les osselets, en transformant, comme on vient de le voir, les vibrations aériennes.

Les sons renforcés par l'oreille externe et concentrés sur le tympan, puis transmis par cette membrane aux osselets, se renforcent encore dans ce trajet en venant se concentrer plus étroitement sur la plaque de l'étrier.

Nous avons vu que la contraction du muscle du marteau détermine une tension du tympan. Cette membrane passe ainsi de l'état de repos à un degré de tension variable et sur les effets de laquelle les physiologistes ne sont pas d'accord. Suivant Bichat, la membrane serait d'autant plus tendue que les sons seraient plus faibles, et que l'organe aurait besoin d'une action plus grande pour les percevoir. D'après Müller et Savart, la tension protége l'organe de l'ouïe contre les sons trop forts, en diminuant la faculté conductrice du tympan; suivant Longet, le muscle du marteau n'a pour fonctions que d'obvier aux variations de tension et surtout d'empêcher le relâchement complet de la membrane; en un mot, c'est la clef du tympan.

Les ondes sonores parcourent, avons-nous dit, la chaîne des osselets et sont transmises par elles au liquide du labyrinthe, changeant ainsi de milieu sans perdre de leur intensité. Si les osselets, au lieu de s'articuler suivant une ligne brisée, formaient une ligne droite et une tige rigide, la distance entre le tympan et la fenêtre ovale étant susceptible de varier, il en résulterait, dans certains cas, une pression trop forte contre la membrane tympanique, d'une part, et la fenêtre ovale, de l'autre; tandis que l'élasticité de la chaîne et de ses articulations ne permet rien de semblable. Le tympan ne peut exercer qu'une pression limitée sur la fenêtre ovale et, quand il s'en écarte le plus, l'étrier est retenu par son muscle au-devant de cette ouverture. Telle est, sur ce point, la théorie de Savart, adoptée et développée par Longet.

La caisse du tympan contient de l'air dans lequel se propagent les vibrations de la membrane tympanique, et qui les transmet, par la membrane de la fenêtre ronde, à l'humeur du labyrinthe. Ces vibrations, en devenant aériennes, perdent de leur intensité, ce qui les a fait considérer comme pouvant différer dans leur timbre des vibrations de solides transmises par les osselets.

Quoi qu'il en soit, le principal rôle de l'air dans la caisse du tympan n'est pas de transmettre les vibrations de cette membrane, mais de faire équilibre à la pression que l'atmosphère exerce sur sa face externe, et de la rendre ainsi complétement indépendante entre deux pressions égales. La trompe d'Eustache remplit ce but en conduisant l'air dans l'oreille moyenne. L'obstruction temporaire de ce conduit amène des bourdonnements et cause une surdité momentanée, qui devient plus forte par l'oblitération de la trompe. Ce canal sert aussi à débarrasser la caisse du tympan des mucosités et des autres liquides qui peuvent y être sécrétés.

Les ondes sonores pénètrent dans le vestibule par la fenêtre ovale; cette ouverture, fermée par la plaque de l'étrier, reçoit les vibrations de la chaîne des osselets. La membrane de la fenêtre ronde transmet à la rampe tympanique du limaçon les vibrations aériennes de la caisse du tympan, et cette membrane est, comme l'a dit Scarpa, un tympan secondaire.

Parvenues au labyrinthe, les vibrations se propagent dans l'humeur qui le baigne et arrivent au labyrinthe membraneux et à la rampe vestibulaire du limaçon, où elles rencontrent enfin les ramifications extrêmes du nerf auditif.

Outre les ondes sonores de nature aérienne, l'oreille perçoit, comme nous l'avons dit, celles qui se propagent jusqu'à l'organe de l'ouïe par l'ébranlement des os du crâne. Ainsi, lorsqu'on tient entre les dents ou lorsqu'on applique aux parois du crâne une tige sonore, le son est perçu par l'appareil auditif. C'est par cette voie que, malgré la perte du tympan et des osselets, quelques personnes peuvent encore entendre des sons d'origine extérieure. Toutefois, il faut pour cela que les ouvertures du labyrinthe dans la caisse du tympan, c'est-à-dire, la fenêtre ovale et la fenêtre ronde, n'aient pas perdu les membranes qui les ferment, et que le liquide du labyrinthe continue à baigner ses cavités. On conçoit d'ailleurs que l'audition, dans ce cas, est très-bornée, puisqu'elle n'a lieu que par le contact des corps sonores avec les os de la tête.

Les fonctions des trois divisions du labyrinthe ont été diversement appréciées par les physiologistes. Suivant Dugès, le vestibule recueille le son, en mesure l'intensité, et fait, par conséquent, juger de la distance. On a considéré les canaux demi-circulaires, soit comme donnant la notion de la direction des ondes sonores et de la position des corps d'où elles partent, soit comme de simples organes de renforcement des sons. De Blainville pense que le limaçon a pour fonction principale d'apprécier les sons très-aigus ; Dugès en fait la partie musicale de l'organe auditif, l'appréciateur des tons et surtout l'appareil destiné à percevoir les voix et les sons articulés.

D'autres auteurs ont pensé que la lame spirale, qui se rétrécit avec régularité de la base au sommet du limaçon, correspondait ainsi à l'échelle des sons, du plus grave au plus aigu, et qu'elle vibrait à l'unisson de chacun d'eux.

Pour Müller et Longet, la destination finale du limaçon est d'étaler les fibres nerveuses sur une lame solide, en contact avec les parois osseuses du labyrinthe et de la tête, aussi bien qu'avec l'eau du labyrinthe et pouvant, par conséquent, transmettre à ces fibres les vibrations communiquées aux parties solides ou liquides de l'appareil auditif. De plus, la disposition en spirale du limaçon réalise, sous le moindre volume possible, un développement de surface relativement considérable, pour l'expansion des filets nerveux.

Cette divergence d'opinions est facile à comprendre, du moment qu'aux données précises de la physique succèdent les aperçus physiologiques.

Le nerf auditif se distribue à tout le labyrinthe, mais, avant d'y pénétrer et dans le conduit auditif interne, il se divise, comme nous l'avons dit, en deux branches dont la moins considérable se rend au limaçon et la plus forte au vestibule et aux canaux demi-circulaires. Si l'on admet que ces deux branches soient homogènes et constituent seulement deux divisions du nerf spécial à l'audition, on doit en conclure que l'impression auditive a lieu sur toute la surface du labyrinthe, de même que l'impression visuelle se produit sur toute la rétine. La division du nerf et la disposition particulière de ses ramuscules dans chacune des cavités labyrinthiques paraissent indiquer une destination spéciale de ces cavités. Il semble rationnel de penser que des appareils si différents de forme et si distincts dans l'ensemble de l'organe, ont des attributions particulières et concourent dans leurs fonctions respectives à la sensation complexe de l'audition. De plus, Müller a démontré que les mêmes vibrations aériennes agissent avec beaucoup plus d'intensité sur l'eau du labyrinthe, après avoir traversé la chaîne des osselets et la fenêtre ovale qu'après avoir traversé l'air de la cavité tympanique et la membrane de la fenêtre ronde; il pense que les ondes du même son, transmises à travers les deux fenêtres, diffèrent non-seulement en intensité, mais aussi, jusqu'à un certain point, sous le rapport du timbre, puisque les unes parviennent à la fenêtre ronde à l'état de vibrations aériennes, et les autres à la fenêtre ovale, par la chaîne des osselets, à l'état de vibrations de corps solides. Mais le limaçon reçoit des ondes sonores de l'une et l'autre sorte par ses rampes tympanique et vestibulaire; de plus, les cavités qui forment le labyrinthe communiquent entre elles et, remplies par une humeur commune, elles sont réunies intimement par leurs parois; elles semblent donc devoir être solidaires, jusqu'à un certain point, à l'égard des impressions auditives, et rien ne démontre que les vibrations soient électivement dirigées dans leur marche, à partir du vestibule, vers le limaçon ou les canaux demi-circulaires.

Il est à remarquer néanmoins que les auteurs s'accordent généralement à placer dans le limaçon le siége principal ou même unique des impressions auditives, et cette doctrine est aujourd'hui professée par M. Helmholtz, à qui l'on doit de connaître l'origine et le mécanisme des timbres. Nous allons indiquer sommairement sa théorie de l'audition.

On a vu plus haut que les filets terminaux du nerf auditif s'étalent régulièrement, les uns à côté des autres, sur la lame spirale du limaçon, comme les cordes d'un clavier. M. Helmholtz assimile ces filets nerveux aux cordes d'un piano, et explique ainsi leurs fonctions : lorsque, soulevant les étouffoirs d'un piano, on chante avec force au-dessus des cordes une note quelconque, l'onde sonore met en vibration celles des cordes qui répondent aux harmoniques de la voix et dont chacune vibre exclusivement à l'unisson d'un harmonique; la note se trouve ainsi décomposée par la vibration sympathique des cordes. Ce même phénomène a lieu dans l'oreille interne. Les fibres de Corti décomposent les sons; chacune d'elles vibre à l'unisson de l'harmonique avec lequel elle s'accorde, et l'ensemble de ces vibrations, transmis au cerveau par le nerf auditif, donne la sensation du son fondamental et de son timbre. Mais ici, comme partout, l'organe vivant est infiniment supérieur à la machine construite par l'homme. Les fibres de Corti sont au nombre de plus de 3,000, ce qui donne pour chaque octave 400 cordes sensitives dont l'intervalle est d'un 66e de ton. Il est facile de comprendre, d'après cela, comment une oreille exercée peut saisir les moindres différences entre les sons, de même que l'œil apprécie les moindres nuances de la lumière.

Cette théorie explique, dans une de ses parties les plus mystérieuses, le mécanisme de l'audition et nous montre les ondes sonores excitant la harpe éolienne du nerf auditif, comme l'observation directe nous fait voir l'image lumineuse se peignant sur la rétine. De même que le miroir et la chambre obscure nous donnent une idée de l'œil, un instrument de musique nous représente l'oreille, et nous suivons ainsi l'onde sonore et l'onde lumineuse jusqu'au point où tout devient mystère, jusqu'à la sensation que nous devons renoncer à comprendre, comme la vie, comme notre intelligence même.

Cependant l'ingénieuse explication de M. Helmholtz ne semble pas tout d'abord nous rendre les phénomènes de l'ouïe aussi facilement accessibles, que ceux de la vue nous le deviennent par les instruments d'optique. Le miroir convexe et les réductions photographiques nous montrent de grands monuments, de vastes paysages reproduits dans des proportions microscopiques; pour l'oreille nous n'avons rien de semblable et nous sommes involontairement portés à comparer l'organe auditif et ses conduits si déliés à la grandeur des sons et des corps dont ils émanent. Les physiciens admettent que les ondes sonores se croisent dans l'air, à peu près comme celles d'un liquide, sans que leurs courbes se modifient réciproquement; c'est ainsi que s'explique la netteté de chaque son en particulier dans un accord exécuté par des instruments nombreux et différents; mais pour que ce phénomène de l'acoustique se révèle à nous, il faut que les ondes sonores poursuivent leur marche dans les détours du labyrinthe et les parcourent aussi facilement que l'espace, il faut que la grande voix des météores et les sons incommensurables que la nature fait rendre à l'atmosphère, à l'Océan, aux montagnes, se transmettent à notre oreille dans leurs proportions relatives, comme le bruit d'une gouttelette de rosée. Comment l'organe de l'ouïe peut-il, dans ses dimensions minimes, percevoir également le son des instruments gigantesques que fait vibrer la nature, et le bruit le plus faible qui traverse l'air?

Souvenons-nous que si nous pouvons entrevoir quelque détail des phénomènes naturels et de ce mouvement qui constitue la vie, ce n'est pas en les considérant dans leur ensemble, c'est en les analysant autant que nous le permettent nos moyens si limités. Dans les vibrations de la bulle d'air qui entoure notre planète, comme dans les ondulations de l'éther qui remplit l'espace immense, ce sont toujours des molécules insaisissables pour nous que la nature fait mouvoir, c'est encore sur des infiniment petits qu'elle agit en excitant les organes des sens, et ces organes, elle les a modelés dans la mesure qui lui suffisait pour leur faire partager le mouvement qu'elle imprime à l'univers. Sur quelques millimètres de la rétine, elle peint également le plus vaste horizon et les nervures d'une feuille de rose, la voûte céleste, où Sirius n'est qu'un point lumineux, et la poussière étincelante de l'aile d'un papillon; de même, les mugissements de la tempête, les retentissements du tonnerre ou de l'avalanche trouvent place dans le labyrinthe, dont les cavités, presque imperceptibles, semblent destinées à recevoir seulement les sons les plus délicats.

Finesse et délicatesse de l'ouïe. On a dit que le sens de l'ouïe était chez l'homme le plus parfait. Considérée comme instrument musical, l'oreille est, en effet, un organe admirable et que l'homme seul possède; mais ici, comme pour l'œil, il faut distinguer ce qui appartient à l'appareil auditif et ce qui est du domaine de l'intelligence. L'oreille perçoit les sons, l'intelligence apprécie leur justesse, mesure leurs intervalles, juge de leur succession plus ou moins mélodieuse, de leur discordance ou de leur harmonie. Si le peintre est servi par un miroir fidèle, l'oreille est pour le musicien un guide plus irréprochable encore, non qu'elle dépasse l'œil comme perfection de mécanisme, mais parce que la division mathématique des sons et leurs intervalles bien plus grands que ceux des couleurs ne permettent pas de confusion. L'œil perçoit à la fois un grand nombre de teintes qui peuvent se mélanger sur la rétine, soit par leur voisinage, soit par le déplacement rapide des objets, comme on le voit pour les molécules de couleurs différentes qu'on a mêlées, et pour un disque de plusieurs couleurs tournant sur son axe. Au contraire, quelque rapide que soit le mouvement d'un morceau de musique, chaque note résonne isolément à l'oreille, et quand plusieurs sons y arrivent simultanément, ils y déterminent toujours des impressions isolées dans leur ensemble. C'est ainsi qu'un musicien, au milieu des accords d'un nombreux orchestre, distingue une fausse note et l'instrument qui l'a donnée.

La finesse de l'ouïe a plus d'influence sur la délicatesse des impressions auditives que la portée de la vue sur les impressions visuelles; une vue perçante n'est pas indispensable au peintre pour qu'il juge exactement des couleurs, l'oreille du musicien doit être d'une exquise sensibilité pour qu'il puisse apprécier la justesse des sons et leurs rapports harmoniques; mais une fois acquise, cette notion reste ineffaçable et lui suffit pour créer des chefs-d'œuvre que son oreille ne peut entendre. Beethoven, devenu sourd à quarante ans, composa toutes ces œuvres immortelles dont l'exécution n'eut jamais lieu pour lui que dans sa pensée.

Il n'est pas rare de rencontrer des personnes qui distinguent mal les sons musicaux et les confondent sous le rapport du ton. Pour ceux chez qui ce daltonisme de l'oreille est poussé à l'extrême, la musique n'existe pas, ils n'entendent qu'une suite de sons plus ou moins intenses, sans rapport d'harmonie, sans enchaînement mélodique. De là à la délicatesse d'oreille d'un chef d'orchestre ou d'un bon accordeur, les degrés varient à l'infini, et la justesse absolue de l'oreille est au moins aussi rare que le sentiment parfait de la couleur. Cependant les impressions musicales semblent demander moins d'efforts et être plus du domaine de tout le monde que celles de la peinture.

Une fausse note blesse, dit-on, plus qu'un faux coloris. Mais cela n'est vrai que dans certaines limites. Un amateur médiocre, entendant au Conservatoire l'ouverture du *Freyschütz*, sera choqué sans doute si le cor vient à détonner par un de ces accidents impossibles à éviter toujours ; mais cet amateur, après avoir entendu le même morceau exécuté par un orchestre de second ordre, sortira du concert très-satisfait, sans tenir compte ni des fausses notes qui lui auront échappé, ni du sentiment ou du mouvement plus ou moins respectés, et s'il ne met pas les deux orchestres sur la même ligne, ce sera par respect humain. Dans la foule qui visite le Salon chaque année, combien de gens préfèrent à un chef-d'œuvre de Titien une toile vulgaire et sans harmonie, mais diaprée des couleurs les plus criardes !

On dit quelquefois d'une personne qui chante faux, qu'elle n'a pas d'oreille, et souvent, en effet, c'est au manque de justesse de l'ouïe qu'est due la fausseté de la voix. Dans ce cas, le mal est irremédiable ; le musicien dont l'oreille est fausse ne pourra jamais être sûr d'émettre des sons justes. Mais quand la fausseté du son est due seulement à l'imperfection de l'organe vocal, un homme qui ne saurait chanter juste peut jouer parfaitement du violon ou de la basse, car son oreille lui permet d'apprécier à leur valeur les sons qu'il tire de son instrument.

Intensité, distance et direction des sons. Nous avons vu que les auteurs ne s'accordent pas sur le rôle des diverses parties de l'appareil auditif dans l'appréciation de l'intensité, de la distance et de la direction du son. L'appréciation de l'intensité paraît dépendre de la sensibilité plus ou moins exquise de l'organe entier plutôt que d'une de ses parties. Les vibrations sont transmises à l'ensemble de l'oreille et même à tout le corps, quand le son ou le bruit est très-fort ; ainsi le tonnerre, le canon, les notes graves de l'orgue ou de la contre-basse causent un ébranlement dans le corps entier, mais c'est par l'excitation vibratoire du nerf auditif que nous jugeons de l'intensité d'un son, comme le nerf optique nous fait apprécier celle de la lumière.

Pour la distance, s'agit-il d'un son qui nous est connu, de la voix humaine par exemple, nous jugeons de son éloignement par la force plus ou moins grande de l'impression auditive. Quant aux bruits dont nous ne connaissons pas l'intensité à une distance donnée, comme le bruit du tonnerre, nous estimons de même, mais avec moins de certitude, sa distance, suivant qu'il est plus faible ou plus fort.

C'est donc au raisonnement fondé sur la sensation

que nous devons d'apprécier la distance comme l'intensité des sons ; il en est de même pour leur direction. Quand un bruit se fait sentir plus vivement à une oreille qu'à l'autre, nous jugeons qu'il vient du côté où l'impression est plus forte, et l'aptitude de l'organe à saisir des différences légères dans l'intensité nous fait reconnaître dans quelle position de la tête le son est le mieux perçu. Nous sommes donc amenés à placer la tête dans une position déterminée, eu égard à la direction du bruit, et par là même nous en acquérons la notion dans certaines limites. Aussi, quand les oreilles sont placées dans une même situation, relativement au son, par exemple s'il est produit devant ou derrière nous, il nous est impossible de distinguer sa direction sans tourner la tête.

Cette incertitude où nous sommes toujours de la direction exacte et de la distance du son permet aux ventriloques de produire ce que l'on prendrait à tort pour des illusions de l'ouïe ; ce sont uniquement des erreurs de notre jugement influencé par l'imagination. La voix caverneuse et affaiblie du ventriloque nous paraît venir de loin, d'en haut ou d'une certaine profondeur ; le sens des paroles, l'expression de la voix, les timbres variés et la mimique du jongleur font le reste.

Durée des impressions auditives. Savart a démontré que la durée des impressions auditives était de plus d'un dixième de seconde. Ainsi, quand on imprime à un corps des vibrations qui ne dépassent pas neuf par seconde, l'oreille perçoit une série d'impressions distinctes ; à partir de dix à douze vibrations, la sensation devient continue.

Sensation d'origine intérieure. De même que l'œil peut être le siége d'impressions lumineuses sous l'influence de causes étrangères à la lumière, des sons ou des bruits peuvent se faire entendre à l'oreille sans qu'elle soit excitée par les ondes sonores. Les bourdonnements, le tintement et d'autres impressions peuvent s'y produire ou lui être rapportés dans des conditions anormales que nous n'avons pas à examiner, et dont le mécanisme est obscur ou inconnu. L'ébranlement prolongé du nerf auditif, par un son ou par un bruit assez fort, détermine aussi une sensation persistante, confuse, et que chacun peut avoir éprouvée, après un long trajet en chemin de fer, par exemple, ou lorsqu'on est demeuré quelque temps près d'une grande chute d'eau, dans un moulin, etc.

Parallèle de l'oreille et de l'œil. L'œil et l'oreille présentent de nombreuses analogies sous le rapport anatomique et dans leurs fonctions. On a comparé le pavillon de l'oreille aux paupières, le conduit auditif à la chambre antérieure de l'œil, le tympan à l'iris, la caisse du tympan à la chambre postérieure, les osselets au cristallin, et l'humeur de Cotugno au corps vitré. Ces organes diffèrent dans leur nature comme les agents d'excitation qui les parcourent. Le son et la lumière ont pour origine des vibrations ; mais la transparence est la condition essentielle de l'organe que traverse la lumière : les sons se propagent dans tous les corps solides, liquides ou gazeux.

La vue permet à l'homme de contempler le spectacle admirable de l'univers ; mais, pour l'œil, la nature est muette et le mouvement seul y dénote la vie : l'ouïe complète nos impressions, par elle tout s'anime et l'homme prend part à la vie du monde extérieur, à la pensée de son semblable. La perfection même de ces deux sens nous fait mieux apprécier l'enchaînement des fonctions et la solidarité de nos organes. La vue parle plus directement à l'intelligence, elle ouvre à la pensée un champ plus vaste, elle fait naître les idées précises de la lumière, de la forme et de l'étendue; enfin, elle permet la communication de la pensée par des signes conventionnels. L'ouïe est une condition nécessaire du langage articulé; sans elle l'homme vit seul, l'affection, la confiance perdent leur expression la plus précieuse, l'intimité n'existe pas.

Les sensations auditives agissent sur le système nerveux avec plus de vivacité que les sensations visuelles. Le rhythme nous entraîne ou s'adapte à nos idées et à nos passions; la musique nous jette dans un monde idéal et nous tient sous un charme indéfinissable; en un mot, on peut dire que si la vue parle surtout à l'intelligence, l'ouïe s'adresse aux sentiments affectifs.

La vue est certainement plus nécessaire à l'homme que le sens de l'ouïe; cependant, on remarque que les aveugles sont généralement gais et communicatifs, tandis que les sourds paraissent disposés à la tristesse. Quant à l'influence relative de ces deux sens sur le développement de l'intelligence, on sait que l'éducation des sourds est longue, mais peut être complète; celle des aveugles est assez rapide, au contraire, mais presque toujours très-bornée; beaucoup de notions leur sont impossibles à acquérir, et, comme le remarque Longet, rarement leur esprit devient majeur.

CHAPITRE XIII

Sens de l'odorat. — Organe de l'olfaction. — Nez ; fosses nasales, cornets, membrane pituitaire. — Nerf olfactif. — Principes odorants : leur développement, leur action sur le système nerveux. — Olfaction ; son siége ; durée des impressions olfactives. — Usages et finesse de l'odorat.

Organe de l'olfaction. L'appareil de l'odorat est situé au milieu de la face, entre les cavités orbitaires et la voûte palatine. Ainsi placé au-dessus de l'organe du goût avec lequel ses rapports sont nombreux, il forme l'entrée des voies respiratoires et contrôle jusqu'à un certain point la pureté de l'air qui y pénètre. Il se compose du nez et des fosses nasales.

Le nez. Deux os minces, aplatis et légèrement courbés dans leur largeur forment la partie supérieure du nez. Ils s'articulent entre eux, par leur bord interne, sur la ligne médiane, par leur bord externe ils s'unissent à l'apophyse montante du maxillaire supérieur ; enfin à la racine du nez, une suture les réunit au frontal. Leur bord inférieur se continue avec les cartilages qui complètent les parois nasales. La voûte que présentent les os du nez est soutenue par une cloison osseuse à laquelle fait suite une lame cartilagineuse qui divise en deux moitiés symétriques la cavité nasale et sépare les narines. Une peau fine enveloppe le nez en couvrant de petits muscles plus importants au point de vue de la physionomie que par leurs fonctions organiques.

Fosses nasales. On nomme ainsi deux cavités anfractueuses qui font suite à celles du nez; adossées sur la ligne médiane et bornées, en bas, par la voûte palatine, en haut, par la lame criblée de l'ethmoïde, elles s'ouvrent, en arrière, au-dessus du gosier. Une cloison formée par la lame perpendiculaire de l'ethmoïde, le vomer et un cartilage sépare les fosses nasales sur la ligne médiane ; le cartilage se prolonge, comme nous l'avons vu, dans la cavité nasale qu'il partage en deux. Sur la paroi externe des fosses nasales, on remarque des replis osseux, les *cornets supérieur*, *moyen* et *inférieur*, séparés par des enfoncements ou *méats*. Les fosses nasales communiquent avec de nombreux sinus creusés dans l'épaisseur des os de la face et du crâne.

Toute la surface interne de l'appareil olfactif est tapissée d'une membrane muqueuse, la *membrane pituitaire*, organe immédiat de l'odorat. Cette membrane, repliée dans les anfractuosités nombreuses des cornets et des méats, présente une superficie d'autant plus grande aux impressions olfactives. Le *nerf olfactif* vient se ramifier dans la pituitaire. Il pénètre dans les fosses nasales en traversant la lame criblée de l'ethmoïde et se distribue à leur partie supérieure seulement. Dans leur partie inférieure, la pituitaire ne reçoit que des filets nerveux venant de la cinquième paire, circonstance à remarquer au point de vue du mécanisme et du siége de l'olfaction.

Odeurs. Le physicien calcule la marche et l'intensité de la lumière, il peut l'analyser, il sait de quel corps émane telle ou telle couleur, et si ce corps existe dans l'astre dont il observe les rayons; il démontre dans la vibration des corps l'origine des ondes sonores, et voit, dans la lumière comme dans le son, non des particules de matière traversant l'espace, mais un mouvement imprimé aux milieux qui l'enveloppent.

Quelques savants ont pensé que les odeurs résultaient aussi d'un mouvement vibratoire transmis à l'air ambiant par les molécules des substances odorantes, mais Fourcroy démontra l'origine des émanations odorantes dans la volatilité des matériaux immédiats des végétaux, et les odeurs sont généralement considérées aujourd'hui comme des corps existant par eux-mêmes, et non comme un résultat purement physique, comparable aux ondes lumineuses ou sonores; ce sont des particules matérielles extrêmement ténues et volatilisées dans l'atmosphère. Ici la matière semble devenir insaisissable. Le chimiste peut bien extraire d'un corps l'huile essentielle qui lui donne son odeur, mais il ne peut isoler de cette huile son principe odorant, et jusqu'à présent il ne le connaît que par l'impression spéciale qu'en reçoit le nerf olfactif.

Rien ne donne une idée plus exacte de la divisibilité de la matière que la diffusion des odeurs. 5 centigrammes de musc placés dans une chambre y développent une odeur très-forte, pendant un temps assez long, sans perdre sensiblement de leur poids, et la boîte qui les a contenus en conserve presque indéfiniment le parfum. Haller rapporte que des papiers parfumés par un grain d'ambre gris étaient encore très-odorants après quarante années.

Les odeurs sont transportées par l'air à des distances considérables. Un chien reconnaît de fort loin par l'odorat l'approche de son maître, et l'on assure qu'à près de dix lieues des côtes de Ceylan, le vent apporte aux navigateurs l'odeur délicieuse de ses forêts embaumées.

Des expériences faciles à faire prouvent qu'il s'échappe des corps odorants un jet de particules qui semblent immatérielles, tant elles sont ténues. Un morceau de camphre, un petit corps imbibé d'éther ou de parcelles d'acide benzoïque projetés sur l'eau, sont animés d'un mouvement particulier dû à la propulsion produite par la vapeur invisible qui émane de ces corps.

La chaleur, la lumière et d'autres influences modifient la production des odeurs et leur transmission dans l'espace. Certains végétaux ne sont odorants que la nuit, et c'est surtout le matin et le soir, quand la rosée est peu abondante, que les jardins en fleurs embaument l'atmosphère. La pluie ôte aux fleurs leur parfum, probablement par une action mécanique, et sans doute aussi en abaissant leur température. Il est à remarquer d'ailleurs que les odeurs végétales ou animales sont presque toutes d'autant plus faibles, qu'elles émanent de plantes ou d'animaux vivant dans des contrées plus froides. Aussi, les parfums viennent-ils, pour la plupart, des pays tropicaux.

On a dit que, suivant leur coloration, les corps absorbaient et conservaient plus ou moins les odeurs. Ainsi, les expériences de Stark tendraient à prouver que les vêtements noirs s'imprègnent plus facilement d'une odeur et la conservent plus longtemps que les vêtements de couleur claire. D'autre part, A. Duméril assure avoir constaté que les étoffes blanches absorbent aussi vite que les autres, mais laissent évaporer plus promptement les particules odoriférantes. Il en serait, par conséquent, à cet égard, des odeurs comme des rayons lumineux, mais le premier de ces phénomènes n'est pas, à beaucoup près, aussi démontré que le second.

Sous l'influence du choc ou du frottement, certains corps végétaux ou minéraux dégagent des odeurs plus ou moins fortes ; tels sont la plupart des bois, notamment ceux du lilas et de Sainte-Lucie, les feuilles de la menthe, de la verveine citronnelle, de l'aurone, et certaines roches calcaires ou siliceuses. D'autres plantes, au contraire, perdent leur odeur par le froissement, comme le réséda, la violette, etc. Le contact de l'eau ou de la vapeur développe aussi de l'odeur dans les roches argileuses et dans plusieurs substances végétales.

Les odeurs ont une action très-marquée sur le système nerveux, mais l'impressionnabilité varie beaucoup à cet égard, suivant les personnes. Il n'est pas douteux que certaines odeurs puissent déterminer des accidents nerveux assez graves ; mais l'imagination est quelquefois pour beaucoup dans le malaise causé par le voisinage d'un bouquet de roses ou de violettes, la vue de fleurs artificielles suffit même pour affecter péniblement des personnes qui croient ces fleurs naturelles. Souvent aussi on attribue à l'action des odeurs sur le cerveau les effets de l'acide carbonique, ou d'émanations vénéneuses, absorbées par les poumons, et combien de gens croient inoffensive la combustion de la braise, parce qu'elle ne développe pas autant d'odeur que celle du charbon!

Cependant, même en faisant la part de ce que l'imagination peut ajouter à leurs effets nuisibles, il est certain que les odeurs agissent comme un excitant du cerveau, dangereux quand son action se prolonge. Elles sont particulièrement redoutées des femmes romaines. On sait que, dans l'antiquité, les femmes de Rome faisaient un usage immodéré du bain et des parfums ; les Romaines de nos jours n'ont rien de commun, à cet égard, avec celles d'autrefois, et l'on cite le mot d'une dame, qui disait, en admirant une rose artificielle : *È tanto più bella che non puzza niente.*

Il ne faut pas disputer des goûts ni des couleurs, dit le proverbe ; on pourrait ajouter : ni des odeurs. Les hommes et les peuples diffèrent singulièrement à cet égard. Le Lapon et l'Esquimau trouvent délicieuse l'odeur de l'huile de poisson ; Wrangel dit que les Russes, ses compatriotes, aiment beaucoup l'odeur de choux aigres, aliment dont ils font grand usage ; l'asa fœtida sert, dit-on, de condiment en Perse, et, malgré le nom de cette substance, quelques personnes ne trouvent pas désagréable son odeur, non plus que celle de la valériane.

Olfaction. L'air qui pénètre dans l'organe de l'odorat dépose, à la surface de la membrane pituitaire, les principes odorants dont il est chargé ; la membrane s'en imprègne, et c'est dans son tissu que les particules odorantes arrivent au contact des fibres terminales du nerf olfactif. Nous avons vu que ce nerf se distribue exclusivement à la partie supérieure des fosses nasales ; il faut donc, pour que la sensation des odeurs ait lieu, que l'air attiré par l'inspiration ne passe pas seulement par la région inférieure de ces cavités, mais pénètre jusqu'à leur partie supérieure. Le nez, qui se rétrécit à sa racine comme une sorte d'entonnoir, tend à conduire les effluves odorants vers le point où l'impression doit être perçue, et, plus l'inspiration est forte, plus la colonne d'air se porte en haut et vient exciter les filets du nerf spécial. Quelques physiologistes ont cru, avec Magendie, que des nerfs de la cinquième paire, ramifiés à la partie inférieure de la pituitaire, étaient destinés à l'olfaction ; il paraît démontré que les sensations résultant du contact de vapeurs ammoniacales ou acides avec les nerfs ne sont pas olfactives, mais seulement douloureuses.

La membrane pituitaire, à l'état normal, est constamment humide, et la sécrétion qui la baigne est une des conditions nécessaires à la fonction olfactive ; aussi remarque-t-on que, lorsque cette membrane se dessèche, comme au début d'un coryza, le sens de l'odorat est plus ou moins oblitéré. En préservant la membrane sensible de l'accès immédiat de l'air, le nez assure ses fonctions, et la perte de cet organe diminue beaucoup l'odorat ou même l'abolit complétement. L'olfaction, involontaire le plus ordinairement, peut devenir plus active par la volonté. L'inspiration est alors plus forte et plus répétée, pour que l'odeur que nous voulons savourer ou apprécier se porte en plus grande quantité vers la voûte nasale. S'agit-il, au contraire, d'éviter une odeur désagréable, une expiration brusque a lieu par le nez, et la respiration se fait instinctivement par la bouche, tandis que le voile du palais vient fermer, en arrière, les cavités olfactives. C'est ainsi qu'on peut, en buvant une eau sulfureuse, atténuer l'impression désagréable de l'odeur qui s'en dégage.

Qu'elles arrivent au siége de l'odorat par le nez ou par l'ouverture postérieure des fosses nasales, les odeurs sont également senties; c'est ainsi qu'en mangeant, la bouche fermée, nous percevons l'arome des aliments; mais, dans ces dernières conditions, la persistance de l'impression émousse bientôt la sensibilité. Un homme à jeun reconnaît facilement si la personne qui lui parle a bu la moindre quantité d'alcool, fût-ce un verre d'eau rougie; après le repas, nous sentons beaucoup moins, chez les autres, l'odeur des aliments que nous avons pris nous-mêmes, et dont les principes odorants ont, depuis quelque temps déjà, saturé la membrane olfactive.

Les sinus des os du crâne et de la face, qui sont en communication avec les fosses nasales, ne prennent aucune part à la perception des odeurs. On les a considérés comme pouvant contribuer, par leurs sécrétions, à humecter la pituitaire, ou comme servant de réceptacles à l'air qui, plus tard, se porte de leurs cavités à l'organe de l'odorat.

Durée des impressions olfactives. Lorsqu'on a respiré une odeur forte et pénétrante, la sensation se prolonge un certain temps, et quelquefois plusieurs heures. Il est probable que l'odorat perçoit, dans ce cas, une impression non pas unique, mais renouvelée sans cesse par les particules odorantes dont s'est imprégné le mucus de la pituitaire ou que renferment les sinus. Quelquefois aussi l'odeur a pénétré dans les vêtements ou s'est attachée aux cheveux, à la peau, et c'est de là qu'elle continue à nous impressionner. Un exercice violent et le repas, en activant la sécrétion, font ordinairement disparaître cette sensation, dont la persistance peut être fort incommode.

Gerdy faisait du sens olfactif le conseiller de l'estomac. Quand l'appétit se fait sentir, l'odeur des aliments paraît agréable ; elle répugne, au contraire, quand la faim est satisfaite, et l'odorat nous avertit alors de ne plus prendre de nourriture. On peut dire, avec plus de raison peut-être, que ce sens complète celui du goût, en nous permettant d'apprécier l'arome sans lequel les aliments et les boissons ne développent qu'une sensation assez grossière, ou tout au moins dépourvue de finesse. Quand l'odorat est perdu ou seulement affaibli, le goût, ne percevant que les saveurs, semble presque aboli dans son isolement.

Très-inégalement développé suivant les individus, l'odorat serait, dit-on, d'une extrême finesse dans certaines races d'hommes, et surtout chez les peuples sauvages. Ce qu'on raconte d'individus suivant le gibier à la piste, et de nègres distinguant à l'odeur les traces d'un nègre de celles d'un blanc, nous semble pouvoir se rapporter au sens de la vue aussi bien qu'à celui dont nous parlons. On peut admettre, d'ailleurs, que l'expérience personnelle et l'attention éveillée sur des circonstances particulières agissent, à l'égard de l'odorat, comme pour la vue et pour l'ouïe.

CHAPITRE XIV

Sens du goût. — Organe de la gustation. — Nerfs spéciaux à l'organe du goût. — Saveurs. — Goût.

Organe de la gustation. En décrivant la bouche, à propos de l'appareil digestif, nous avons vu quelles sont les fonctions de ses différentes parties et des organes qui circonscrivent ou remplissent sa cavité. Nous nous bornerons à rappeler ici que la langue reçoit trois nerfs, dont un, le grand hypoglosse, lui donne le mouvement, et les deux autres, le nerf lingual et le glosso-pharyngien, la sensibilité gustative. La langue, qui, par ses mouvements, prend part aux fonctions digestives et à l'articulation des sons, a donc, en outre, une sensibilité spéciale, elle est l'organe principal du goût.

Saveur ; goût. On ne connaît pas mieux la nature intime et la cause des saveurs que celles des odeurs, C'est par volatilisation que les particules insaisissables des principes odorants nous parviennent ; c'est par une solution plus ou moins complète que les corps nous transmettent leur saveur, cette propriété inhérente à leur substance et que le goût seul nous révèle. Nous reconnaissons ainsi la saveur acide ou salée, sucrée, amère, etc., mais rien dans la nature des corps ni dans leur contexture ou leurs éléments constituants ne nous explique jusqu'à présent leur sapidité. De même qu'elles échappent à l'analyse, les saveurs se refusent à toute classification, même à celle qui les distingue en *agréables* et *désagréables*, car les individus et les peuples diffèrent singulièrement de goût à cet égard. Le Lapon et l'Esquimau boivent à longs traits l'huile de poisson, qui leur est un aliment précieux et le mieux approprié aux exigences du climat polaire ; les Abyssins mangent la viande crue et lui trouvent une saveur excellente, tandis que les Occidentaux ne l'acceptent qu'avec répugnance et comme un médicament ; les huîtres, si généralement appréciées dans nos pays, n'ont pour quelques personnes qu'un goût désagréable et nauséeux ; enfin les truffes, délices des gourmets, sont repoussées par les profanes, à cause de leur saveur et de leur parfum. Il en est ainsi de presque tous les produits alimentaires, recherchés par les uns, dédaignés ou abhorrés par les autres. Rappelons-nous le proverbe et ne disputons pas des goûts ; chacun d'eux est bien placé dans son pays, et bon nombre s'acclimatent, au grand avantage des populations, dans des contrées où d'abord ils paraissaient fort étranges. L'homme doit commander à son goût et l'habituer à trouver bon tout aliment salubre, ce qui n'exclut ni le droit de préférence, ni la délicatesse du sens. Il faut aussi, tout en se défiant des séductions, savoir écouter à propos les instincts et les conseils de ce sens, qui nous en donne quelquefois de bons.

Parmi les substances que nous goûtons, il en est bien

peu qui s'adressent uniquement à l'organe de la gustation et qui n'impressionnent pas en même temps l'odorat. Ce mélange, dans un même corps, des saveurs et des odeurs et l'action simultanée des deux sens qui perçoivent les unes ou les autres, a fait considérer par quelques auteurs le goût et l'odorat comme ne faisant qu'un. Ils sont pourtant bien distincts dans leur siége et leurs fonctions; mais la sensation mixte, résultat de leurs impressions réunies, diffère complétement de celles qu'ils déterminent isolément, et l'on peut dire que l'odorat est le complément nécessaire du goût. Ce dernier sens est, en effet, réduit à peu de chose quand il agit seul.

Quelque variées que soient les saveurs, elles se rapportent toutes à un petit nombre de types dont le mélange et les nuances nous laissent assez indifférents quand nous n'en sommes pas offensés. Isolément, le goût reconnaît si un corps est salé ou sucré, acide, astringent, acerbe, douceâtre, etc.; mais quand nos aliments n'éveillent pas chez nous d'autres sensations, nous sommes presque tentés, malgré toute leur saveur, de les déclarer insipides. La crème à la vanille et la crème au café, la gelée au rhum et la gelée au marasquin ne diffèrent pas au goût lorsqu'on tient les narines fermées. Au lieu d'huile d'olives et de vinaigre de vin, employez, pour assaisonner une salade, de l'huile blanche et de l'acide acétique étendu d'eau, et vous saurez ce qu'est le goût sans l'odorat. Il ne faut donc pas confondre avec la saveur franche ce que l'odorat y ajoute, et c'est pour suppléer à ce que nos aliments ou nos sens émoussés ont d'insuffisant à cet égard, que nous faisons usage des condiments.

On doit aussi distinguer les corps dont l'action est bornée au sens du tact exercé par la langue, et plusieurs impressions réputées sapides semblent devoir être considérées comme purement tactiles; telles sont l'astringence, l'âcreté, l'action irritante ou caustique de quelques substances, etc.

M. Chevreul, se fondant sur ce principe de la distinction du tact, des saveurs et des odeurs, a divisé les corps en quatre classes, suivant l'impression qu'ils produisent dans la bouche : 1° corps agissant sur le tact de la langue : cristal de roche, glace, etc. ; 2° corps agissant sur le tact et sur l'odorat : métaux odorants, étain, cuivre, etc. ; 3° corps agissant sur le tact et le goût : sucre candi, chlorure de sodium, etc. ; 4° corps agissant sur le tact, le goût et l'odorat : pastilles de menthe, chocolat, huiles volatiles, etc.

Dans cette dernière classe figurent nécessairement toutes les préparations alimentaires.

Les auteurs ne sont pas d'accord sur le siége du goût ; plusieurs l'ont étendu à presque toute la surface de la langue, aux piliers et à la face supérieure du voile du palais, aux amygdales et au pharynx. On considère généralement aujourd'hui le goût comme siégeant à la pointe, à la base, sur les bords de la langue et dans un point restreint de la face antérieure du voile du palais. Suivant Longet, le dos de la langue et les piliers du voile du palais ne seraient pas dépourvus de sensibilité gustative.

Les corps sapides ne produisent pas tous la même impression sur les diverses parties de l'organe du goût ; beaucoup de sels donnent, sur la pointe de la langue, une saveur acide, salée, piquante ou styptique et, à la base, une saveur amère et métallique; d'autres, au contraire, donnent partout la même saveur. En général, l'acidité est mieux perçue à la pointe et sur les bords, la saveur saline ou métallique se développe surtout à la partie postérieure.

Pour que la saveur soit perçue, il faut que la salive baigne les molécules sapides, les dissolve en partie et les mette en contact plus immédiat avec la surface de la langue. Afin d'augmenter encore ce contact, la langue s'applique à la voûte palatine et presse contre sa surface les aliments. C'est alors que l'impression gustative se produit dans toute sa force, et on en a conclu que le palais était le siége principal du goût. Il n'en est rien cependant, le rôle du palais est ici purement mécanique et se borne à mettre, comme nous venons de le dire, en contact plus immédiat les corps sapides et la surface de la langue. On le démontre en couvrant la voûte palatine d'une pellicule imperméable et insipide, la gustation s'opère complétement dans ces conditions, tandis qu'en enveloppant la langue de cette même pellicule et découvrant le palais, aucune saveur n'est perçue. En même temps que le palais, les joues et les lèvres concourent à la gustation en ramenant sur la langue les aliments que la mastication fait tomber en dehors des arcades dentaires. Le goût fonctionne encore, et non moins délicatement, dans la déglutition, quand le bol alimentaire descend entre la base de la langue et le voile du palais pour franchir l'isthme du gosier. Il faut, d'ailleurs, que les aliments et les boissons séjournent un certain temps dans la bouche, pour que toute leur saveur soit appréciée; aussi, les gourmets ont-ils soin de les y retenir et d'épuiser, en quelque sorte, leurs aromes avant de les envoyer à l'estomac. C'est encore pour cela que les dégustateurs agitent dans leur bouche le vin dont ils veulent connaître la qualité; mais ils se gardent bien d'avaler cette gorgée de vin quand ils l'ont ainsi dépouillée de son bouquet, ils la rejettent après en avoir bien humecté la surface de la langue, et c'est alors qu'ils peuvent reconnaître le cru et l'année de la récolte. S'ils buvaient les vins qu'ils dégustent, l'odorat, qui joue ici le principal rôle, serait bientôt émoussé.

Les papilles de la langue sont, généralement, considérées comme douées de la sensibilité gustative, et c'est principalement aux papilles fongiformes qu'on accorde cette propriété; suivant Longet, elles seraient plutôt des organes tactiles, et le savant physiologiste s'appuie snr ce fait qu'à la pointe de la langue le goût n'est pas moins parfait dans les points dépourvus de papilles, tandis que le tact y est beaucoup moins délicat que sur les papilles mêmes.

La durée des impressions gustatives serait fort longue, suivant quelques auteurs; mais c'est à la présence des molécules sapides sur la langue qu'est due cette persistance de l'impression ou, pour mieux dire, son renouvellement continuel. On sait, par expérience, qu'il est difficile de se débarrasser de certaines saveurs, et l'on comprend que dissoutes et entraînées par la salive dans ce qu'on pourrait appeler la toison papillaire, les particules y séjournent et fournissent longtemps des matériaux à la sensation. C'est un mécanisme analogue à celui qui produit la persistance des odeurs de la créosote et de la dextrine, dont les mains exhalent encore l'odieux parfum plusieurs heures après en avoir éprouvé le contact.

Le goût est peu développé chez l'enfant, et quoique dès l'adolescence il acquière de la délicatesse, c'est surtout à l'âge mûr que ce sens appartient tout entier. Loin de s'affaiblir avec les années, comme la vue et l'ouïe, il conserve toute sa finesse et console le vieillard des irréparables outrages du temps. Il se perfectionne par l'exercice et arrive chez quelques hommes à une délicatesse remarquable, ainsi qu'on le voit chez les dégustateurs; mais l'usage prolongé des aliments de haut goût, l'abus des liqueurs alcooliques et surtout du tabac l'affaiblissent et l'émoussent dans ce qu'on pourraît appeler sa partie olfactive.

Le goût est-il plus développé dans l'état de civilisation? C'est ce qu'admettent plusieurs physiologistes; mais peut-être faut-il établir une distinction entre la sensibilité naturelle de l'organe et l'aptitude à juger d'un grand nombre de saveurs. Sous ce dernier rapport, nul doute que les nations civilisées ne l'emportent; cependant on remarque entre elles une grande inégalité à cet égard, et s'il fallait mesurer le degré de civilisation des peuples à la finesse de leur goût, on arriverait à des conclusions flatteuses, il est vrai, pour quelques-uns, mais bien cruelles pour beaucoup d'autres. Contentons-nous de dire qu'en Europe le goût est généralement plus développé dans le Midi que dans le Nord.

C'est, du reste, un sens qui fournit peu de matériaux à l'intelligence. Ses usages scientifiques se bornent à indiquer aux chimistes la sapidité et le genre de saveur des corps.

Ses fonctions, dans leur rapport avec la nutrition, disposent à la gaieté, à la bienveillance; le travail seul produit une diversion plus puissante sur l'esprit de l'homme en proie au chagrin. Placé à l'entrée des voies digestives, il nous guide dans le choix des aliments, dont il contrôle la nature et la qualité; il nous avertit aussi de la plénitude de l'estomac par son indifférence pour les saveurs les plus appréciées au début du repas: enfin il nous dédommage, par une sensation agréable, de la faim, cette dure nécessité de notre organisation.

Le goût nous est donc fort utile, mais en somme, on voit que, de nos sens, ce n'est pas le plus détaché de la matière et, qui pis est, il a beaucoup à se faire pardonner. L'estomac lui reproche de n'être pas si vertueux que les physiologistes veulent bien le dire, de se conduire, au contraire, comme un séducteur dangereux, comme le pire ennemi des gens qui doivent vivre de régime, et s'il fait quelquefois à propos le dégoûté, de l'être souvent à tort et de repousser des aliments excellents, sous prétexte qu'ils lui sont nouveaux ou que ses préjugés les condamnent. Le goût rejette le tort sur ceux qui l'ont élevé à être dificile; il prétend, ce qui est vrai, qu'il est généralement docile à l'éducation et que les préjugés ne viennent pas de lui, mais de la maîtresse du logis; il ajoute que, parfaitement apte à juger du mérite d'un cuisinier, il est peu au courant des questions d'hygiène et que l'ennemi de l'estomac, c'est la gourmandise et non le goût.

Quelques personnes affectent pour ce sens un dédain motivé, sans doute, jusqu'à un certain point, mais qui ferait croire qu'elles n'en parlent que par ouï-dire. « L'esprit doit sur le corps prendre le pas devant, » comme le proclame emphatiquement Bélise; mais le bonhomme Chrysale a-t-il tort en disant: « Oui, mon corps est moi-même et j'en veux prendre soin? » et, sans trouver, comme lui, Plutarque bon « à mettre des rabats, » ne peut-on pas se souvenir en temps et lieu « qu'on vit de bonne soupe et non de beau langage, » l'une ne faisant d'ailleurs aucun tort à l'autre? que manquer du sens même le plus modeste, c'est être incomplet après tout, et que Thénard, parlant en pleine Sorbonne de la cuisine, l'appelait « cette partie importante de la chimie? »

Qu'on pense du goût ce qu'on voudra, toujours est-il que de tout temps on en a fait l'apanage des gens d'esprit. En lisant Brillat-Savarin, on se sent tout disposé à croire que l'esprit et le sens gastronomique sont inséparables. Mais ce sont là des questions délicates; nous n'avons pas voulu tout à l'heure jeter cette pomme de discorde entre les nations, ne la jetons pas entre les individus et renvoyons prudemment le lecteur à la *Physiologie du goût*.

CHAPITRE XV

Sens du tact. — Différence entre le tact et le toucher. — Sensibilité tactile et sensibilité générale. — Organe du tact. — Sensation du contact; différence entre les régions du corps au point de vue de la sensibilité; contact simple, choc, vibration. — Sensation de pression; aptitude relative des diverses régions à l'apprécier; sensation variable suivant la forme des corps et l'étendue de la surface. — Sensation de température, variable suivant la température de la peau, la densité du corps et la surface en contact; sensation identique au contact d'un corps très-froid ou très-chaud; sensibilité relative des régions à la température. — Le toucher; sa délicatesse. — Le tact comparé aux autres sens; illusions du tact; persistance des impressions tactiles, sensations de cause interne ou subjective; causes qui modifient le tact.

Le tact et le toucher. Les sensations tactiles, de même que toutes les autres, sont plus ou moins complètes suivant que l'attention est ou non dirigée vers elles. Le contact d'un corps extérieur avec une partie sensible de l'organisme nous est révélé par le *tact*, et c'est par le *toucher* que nous apprécions ce corps dans sa forme, sa résistance, sa température, etc. Le tact peut être involontaire, le toucher est un acte de notre volonté; il y a donc entre le tact et le toucher la même différence qu'entre voir et regarder, entendre et écouter, sentir une odeur et flairer, percevoir une saveur et goûter.

Il faut distinguer encore les impressions dues à la

sensibilité générale des sensations tactiles proprement dites ; ainsi, nous nous heurtons le coude, et une vive douleur se fait sentir sur le trajet du nerf cubital, mais l'impression produite à la peau est parfaitement distincte de cette douleur profonde, quand elle n'est pas masquée par elle. Il en est de même des sensations résultant d'un choc à l'hypochondre droit et causant une douleur dans le foie. Tous ceux de nos tissus qui reçoivent des nerfs sensibles peuvent devenir le siége des impressions qui se rapportent à la sensibilité générale, et qui, pour la plupart, sont douloureuses; celles du tact ne peuvent se produire que dans certains tissus doués spécialement de ce sens. La sensibilité générale et la sensibilité tactile sont donc indépendantes. De plus, elles ne se développent pas en raison directe l'une de l'autre ; ainsi la face palmaire des doigts, douée d'un tact fort délicat, est peu sensible à un choc qui serait très-douloureux à la joue, où le tact est moins développé.

Organe du tact. Le tact a pour siége la peau, dans toute son étendue, et quelques membranes muqueuses. C'est par les papilles nerveuses contenant des corpuscules du tact que l'impression est perçue; aussi la sensibilité tactile d'une région est-elle proportionnée au nombre des papilles nerveuses existant sur ce point.

Par le tact nous percevons simultanément trois impressions distinctes : celle du contact d'un corps extérieur, celle de la pression qu'il exerce sur la peau et celle de sa température relative.

La *sensation de contact* n'est pas également nette et précise dans les diverses régions du corps, et nous venons d'en donner la raison. Si l'on applique simultanément les deux pointes d'un compas sur la peau, il faudra les écarter plus ou moins, suivant la région mise en expérience, pour que leur contact donne lieu à une sensation unique ou à deux sensations distinctes, et l'on peut arriver ainsi à mesurer la délicatesse du tact sur tel ou tel point du tégument. Il est évident, en effet, que moins le tact sera subtil, plus on devra écarter les pointes du compas pour produire une sensation double. De nombreuses expériences ont permis à E. Weber de classer les régions d'après leur sensibilité dans l'ordre suivant : la pointe de la langue donne une sensation double avec un écartement d'environ $1^{mm},13$; la face palmaire de la phalange unguéale des doigts, $2^{mm},26$; la surface rouge des lèvres et la pulpe de la deuxième phalange, $4^{mm},5$; le bout du nez et la face palmaire de la main près des doigts, $6^{mm},76$; le dos et les bords de la langue, à environ 3 centimètres de la pointe, et la peau des lèvres, 9 millimètres; la paume de la main, la joue et les paupières, $11^{mm},28$; le palais, $13^{mm},53$; la pommette et la plante du pied, près du gros orteil, $15^{mm},79$; le dos de la main près des doigts, 18 millimètres; les gencives, $20^{mm},30$; la partie inférieure du front, $22^{mm},6$; la partie inférieure de l'occiput, $27^{mm},7$; le dos de la main, $31^{mm},1$; le col, au-dessous de la mâchoire, $33^{mm},9$; l'épaule, l'avant-bras et le genou, $40^{mm},6$; la poitrine au-devant du sternum, $44^{mm}12$; les reins, la partie supérieure du dos et du cou, sur la ligne du rachis, $54^{mm},20$; la région moyenne du dos, du cou, du bras et de la cuisse, $66^{mm},18$.

Gratiolet a reconnu, par des expériences souvent répétées, que les distances appréciées par la pulpe des doigts peuvent être beaucoup moindres. En touchant, sur la pulpe de la dernière phalange du médius, deux points d'une même rangée papillaire, séparés seulement par l'orifice d'un conduit sudoripare, les deux contacts étaient évidemment distingués avec un écartement de $0^{mm},5$.

Les expériences de Valentin prouvent, d'autre part, que la sensibilité tactile varie du simple au double, pour les mêmes régions, chez les différents individus; on ne peut donc accepter les mesures de Weber que comme indiquant la sensibilité relative.

Enfin, on doit à M. Belfield-Lefèvre des expériences qui l'ont amené aux conclusions suivantes : la distance entre deux points de contact est mieux appréciée s'ils sont placés sur une ligne transversale par rapport à l'axe du corps, que si cette ligne est parallèle à l'axe ou longitudinale. D'après Weber, au bout des doigts et à la pointe de la langue la distance est mieux appréciée suivant une ligne longitudinale que sur une ligne transversale. —La distance entre deux points de contact, distinct et simultané, paraît d'autant plus grande que le tact est plus délicat dans la région sur laquelle on agit; elle paraît aussi plus grande quand le contact a lieu successivement dans les deux points, que lorsqu'il a lieu simultanément, et d'autant plus grande que les deux contacts sont séparés par un intervalle de temps plus considérable. — Si les deux points de contact sont séparés par la ligne médiane, la distance entre eux paraît plus grande que s'ils sont placés d'un même côté du corps. — Si l'on touche deux points dont la position est sujette à varier par le déplacement fonctionnel, les deux paupières ou les lèvres, par exemple, la distance paraît plus grande que si les deux contacts ont lieu sur une seule lèvre ou sur une seule paupière. — Le tact est d'autant plus développé à la surface des membres qu'on s'éloigne davantage du corps.

La sensation du contact varie suivant qu'elle résulte de la simple application d'un corps extérieur à la peau, d'un choc ou d'une succession de chocs répétés à courts intervalles, comme celle que produit la vibration d'un corps. Dans ce dernier cas, la région en contact perçoit un ébranlement en rapport avec l'intensité des vibrations. Ainsi, lorsqu'on applique légèrement à la peau un diapason en vibration, lorsqu'on prend à pleine main pendant qu'elles vibrent, une tige métallique, une tringle en bois, ou que l'on serre entre ses lèvres une anche de basson dans laquelle on souffle, il se produit sur la surface en contact un ébranlement qui varie du choc douloureux au simple chatouillement. C'est encore une sensation du même genre, mais généralisée à tout le corps, que nous éprouvons sous l'influence des vibrations imprimées à l'atmosphère par les explosions de l'artillerie, le bruit du tonnerre ou le son d'une grosse cloche. Le tact nous donne alors une notion du phénomène des ondes sonores qui vont exciter le sens auditif, et nous y trouvons la preuve qu'une même cause agit différemment sur les nerfs spéciaux à tel ou tel sens. En effet, les papilles nerveuses du tact nous transmettent une sensation de mouvement et de choc, le tympan ne perçoit ni chatouillement, ni choc, et l'impression qu'il transmet au nerf auditif n'est pas celle de l'ébranlement vibratoire mais celle du son qui en résulte.

La *sensation de pression* est nettement perçue par le

tact, mais il faut distinguer la pression d'un corps sur le tégument, de la résistance que présente ce corps à l'effort musculaire qui tend à le déplacer. La main étant soutenue par un support, chargez-la d'un poids, et si vous ne faites aucun effort pour le soulever, si les muscles demeurent dans l'inertie, vous éprouverez une sensation de pression dont l'intensité sera jugée avec plus ou moins d'exactitude; mais du moment que vous voudrez apprécier la pesanteur, la sensation deviendra complexe, et vous aurez à la fois l'idée de la pression et celle de l'effort musculaire que vous lui opposerez; une grande attention est même nécessaire pour qu'à votre insu il ne se produise pas dans les muscles de la main une contraction instinctive de résistance au poids qui les charge. On doit aussi tenir compte de l'habitude et de la force relatives des mains. Ainsi, la main droite, généralement plus exercée que la gauche, pourra être moins sensible à la pression et en apprécier moins exactement le degré.

Les régions du tégument où le tact est le plus subtil et qui distinguent le mieux les petites distances entre deux points de contact, sont, d'après M. Belfield-Lefèvre, celles qui jugent le mieux du degré de pression; ainsi, les lèvres, la face palmaire des doigts, la face plantaire des orteils, la peau du front seraient mieux douées à cet égard que le reste du corps. Mais le tact seul ou la pression ne peuvent donner qu'une notion peu exacte de la pesanteur; il faut, pour l'apprécier mieux, pondérer par l'effort musculaire le corps en expérience, et l'inégale aptitude de nos mains, à cet égard, nous est si bien connue, que nous pesons alternativement de l'une et de l'autre, pour obtenir une moyenne, l'objet dont nous voulons évaluer le poids. On estime que la pression seule ne permet pas d'apprécier une différence de plus d'un huitième entre deux poids et que, par la pondération, nous pouvons apprécier un seizième.

Une autre cause influe sur la sensation de pression, c'est la forme des corps. Lorsqu'un objet s'applique au tégument par une petite surface, la pression paraît plus forte que si elle est répartie sur une plus grande étendue; elle peut même devenir douloureuse si elle a lieu par un point restreint, et tel poids, que nous supportons facilement sur toute la largeur de l'épaule, devient intolérable s'il ne porte que par un de ses angles. Un tronc de cône placé sur le front paraît plus lourd ou plus léger, suivant qu'il y repose par sa petite base ou par la grande. Le soldat et le voyageur savent bien qu'ils ne remplaceraient pas impunément les bretelles de leur sac par des courroies plus étroites ou par des cordes. Est-il besoin de dire que, le poids étant réparti sur une large surface, chacun des points de cette surface ne porte qu'une fraction du poids entier, dont toute la masse pèse au contraire sur un espace restreint ?

Sensation de température. Nous reconnaissons au contact d'un corps si sa température est égale, inférieure ou supérieure à celle du point de la peau qui le touche; en d'autres termes, le tact nous donne une notion de la température relative des corps. Mais il peut se faire que la sensation change en quelques instants, car l'objet en contact avec la peau lui abandonne ou lui emprunte rapidement du calorique, s'il est plus chaud ou plus froid qu'elle, et l'équilibre s'établit bientôt quand la différence de température est peu considérable.

On comprend aussi que tel corps, sans changer de température, donnera successivement une sensation de froid ou de chaleur, suivant qu'au moment du contact la surface de la peau se sera échauffée ou refroidie; ainsi, lorsqu'on prend un bain dans une eau plus froide que l'air, la température de l'air, qui semblait assez basse au moment d'entrer dans l'eau, paraît s'être élevée quand on en sort quelques minutes après. C'est à la même cause que nous devons de trouver l'atmosphère d'une cave chaude en hiver et froide en été, bien qu'elle puisse n'avoir pas varié.

La sensation est d'autant plus vive que le corps en contact avec la peau est meilleur conducteur du calorique. L'air paraît plus chaud que l'eau, à température égale et peu élevée, parce que, moins bon conducteur du calorique, il en emprunte moins à la peau dans un temps donné. L'air en mouvement, en activant l'évaporation, cause à la surface de la peau, comme chacun sait, une déperdition de calorique très-sensible; aussi l'atmosphère, qui paraît très-froide quand il fait du vent, semble-t-elle s'être réchauffée tout à coup lorsque le vent cesse ou qu'on se trouve abrité.

Au contraire de ce qui a lieu pour la pression, plus la surface en contact est grande et plus la sensation de température est marquée; ainsi, la main entière apprécie mieux qu'un seul doigt la température, et un corps d'une température donnée, appliqué sur une large surface, donnera une sensation de chaleur plus intense qu'un corps plus chaud, mais ne touchant qu'un point restreint de la peau. On conçoit que le tégument absorbe, dans un même temps, plus de calorique par une surface d'un décimètre carré que par une surface d'un centimètre, et l'impression transmise au cerveau représente moins la température des corps en expérience que la somme du calorique absorbé par tous les points de la surface en contact.

Lorsque l'on touche un corps à une température très-basse, la sensation est identique à celle que produit une température élevée. Le contact d'une boule de mercure gelé cause une sensation de brûlure, comme le ferait une masse de fer chauffée à 100°, et l'on sait que le mercure gèle à la température de — 40° centigrades. Aussi les voyageurs qui explorent les régions polaires doivent-ils envelopper de tissus non conducteurs les parties métalliques de leurs instruments qu'ils ne pourraient impunément toucher à nu.

La peau et les muqueuses n'apprécient pas les différences de température avec une délicatesse égale dans toute leur surface, et les régions les plus sensibles au contact ne sont pas celles où la température se juge le mieux. La face palmaire des doigts, la langue, les lèvres sont moins impressionnables, sous ce rapport, que la peau des joues, des paupières, du coude vers l'olécrâne, et que la membrane pituitaire. Peut-être faut-il attribuer cette insensibilité relative, pour la main et la muqueuse bucale, à l'habitude du contact des corps chauds. La main s'endurcit rapidement à tenir des objets assez chauds pour causer une sensation douloureuse aux personnes qui n'en ont pas pris l'habitude. C'est ce qu'on peut observer dans les laboratoires de chimie, chez les forgerons, etc. Il n'est pas nécessaire, pour cela, que l'épiderme soit épaissi, bien que cette condition augmente encore l'insensibilité. On remarque de même que les personnes d'un âge mûr, et surtout les vieillards, supportent sans douleur le contact d'aliments trop chauds pour les jeunes gens. Les muqueuses de l'œsophage et de l'estomac sont plus impressionnables, à cet égard, que celle de la bouche; mais quand les aliments ont été maintenus pendant quelques secondes dans l'immobilité, entre le palais et la angue, l'excès de chaleur est absorbé et le bol alimentaire ou le liquide peuvent être impunément avalés.

On voit, d'après ce qui précède, que le sens du tact est un assez mauvais thermomètre. Il suffit très-bien cependant, à nous guider au point de vue de l'hygiène et dans nos rapports avec les objets extérieurs, surtout lorsque nous lui donnons tout son développement par le toucher.

C'est principalement à l'aide de la main que le *toucher* s'exerce. L'organisation de cet instrument admirable, ses nombreuses articulations, la liberté de ses mouvements et leur variété, enfin la sensibilité tactile, si développée à la face palmaire des doigts, lui permettent de nous donner les notions de la forme, de la situation relative des corps, de leur mouvement, de leur résistance et de leur poids, de leur état fluide ou solide, de leur température, etc. La main embrasse les objets et se meut à leur surface, elle suit leurs contours et mesure leur distance et leur étendue, autant que le permet la longueur du levier dont elle forme l'extrémité; avec l'aide de ce levier, elle soulève les corps et apprécie leur poids, leur stabilité, leur élasticité. En les touchant de l'extrémité des doigts, elle reconnaît les détails de la forme et leur valeur relative. Nous avons vu de quelle importance est pour l'artiste la délicatesse du toucher, elle n'est pas moins précieuse au médecin et lui fournit des indications qu'il ne peut demander aux autres sens. C'est par le toucher qu'il arrive à connaître l'état de la circulation, l'existence d'un liquide dans les tissus, leur consistance normale ou morbide, etc.

Le toucher peut arriver par l'exercice à une extrême délicatesse. On sait que des aveugles peuvent lire assez rapidement en suivant du doigt les caractères imprimés en relief; ils parviennent aussi à exécuter des ouvrages de menuiserie. Saunderson, aveugle dès le berceau et qui fut professeur de mathématiques à l'université de Cambridge, avait acquis une telle perfection dans le toucher, que dans une suite de médailles il put distinguer les pièces authentiques d'avec les fausses, quoique celles-ci eussent été assez bien contrefaites pour tromper un connaisseur qui en jugeait par les yeux. Il sentait à l'impression de l'air sur son visage quand il passait près d'un arbre. On dit qu'un sculpteur aveugle, Jean Gonnelli, pouvait modeler en terre la reproduction exacte d'une statue dont il avait étudié les détails par le toucher; mais il faut, sans doute, considérer cette anecdote comme entachée d'exagération.

Quoi qu'il en soit, dès la plus haute antiquité, le toucher a été, pour les naturalistes, un sujet d'admiration enthousiaste. On l'a considéré comme le plus précis, le plus infaillible des sens, comme pouvant contrôler le témoignage des autres et rectifier leurs erreurs; on l'a mis au premier rang et présenté comme un type dont les autres sens ne seraient que des modifications. Buffon lui-même a dit : « C'est par le toucher seul que nous pouvons acquérir des connaissances complètes et réelles; c'est ce sens qui rectifie tous les autres sens, dont les effets ne seraient que des illusions et ne produiraient que des erreurs dans notre esprit, si le toucher ne nous apprenait à juger. » Mais Buffon pensait que « la différence qui est entre nos sens ne vient que de la position plus ou moins extérieure des nerfs et de leur quantité plus ou moins grande dans les différentes parties qui constituent les organes; » l'illustre historien de la nature n'avait pas reconnu la spécialité des nerfs sensitifs, et les sensations des couleurs, des odeurs, des saveurs et des sons n'étaient pour lui que des impressions tactiles. Comment croire, cependant, que le tact puisse nous guider dans nos idées sur la couleur des objets, sur le goût, l'odeur et le son? En admettant qu'on puisse faire un rapprochement entre l'excitation de la peau par le contact et celle de la rétine par les ondes lumineuses, il n'en serait pas moins impossible d'établir la moindre analogie entre le tact et la vue, puisque la rétine est insensible au contact et, de même que le nerf optique, ne transmet à l'encéphale aucune impression tactile, mais seulement l'impression lumineuse. Quant aux autres sens, s'il y a contact de l'air en vibration avec le tympan, des corps odorants ou sapides avec la pituitaire ou la langue, le sourd, dont le tympan est sensible au contact d'un corps extérieur, ne perçoit pourtant pas les sons, non plus que l'homme qui a perdu le goût ou l'odorat ne perçoit les saveurs et les odeurs, bien qu'il ressente vivement la présence d'un corps étranger dans le nez ou dans la bouche.

Le toucher ne peut donc remplacer les autres sens,

il rectifie quelquefois leurs impressions, mais sans cesse il a besoin d'être contrôlé et complété dans les sensations qu'il nous donne. S'il contribue à nous faire connaître la forme, c'est l'œil qui nous indique la couleur et souvent précise ou corrige les notions de distance, d'étendue et de forme même : ainsi, le toucher distingue moins facilement que l'œil une sphère d'un ellipsoïde presque sphérique. C'est, d'ailleurs, quand il a été exercé sous le contrôle de la vue que le toucher nous fournit les notions les plus exactes ; car ses données se fondent alors sur celles que nous possédons du temps, du mouvement, de l'espace, de la position normale des corps, etc. Toutefois, dans ces conditions, le sens du tact peut encore être une source d'erreur. En effet, Müller a dit, avec raison, que par le tact nous sentons, non pas l'objet qui nous touche, mais la partie du tégument où le contact a lieu et les impressions qu'elle en reçoit; la notion, par le tact, d'objets extérieurs est donc, en dernière analyse, la possibilité de distinguer les diverses parties de notre corps comme occupant une place différente dans l'espace. Il en résulte que, si les parties de notre corps sont momentanément dans une position anormale, nous nous représentons, néanmoins, les sensations dans l'ordre relatif que les régions d'où elles émanent conservent à l'état normal. Si, par exemple, nous faisons rouler sur elle-même une bille placée entre deux doigts de la même main, nous avons la sensation d'un corps unique touchant ces deux doigts; mais si, croisant les doigts, nous plaçons la bille entre leurs extrémités (fig. 44), la sensation n'est plus celle d'une bille unique, mais de deux billes, dont chacune roulerait en contact avec un des doigts.

La persistance de la sensation est assez durable dans le tact, surtout quand à l'impression tactile se joint celle de la sensibilité générale. Ainsi quand on a porté un fardeau sur l'épaule, quand une région du corps a été soumise à une pression assez forte et prolongée, quelque temps après qu'elle a cessé, il semble encore que le fardeau nous pèse ou que la pression ait lieu; mais les tissus sous-jacents à la peau prennent ici part à la sensation comme le tégument lui-même.

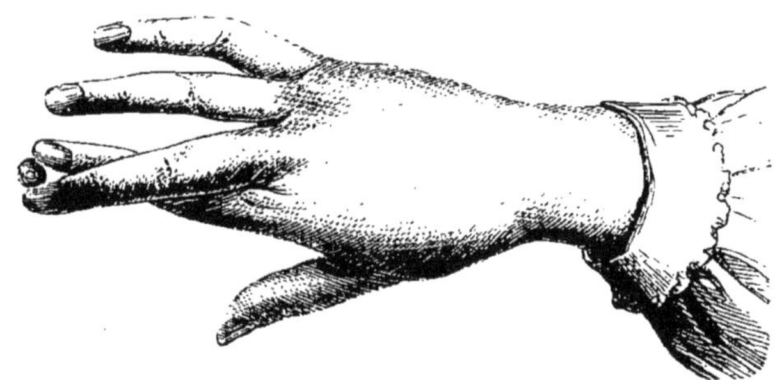

Fig. 44.

L'organe du tact peut être aussi le siége d'impressions subjectives, ou de cause interne, physique ou morale. La vue d'un spectacle saisissant, l'émotion d'un récit déterminent chez quelques personnes une sensation de froid très-marquée, l'idée du frisson peut causer une impression qui s'en rapproche et la crainte du chatouillement suffit pour en amener les effets.

Le tact se modifie sous diverses influences. Le froid, la congestion sanguine résultant d'un exercice violent, diminuent ou suppriment, pour quelque temps, la sensibilité de la peau; certaines professions, en augmentant l'épaisseur de l'épiderme, ôtent de la finesse au toucher;

enfin, l'âge atténue la perspiration cutanée, l'épiderme du vieillard se dessèche et sa peau n'a plus la souplesse et l'élasticité qui rendaient le tact si délicat dans la jeunesse.

Exaltée souvent par la maladie, la sensibilité tactile est quelquefois modifiée, suspendue ou complétement abolie. C'est ce qu'on observe dans l'état d'extase, qui peut survenir ou être provoqué sous l'influence de certaines affections nerveuses. Le charlatanisme a, de nos jours encore, exploité ce phénomène que nous devons nous contenter d'indiquer ici.

CHAPITRE XVI

La voix et la parole. — Organe de la voix; larynx, cavité du larynx, glottes, cordes vocales; le larynx suivant les âges et les sexes. — Physiologie du larynx; mécanisme de la voix; opinions de quelques auteurs sur la formation de la voix : Galien, Fabrice d'Acquapendente, Dodart, Ferrein, Biot, Müller, Savart, Masson, Longet. — Théories fondées sur l'observation à l'aide du laryngoscope. — Formation des sons de sifflet. — Voix; voix parlée, mécanisme des sons articulés, voyelles, consonnes, timbre des voyelles, la langue comme organe de la prononciation. — Chant; voix de poitrine, voix de fausset, voix mixte : théories diverses sur la formation de la voix de fausset : Müller, M. Segond, Longet, M. Fournié, Bataille, M. Mandl. — Timbres de la voix : timbre sombre, timbre clair. — Diapason des voix : basse, baryton, ténor, contralto, mezzo-soprano, soprano. — Ventriloquie.

Le *larynx*, organe de la voix, est une sorte de tuyau cartilagineux, composé de pièces mobiles et articulées entre elles, parfaitement symétrique, évasé et prismatique à sa partie supérieure, qui s'ouvre dans le pharynx, cylindrique à sa partie inférieure, qui se continue avec la trachée-artère. Il est placé à la région antérieure du cou sur la ligne médiane et au-dessous de l'os hyoïde auquel l'unissent des muscles et des ligaments; aussi le larynx suit-il le mouvement de l'os hyoïde et de la langue, s'élevant ou s'abaissant comme elle. Ses mouvements sont en rapport avec la déglutition, avec l'acuïté ou la gravité des sons émis et avec la respiration, suivant qu'elle est diaphragmatique ou costo-supérieure. (Voy. *Respiration*, page 126.)

Cinq cartilages forment le squelette du larynx, ce sont :

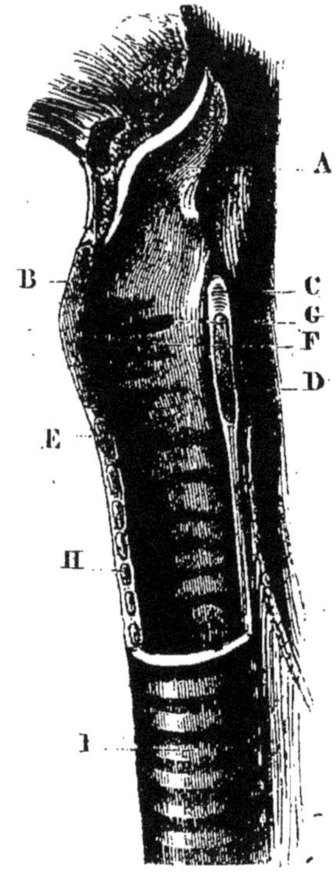

Fig. 45. — Le larynx (coupe sur la ligne médiane).

A Épiglotte en avant de laquelle on voit la coupe de l'os hyoïde et la base de la langue.
B Cartilage thyroïde.
C Cartilage aryténoïde.
D Cartilage cricoïde, partie postérieure.
E Cartilage cricoïde, partie antérieure.
F Corde vocale du côté droit.
G Ventricule du larynx.
H Anneaux de la trachée-artère.
I Trachée-artère.

1° Le cartilage *cricoïde* (*cricos*, anneau), situé à la base de l'organe et qui se rattache en bas au premier anneau de la trachée-artère.

2° Le cartilage *thyroïde* (*thyréos*, bouclier), composé

de deux lames quadrilatères, réunies en avant et sur la ligne médiane. Ce cartilage protége, comme son nom l'indique, l'organe de la voix. Un ligament rattache, en avant, son bord inférieur au cartilage cricoïde avec lequel il s'articule en arrière : sa face antérieure présente, en haut, une saillie anguleuse, échancrée, moins prononcée chez la femme que chez l'homme, où elle fait au-devant du cou cette saillie connue sous le nom de *pomme d'Adam*. Le bord supérieur s'unit par une membrane et des ligaments à l'os *hyoïde*.

3° Les deux cartilages *aryténoïdes* (*arytaina*, entonnoir); ils constituent la paroi postérieure et supérieure du larynx, forment par leur rapprochement en arrière comme un bec d'aiguière, d'où leur est venu leur nom, s'articulent avec le cartilage cricoïde et s'unissent au cartilage thyroïde par des muscles et des ligaments.

4° L'*épiglotte* (*épi*, ajouté à, *glotta*, la langue); c'est une sorte de soupape cartilagineuse, très-élastique, mobile, située un peu au-dessous de la base de langue, tenant au bord supérieur du cartilage thyroïde et ayant pour fonction de couvrir exactement l'ouverture supérieure du larynx pendant la déglutition, de manière à empêcher l'introduction des aliments dans les voies aériennes. Lorsque la langue est fortement portée en avant et que l'on déprime sa base, on peut voir chez quelques personnes le sommet de l'épiglotte.

Des muscles nombreux rattachent le larynx au sternum, à l'os hyoïde et, par ce dernier, à l'omoplate, à la langue et à la mâchoire inférieure; ces muscles dits *extrinsèques* le font mouvoir dans son ensemble. D'autres, que l'on nomme muscles *intrinsèques* du larynx, concourent à former ses parois, modifient ses diamètres en agissant sur les cartilages et concourent aux fonctions de la glotte. Enfin, des ligaments unissent les cartilages aryténoïdes à l'épiglotte ou au cartilage thyroïde; ces derniers, *ligaments thyro-aryténoïdiens*, forment, avec les muscles du même nom et la muqueuse, les cordes vocales, dont nous allons parler.

La cavité du larynx ou, si l'on veut, sa surface intérieure, n'est pas en rapport avec sa forme et ses dimensions extérieures : cylindrique en bas, elle est prismatique et triangulaire en haut; sa partie inférieure a des dimensions fixes ; la supérieure, au contraire, est variable dans sa forme par la mobilité de l'épiglotte, des cartilages aryténoïdes, etc. Vers le milieu de sa hauteur, la cavité laryngienne présente de chaque côté un repli formé par les muscles thyro-aryténoïdiens, les ligaments inférieurs du même nom et la muqueuse; ce sont comme deux rubans d'un blanc rosé, horizontalement dirigés d'avant en arrière, attachés par leurs extrémités et leur bord externe à la paroi du larynx, libres à leur surface et à leur bord interne; ils laissent entre eux une ouverture linéaire, elliptique ou triangulaire, suivant le moment où on l'observe et suivant qu'on la découvre tout entière ou seulement dans ses deux tiers antérieurs. Cette ouverture donne passage à l'air qui pénètre dans la poitrine ou qui en sort; elle est désignée sous le nom de *glotte;* les replis qui la circonscrivent ont été nommés *cordes vocales* et, plus récemment, *rubans vocaux.* A 8 ou 10 millimètres plus haut, on remarque deux autres replis analogues aux premiers, mais moins saillants; ils sont formés par les ligaments thyro-aryténoïdiens supérieurs et désignés sous ce nom ou sous celui de *cordes vocales supérieures* (voy. fig. 45, page 302); l'espace qu'ils laissent entre eux a été nommé *glotte supérieure;* il est plus large que la glotte proprement dite, et sans rapport de forme avec elle, quand on l'examine à l'aide du laryngoscope. Avant l'invention de cet instrument, le larynx était décrit par les anatomistes comme ils le voyaient à l'amphithéâtre, d'où le nom de glotte supérieure et l'assimilation de cet orifice à celui de la glotte.

Entre les cordes vocales proprement dites et les ligaments thyro-aryténoïdiens supérieurs existe de chaque côté un enfoncement, ce sont les *ventricules du larynx;* enfin, un peu au-dessus de ces ligaments est l'*ouverture supérieure du larynx* surmontée, en avant, de l'épiglotte qui s'abaisse sur elle et la recouvre pendant la déglutition. L'espace compris entre la glotte et l'ouverture supérieure du larynx est ce qu'on nomme le *vestibule de la glotte.*

Parmi les auteurs qui ont étudié le larynx avant ces derniers temps, les uns donnent le nom de glotte à toute la région comprise entre le plan des cordes vocales inférieures et celui des cordes vocales supérieures, d'autres à la glotte supérieure, d'autres enfin à la glotte inférieure seulement : cette dernière opinion, communément adoptée depuis Bichat et Boyer, a été confirmée par l'examen laryngoscopique qui démontre l'existence d'une seule glotte et d'une seule paire de cordes vocales.

Les parois du larynx sont tapissées à l'intérieur d'une membrane fibreuse, constituée en partie par du tissu jaune élastique. Cette membrane, qui forme les ligaments thyro-aryténoïdiens et aryténo-épiglottiques, est revêtue dans toute son étendue d'une membrane muqueuse qui, sur le bord libre des cordes vocales, est mince, transparente, peu adhérente et couverte d'un épithélium différent de celui qu'on trouve sur le reste de sa surface.

Le larynx est peu développé dans la première enfance, et ses dimensions ne diffèrent pas alors dans les deux sexes, non plus que les caractères de la voix. De trois à douze ans l'organe reste encore à peu près stationnaire, mais vers la quatorzième année, chez l'homme, il acquiert des proportions presque doubles et la voix prend le caractère masculin. Cette évolution est rapide et presque achevée en un an; toutefois le larynx n'est complétement développé qu'à vingt-cinq ans. Chez la femme, à l'âge du développement, il augmente environ d'un tiers. Ainsi le larynx de la femme adulte est plus petit que celui de l'homme; la saillie de ses angles est aussi moins prononcée, de même que la glotte est moins grande dans le sexe féminin. Ces différences sont en rapport avec les caractères de timbre, de diapason, de force qui distinguent la voix de l'homme et celle de la femme.

Dans la respiration diaphragmatique, le larynx est immobile; mais quand l'ampliation de la poitrine s'étend jusqu'aux côtes supérieures, au sternum et à la clavicule, deux des muscles extrinsèques du larynx, concourant à l'élévation du sternum, déterminent par leur contraction l'abaissement du larynx, auquel ils se fixent par leur extrémité supérieure. (Voy. *Respiration*, page 126.)

Physiologie du larynx; mécanisme de la voix. Comme la plupart des questions physiologiques, celle de l'émission de la voix, de la phonation (*phonè*, voix), est diversement résolue par les auteurs. Pour expliquer les fonctions du larynx, on l'a comparé à divers instruments de musique, et Gerdy pensait « qu'il aurait mieux valu s'attacher à montrer que cet instrument de l'homme n'a pas son pareil dans les instruments des arts. » Rien n'est plus vrai, sans doute, et le larynx humain est inimitable dans sa perfection autant qu'admirable dans ses effets; mais, en le rapprochant des machines les plus ingénieuses que l'homme ait construites en ce genre, on fait précisément ce que voulait Gerdy, car c'est là le plus sûr moyen d'établir son évidente supériorité. L'analogie est d'ailleurs incontestable, malgré toute la distance qui sépare un produit mécanique et inerte d'un appareil organique et vivant; enfin, ce n'est qu'en étudiant la formation des sons dans les instruments, que l'on peut, sinon expliquer, du moins chercher à comprendre leur formation dans le larynx.

L'appareil vocal se compose, chez l'homme, des poumons agissant comme soufflet; de la trachée-artère, porte-vent qui conduit l'air des poumons au larynx; du larynx, où se forme le son; du pharynx et des cavités buccale et nasale, qui renforcent les sons et modifient leur timbre.

L'air, chassé par les poumons à travers la glotte, fait vibrer les cordes vocales, et le son est produit; il se renforce en traversant la partie supérieure du larynx, la bouche et les fosses nasales; il acquiert plus ou moins de volume et son timbre varie, suivant que ces cavités sont plus ou moins libres et ouvertes; mais il ne change pas de nature sous le rapport du ton. Si, par exemple, la glotte émet un *ut*, le son de cette note peut être éclatant ou sourd, normal ou nasillard, suivant les conditions où se trouvent les cavités qu'il parcourt; mais le ton ne change pas : c'est toujours un *ut* qui résonne.

Les savants ont émis des opinions diverses sur la formation des sons dans le larynx et sur les fonctions des parties constituantes de l'organe vocal. Ne pouvant développer ici ces opinions, non plus que les nombreuses expériences et les lois physiques qui leur servent de base ou leur sont opposées, nous nous bornerons à en exposer sommairement quelques-unes.

Mais on nous permettra d'abord d'emprunter au *Magasin pittoresque* une anecdote qui résume assez bien ce point de notre sujet.

En 1798, Cuvier, lisant à l'Académie des sciences un travail sur la voix des oiseaux, fit observer que, parmi les physiologistes, les uns considéraient le larynx comme un instrument à cordes, les autres comme un instrument à vent. Un académicien prit la parole et s'éleva contre cette distinction, en affirmant que, pour tout le monde, le larynx était un instrument à vent. — Vous êtes dans l'erreur, s'écria aussitôt un autre membre de l'assemblée, le larynx est un instrument à cordes.

Depuis longtemps, ces deux théories se partagent les savants.

Pour Galien, la glotte est une anche; Fabrice d'Acquapendente, au seizième siècle, donne une remarquable description du larynx, reconnaît la glotte pour l'organe essentiel de la voix, et la compare, dans ses fonctions, à un tuyau à bouche d'orgue. L'air, en se brisant, produit le son, et la glotte est moins ouverte pour les sons aigus que pour les sons graves.

Dodart, à la fin du dix-septième siècle, après avoir

hésité entre la vibration de l'air et celle des cordes vocales, comme origine du son, compare la glotte à l'anche du hautbois. Ce grand physiologiste, en donnant successivement les explications les plus différentes des phénomènes de la phonation, a développé ou entrevu la plupart des théories qui ont été professées depuis.

En 1741, Ferrein assimilait aux cordes d'un violon les cordes vocales mises en vibration par l'air, faisant l'office d'archet.

Biot se refuse à voir dans la glotte rien qui ressemble à une corde vibrante ; les plus simples notions d'acoustique, dit cet illustre physicien, suffisent pour faire rejeter cette étrange opinion. Müller soutient contre Biot, la théorie de Ferrein, et, toutefois, il admet avec Biot. Magendie, Cagniard de la Tour, G. Weber et d'autres savants, que la glotte est une anche à deux lèvres membraneuses vibrant sous l'action de l'air et produisant le son par leurs vibrations.

Savart assimile la glotte de l'homme à un appeau d'oiseleur surmonté d'un tuyau de renforcement; les cavités de l'appeau sont représentées par les ventricules du larynx, les ouvertures par l'intervalle compris entre les cordes vocales. L'air vibre en traversant la glotte inférieure, et vient se diviser en deux nappes contre les cordes vocales supérieures qui jouent le rôle du biseau d'un tuyau d'orgue; l'une de ces deux nappes d'air en vibration fait résonner l'air des ventricules ; l'autre met en vibration l'air du tuyau vocal. Dans cette dernière hypothèse, ce ne sont pas, comme on le voit, les vibrations des cordes vocales, mais celles de l'air qui produisent le son.

La théorie de Savart a été admise, à ce dernier point

de vue, par Longet et Masson. Ces deux savants pensent que le son est produit à l'orifice de la glotte inférieure, de même qu'à l'embouchure des instruments à vent, par l'écoulement périodiquement variable de l'air, qui devient le siége d'un mouvement vibratoire. Les cordes vocales inférieures et les ventricules sont nécessaires à la phonation ; les cordes vocales supérieures doivent être considérées uniquement comme un moyen de perfectionnement en rapport avec la variation et la modulation des sons.

L'épiglotte, que Haller considérait comme sans influence sur la phonation, permettrait, suivant Biot et Magendie, d enfler le son grave ou aigu, sans que le ton soit changé ; Longet pense qu'elle concourt à l'expulsion de l air par les fosses nasales dans la production des sons très-aigus, et qu'elle peut contribuer au timbre de la voix.

Le rôle des cavités pharyngiennes, buccales et nasales est aussi diversement apprécié par les auteurs, dans la production et la modification du son. Savart pensait qu'elles réglaient la hauteur des sons vocaux ; on les considère aujourd'hui comme des appareils de renforcement, et c'est à leur résonnance particulière qu'est dû le timbre.

La découverte du laryngoscope, en permettant d'observer l'intérieur du larynx, a fourni des notions précises sur ces fonctions. On a pu constater les changements de forme, les phases de la glotte aux différents âges et pendant l'émission de la voix. L'étude du larynx d'après cette méthode a donné lieu, dans ces dernières années, à des travaux du plus grand intérêt.

M. Fournié considère le larynx comme un instrument à anche membraneuse, et voici quel est, d'après ce savant observateur, le mécanisme de la phonation : les cordes vocales, ou *rubans vocaux*, produisent le son par leur vibration, mais ne vibrent pas dans leur totalité. Fixées en avant et en arrière, au niveau de leur partie libre, elles peuvent bien être écartées par l'air, mais non mises en vibration dans toute leur épaisseur, tandis que la muqueuse, dont leur bord libre est revêtu, et qui n'y adhère que faiblement, s'en détache sous l'influence du passage de l'air, et forme ainsi la partie libre et vibrante de l'anche. Sur ce point seulement du larynx, l'épithélium de la muqueuse est de la même nature que celui des membranes qui, dans l'organisme, sont soumises à des frottements répétés, comme, par exemple, les synoviales des articulations : de là résulte pour ce tissu délicat la possibilité de résister au frottement de l'air et aux vibrations qu'il y détermine. Dans la phonation, les corde vocales sont tendues à la fois dans leur longueur et dans leur épaisseur. En produisant mécaniquement cette double tension des rubans vocaux sur le larynx d'un cadavre, M. Fournié a pu obtenir toutes les notes comprises entre deux octaves.

Les véntricules du larynx sont ramenés sur eux-mêmes et presque effacés pendant la phonation ; leur fonction paraît être d'humecter d'un liquide muqueux les cordes vocales, et de favoriser leurs mouvements, aussi bien que ceux des parois du vestibule de la glotte.

Les ligaments thyro-aryténoïdiens supérieurs adaptent le tuyau formé par le vestibule de la glotte aux sons émis par les cordes vocales. Pendant la phonation, leurs bords ne sont jamais sur la même ligne que l'ouverture de la glotte : tantôt ils se rapprochent des cordes vocales, tantôt ils s'affacent ou proéminent, au contraire, dans le vestibule de la glotte, de manière à le remplir presque en entier. Dans ses expériences sur le cadavre, M. Fournié a constaté que, si l'on écarte ces ligaments pendant que le larynx émet une note, le son baisse d'un ton ; si l'on écarte seulement un des ligaments, le son baisse seulement d'un demi-ton. Le même résultat s'est produit pour toutes les notes comprises dans une octave.

L'épiglotte s'abaisse et ferme presque l'ouverture supérieure du larynx, dans les sons graves ; elle se relève de plus en plus à mesure que le son devient plus aigu. Le voile du palais, dans les notes graves, laisse passer également le son par les fosses nasales et par la bouche ; à mesure que la voix s'élève, il remonte vers l'orifice postérieur des fosses nasales, de manière à empêcher le retentissement du son dans ces cavités.

Les fosses nasales donnent passage à l'air, quand la disposition du tuyau vocal, pour la formation de certaines lettres, s'oppose plus ou moins à la sortie de l'air par la bouche. L'isthme du gosier et la bouche, sans influence sur la tonalité du son, le complètent et modifient son timbre. La trachée et les bronches, ainsi que le tuyau vocal, résonnent comme une table d'harmonie, dont chaque partie correspond à une des notes de la voix ; enfin, l'intensité du son est en raison directe de la force d'impulsion de l'air, de l'étendue des cordes vocales mises en vibration et de leur tension.

Formation des sons de sifflet. A l'étude de la formation des sons dans la glotte se rattache celle de la faculté que l'homme possède de produire les sons de sifflet. Cette fonction, beaucoup moins importante, sans doute et moins relevée, est néanmoins fort intéressante pour le physiologiste; car elle se rapproche évidemment de la phonation dans son mécanisme.

Pour produire le son de sifflet, les lèvres forment une véritable glotte que Dodart a nommée *glotte labiale;* l'ouverture qu'elles laissent entre elles varie de forme; presque ronde et à son maximum de largeur dans les sons graves, elle devient elliptique et se réduit à une fente étroite dans les sons aigus; la langue règle l'intonation en se rapprochant plus ou moins des incisives inférieures qu'elle touche dans les sons aigus et dont elle s'écarte dans les sons graves; l'espace qui sépare les lèvres des dents incisives diminue ou s'augmente aussi dans les mêmes rapports de son; la langue pique les notes comme dans le jeu de la flûte; les sons graves peuvent être produits en aspirant l'air, de même qu'en soufflant; enfin l'impulsion donnée à l'air par le poumon est d'autant plus forte que le son doit être plus aigu ou plus intense.

Si l'on place entre les lèvres un disque de liége de 2 à 3 millimètres d'épaisseur, et percé d'une ouverture de 5 millimètres, le son de sifflet se produit à travers cet orifice comme par celui des lèvres, et peut être modulé. Cagniard de la Tour, à qui l'on doit cette expérience, en conclut que le son n'a pas son origine dans les vibrations des lèvres, mais dans celles de l'air qui subit entre leurs parois un frottement intermittent. Longet et Masson assimilent l'appareil du sifflet ordinaire, chez l'homme, à un appeau d'oiseleur et trouvent une grande analogie entre la glotte labiale et la glotte laryngienne.

M. Fournié repousse cette théorie; pour lui le son de sifflet est produit par un mécanisme analogue à celui du tuyau à bouche de l'orgue, l'air se brisant sur le biseau que représentent les dents de la mâchoire supérieure. Quelle que soit la doctrine à laquelle on s'arrête, il est certain que les lèvres, ou le disque percé qui les remplace, jouent un rôle important dans la formation des sons du sifflet ordinaire et dans leur modulation, car le sifflet, obtenu sans le secours des lèvres et par une disposition particulière de la langue, se borne à un son unique comme celui du tuyau à bouche. C'est ce qu'on peut remarquer lorsque l'on siffle avec les dents, les lèvres étant écartées, ou lorsque, repliant la langue avec les doigts placés dans la bouche, on obtient des sons de sifflet intenses et très-aigus, mais qui ne peuvent être modulés.

Pour l'appareil siffleur, comme pour l'organe de la voix, dit Longet, la disposition fonctionnelle et ses modifications, en rapport avec les sons qu'il émet, ont lieu par des mouvements soumis à la volonté quoique, pour ainsi dire, instinctifs. Les changements dans l'étendue des orifices et du tuyau buccal, dans la tension des parois de la bouche, l'impulsion de l'air, etc., sont réglés instantanément, de manière à donner tous les tons, et rien dans les instruments de musique n'égale la perfection de cet appareil.

Voix. La voix est un son produit dans le larynx par le passage, à travers la glotte, de l'air chassé par les poumons. Grave et forte chez l'homme, elle est douce et plus élevée chez la femme : elle varie suivant les âges et se développe en proportion du larynx, comme nous l'avons vu plus haut. Dans l'enfance elle est la même pour les deux sexes, mais pendant l'adolescence elle se modifie. On dit alors que la voix mue. Chez la jeune fille elle s'abaisse d'une ou deux notes dans le haut et devient plus forte. Chez le jeune homme le changement est beaucoup plus marqué. Vers quatorze ou quinze ans la voix perd de sa justesse, elle devient rauque et inégale, les notes hautes ne peuvent plus être émises, tandis que les sons graves apparaissent et que le timbre masculin s'établit. Un an suffit, en général, pour que l'évolution soit complète et que la voix de l'enfant ait fait place à la voix d'homme. L'exercice de la voix, chez les jeunes gens qui chantent, doit être fort modéré, sinon complétement suspendu, pendant la mue.

Voix parlée. La voix se distingue en voix parlée et voix de chant. La première diffère de l'autre à peu près comme les bruits diffèrent des sons musicaux. Dans la parole, les sons, trop courts pour être facilement appréciables, ne sont pas séparés comme ceux du chant par des intervalles fixes et réguliers; ils s'enchaînent, en général, par transitions insensibles, n'ont pas entre eux les rapports déterminés par la gamme et ne peuvent être notés que difficilement. Ce qui montre que le peu de durée des sons parlés les distingue surtout des sons chantés, c'est que, si l'on prolonge l'intonation sur une syllabe, si on la parle comme une note tenue, le son musical devient évident. De même, si l'on prononce toutes les syllabes d'une phrase sur le même ton, la voix parlée se rapproche beaucoup de la psalmodie.

Chacun a pu faire cette remarque en entendant un écolier lire ou réciter d'un ton monotone, et l'analogie devient complète quand les deux ou trois dernières syllabes sont prononcées sur un ton différent. La voix parlée est d'ailleurs toujours un chant plus ou moins marqué, suivant les individus et le sentiment qu'expriment les paroles. L'accentuation particulière à certaines langues donne aussi à la parole le caractère du chant; pour une oreille française, un prédicateur italien semble toujours chanter. C'est encore un chant que ces inflexions de la voix qui expriment tous nos sentiments, toutes nos passions et varient comme la pensée; elles s'étendent, du faible murmure que l'oreille distingue à peine, aux cris déchirants de la douleur; affectueuses, sympathiques, impérieuses, hostiles, elles nous charment ou nous irritent, mais nous émeuvent toujours. On raconte que Grétry s'amusait à noter aussi exactement que possible le *bonjour, monsieur* des gens qui lui faisaient visite, et ces deux mots peuvent, en effet, exprimer par leur intonation les sentiments les plus opposés, malgré l'identité constante du sens littéral. Le comédien Baron émouvait jusqu'aux larmes son auditoire en récitant les vers de la chanson : *Si le roi m'avait donné Paris, sa grand'ville.*

Mécanisme des sons articulés. Les auteurs expliquent de différentes manières la prononciation des lettres, c'est-à-dire le mécanisme des sons articulés. Grammairiens ou physiologistes, ils ont classé les lettres suivant les parties de l'appareil vocal qui concourent à leur prononciation et les ont distinguées en labiales, dentales, gutturales, etc. La division des signes de l'alphabet en *voyelles* et en *consonnes* exprime, en outre, l'idée que l'on s'est toujours faite des voyelles, comme résultant d'une voix, d'un son, et des consonnes comme ne résonnant pas par elles-mêmes et ne donnant un son qu'à l'aide de la voyelle qui leur est associée. Les consonnes ne font, en effet, pas même un bruit, un murmure; mais elles donnent au son-voyelle un caractère particulier. On trouve dans le jeu des instruments quelque chose d'analogue à cette fonction de la consonne. Une corde de violon que l'on pince, une cloche que l'on frappe d'un marteau, font entendre un son que nous imitons avec la voix en le faisant précéder d'un *t* ou d'un *d* : *tinn*, *dinn;* si l'on fait vibrer la corde ou la cloche à l'aide d'un archet, le son reproduit par l'organe vocal est précédé des lettres *cr*, d'où l'onomatopée ironique de crincrin. Le marteau, l'archet sont des consonnes, la note du violon ou de la cloche est la voyelle.

M. Helmholtz a démontré, comme nous l'avons dit en parlant de l'ouïe, que les harmoniques déterminent le *timbre* des sons. Il a pu décomposer, à l'aide d'instruments ingénieux, les sons qui produisent en nous une sensation unique et qui nous paraissent *simples*, bien qu'ils soient *composés* de sons élémentaires plus ou moins nombreux. Cette analyse lui a permis de poser les lois suivant lesquelles se constitue le timbre des sons émis par la glotte et qui, dans le tuyau vocal, résonnent sous forme de voyelles. Parmi les sons élémentaires qui composent le son émis par la glotte, le tuyau vocal en renforce un de préférence et c'est celui-là qui donne à la voyelle son timbre particulier. Pour chaque voyelle le tuyau vocal se dispose d'une manière spéciale; il s'allonge ou se raccourcit, se dilate ou se contracte, et se met, en un mot, dans les conditions essentielles au renforcement du son qui détermine le timbre. Chaque voyelle est donc caractérisée par une note, mais il est à remarquer, en outre, que chacune a, pour certaines notes, une affinité particulière; il est quelquefois difficile ou même impossible de donner telle ou telle note sur une autre voyelle que celle qui lui correspond; aussi les chanteurs sont-ils entraînés à substituer une voyelle à une autre.

En étudiant, pour les différents timbres de la voix et notamment pour les voyelles, le siége de la résonnance du son dans le tuyau buccal et les parties qui concourent à cette résonnance, M. Fournié a donné une classification des lettres qu'il s'est attaché à rendre plus précise et plus anatomique que celles de ses devanciers. La langue, les dents, les lèvres, l'isthme du gosier sont les parties auxquelles on rapporte la plupart des lettres. M. Fournié y ajoute le palais pour plusieurs d'entre elles, et, la glotte pour l'*h*, qui, jusqu'à présent, s'était contentée d'être gutturale. On conçoit que, dans l'étude des voyelles, le laryngoscope ait été un moyen précieux d'investigation.

Le mode de formation des voyelles diffère de celui des consonnes en ce point surtout que les parties qui concourent à la formation des voyelles doivent être immobiles pendant le temps que dure l'émission de la voyelle, tandis que l'articulation des consonnes a lieu par un mouvement des parties essentielles à leur formation. Ainsi le *p* s'articule par l'écartement brusque des lèvres préalablement rapprochées; de même, pour les autres consonnes, il s'opère un mouvement quelconque, et ce mouvement concorde avec la disposition nécessaire à l'émission de la voyelle qui précède ou suit la consonne.

De toutes les parties qui servent à l'articulation des sons, la langue est celle qui paraît jouer le principal rôle; aussi a-t-elle donné son nom à l'ensemble des modulations de la voix qui constitue le langage. L'observation a démontré, cependant, que la langue peut être diminuée de beaucoup dans son volume, ou même n'exister qu'à l'état rudimentaire, sans que la parole devienne impossible.

De Jussieu a vu à Lisbonne une fille âgée de quinze ans, née sans langue et parlant si distinctement qu'on ne pouvait soupçonner l'absence de cet organe.

Les *Transactions de la Société royale de Londres* (année 1742) contiennent le rapport d'une commission chargée par la Société d'étudier un cas du même genre. Il s'agissait d'une femme chez qui n'existait aucun vestige de la langue et qui, cependant, buvait, mangeait, parlait aussi distinctement qu'une autre personne et articulait les mots en chantant, comme tout le monde. On a vu dans d'autres cas des individus, ayant perdu par accident ou par maladie une partie de la langue, parvenir à parler de nouveau après un temps plus ou moins long.

Chant. On reconnaît généralement dans la voix de chant deux séries de sons, dont l'une comprend les notes graves et de moyenne acuïté, l'autre les notes aiguës : c'est ce qu'on nomme les *registres* de la voix; l'un est le *registre* ou *voix de poitrine*, l'autre le *registre* ou *voix de tête* ou de *fausset*. Quelques auteurs admettent une *voix mixte*, qui se rapproche de la voix de poitrine diminuée, pour le timbre et pour les dispositions de la glotte dans ces deux voix.

Nous avons indiqué plus haut les principales théories physiologiques sur la formation de la voix en général. Pour la voix de fausset, la divergence des opinions n'est pas moins grande. Suivant Müller, cette voix résulte de la vibration du bord seulement des cordes vocales; d'autres auteurs admettent que la glotte ne vibre plus alors comme une anche, mais comme une embouchure de flûte. M. Segond fait naître la voix de fausset dans la glotte supérieure exclusivement, c'est-à-dire par la vibration des ligaments thyro-arythénoïdiens supérieurs, opinion réfutée par les expériences de Longet. Enfin, Weber et Longet attribuent l'origine des sons de fausset aux harmoniques des cordes vocales.

Le laryngoscope a permis d'étudier la glotte dans l'émission des notes de poitrine et même des notes de fausset; mais les observateurs ne s'accordent pas sur les phénomènes qu'ils ont vus se produire pendant cet examen.

Suivant M. Fournié, la voix de poitrine, la voix de fausset et la voix mixte résultent de la vibration du repli muqueux qui revêt le bord libre des cordes vocales. Dans la voix de poitrine, le larynx est situé très-bas, les cordes vocales sont horizontales et tendues simultanément en longueur et en épaisseur, les ligaments thyro-aryténoïdiens supérieurs font saillie et masquent en partie le bord externe des cordes vocales, l'épiglotte est légèrement inclinée sur l'ouverture du larynx, le diamètre transverse de la glotte est très-petit et linéaire, les bords des cordes vocales sont très-épais et rigides. A mesure que le ton s'élève, le larynx remonte, l'épiglotte se redresse peu à peu, le plan des cordes vocales s'incline ; l'orifice de la glotte se ferme progressivement d'arrière en avant et, par conséquent, les parties vibrantes diminuent de longueur, mais en même temps leur tension augmente.

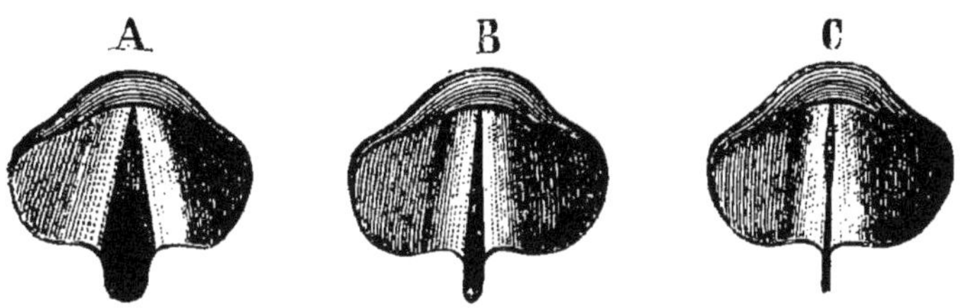

Fig. 46. — La glotte et les cordes vocales.

A B La glotte dans la voix de poitrine.
C La glotte dans la voix de fausset.

Dans la voix de fausset, le larynx, porté en haut et en arrière, s'applique à la colonne vertébrale, le voile du palais se relève et ses piliers postérieurs se rapprochent, les ventricules du larynx sont effacés, les cordes vocales se laissent voir dans toute leur étendue et leurs bords sont en contact dans la moitié au moins de leur longueur. La glotte est donc fermée en arrière et son orifice, beaucoup plus petit que pendant l'émission des notes de poitrine, diminue progressivement à mesure que le son devient plus aigu.

Dans la voix mixte, la glotte est ouverte dans toute sa longueur et son diamètre transversal est plus grand que pour les autres registres.

Suivant Battaille, dans la voix de poitrine les cordes vocales vibrent dans toute leur étendue, l'ouverture de la glotte est rectiligne, la tension des parois du vestibule de la glotte est moins forte et celle des cordes vocales est plus forte, au contraire, que pour la voix de fausset. Dans la voix de fausset, Battaille dit que l'on voit les cartilages aryténoïdes s'accoler, par une sorte de renversement, dans les deux tiers supérieurs de leurs faces internes, la glotte étant alors de forme ellipsoïde et plus ouverte en arrière que pour la voix de poitrine.

Il est à remarquer que cette forme de la glotte, attribuée par l'éminent artiste à la voix de fausset, est précisément celle que M. Fournié a vue se présenter dans la voix mixte, qui exige moins d'efforts.

Battaille est le seul auteur qui signale l'accolement des cartilages aryténoïdes par leur face interne ; les autres observateurs admettent seulement qu'ils se rapprochent par leurs bords, de manière à fermer l'échancrure qui les sépare en arrière, et déterminent l'affrontement simultané des cordes vocales dans une partie de leur étendue.

M. Mandl a bien voulu nous communiquer, sur ce sujet, le résultat de ses nombreuses observations : dans la voix de poitrine, les cartilages aryténoïdes sont séparés en arrière ; dans la voix de fausset, *à l'état normal*, ils se rapprochent et s'accolent par leur bord postérieur, ce qui détermine, comme l'a dit M. Fournié, l'affrontement des cordes vocales en arrière, tandis qu'elles restent séparées en avant par la fente de la glotte, devenue elliptique et beaucoup moins longue ; mais on observe chez certaines personnes quelque chose d'analogue à l'adossement des cartilages aryténoïdes, que Battaille a décrit, et qui tient à un *état anormal* du larynx. En effet, quand un des aryténoïdes, ankylosé dans son point d'union avec le cartilage cricoïde, ne peut se mouvoir à la rencontre de son congénère, celui-ci supplée à l'immobilité de l'autre et le recouvre par une sorte de chevauchement.

Timbres. Outre le timbre particulier à chaque individu, la voix peut en présenter plusieurs, dont les uns. comme la pureté, sont dus à une disposition parfaite de tout l'appareil vocal, et d'autres, comme les timbres rauque, guttural et nasal, proviennent soit de l'impéritie du chanteur, soit d'une altération de l'organe. Mais il est deux formes de voix remarquables en ce qu'elles peuvent se produire au gré de l'artiste. Ce sont la *voix sombrée* ou *timbre sombre*, et la *voix blanche* ou *timbre clair*. Leurs noms indiquent leur nature. Dans le timbre sombre, le son est plus rond, plus velouté, et se rapproche moins du son d'anche ; la prononciation des lettres est moins nettement accusée, et les voyelles bruyantes, comme l'*a* et l'*e*, inclinent au timbre de *o* et de *eu*. Dans le timbre clair, le son est éclatant. il a quelque chose de criard et est moins agréable à l'oreille. Le timbre clair est plus habituel aux peuples du nord de l'Europe, tandis que la voix sombrée est ordinairement adoptée par les chanteurs du Midi.

On admet généralement que la voix sombrée a pour cause principale l'immobilité du larynx dans une situation aussi basse que possible, c'est en effet dans cette position du larynx que l'on chante communément en timbre sombre ; toutefois, M. Segond a vu la voix sombrée se produire, le larynx étant aussi haut que possible. Cette voix paraît dépendre surtout du rétrécissement de l'orifice buccal et de l'isthme du gosier, coïncidant avec une dilatation aussi grande que possible de la bouche, disposition qui assourdit et voile le retentissement du son dans les cavités du pharynx et du tuyau vocal. Lorsqu'en chantant la lettre *a*, la bouche largement ouverte, on rapproche peu à peu les lèvres en les pinçant et sans les allonger, le son passe du timbre clair au timbre sombre, et la voyelle *a* tend à résonner comme *o*. Ce mouvement des lèvres était très-sensible chez Giulia Grisi dans certaines notes élevées, et le timbre admirable de sa voix ne pouvait lui faire pardonner d'altérer ainsi des traits dignes du pinceau de Raphaël.

Diapason des voix. On divise les voix d'hommes en *basse*, *baryton* ou basse chantante, et *ténor*. Les voix de femmes sont le *contralto*, qui correspond au baryton, le *mezzo-soprano* et le *soprano*. Les limites extrêmes de ces voix sont, pour la basse le *sol*, au-dessous de l'ut_1, pour le soprano, le fa_5 ou *fa* suraigu de l'avant-dernière octave du piano. Mozart entendit à Parme une cantatrice qui donnait l'ut_6. Les voix ordinaires ne dépassent par deux octaves, mais des artistes célèbres ont possédé trois octaves et même trois octaves et demie.

L'étendue prodigieuse d'une pareille voix n'est heureusement pas nécessaire pour tenir sous un charme indicible le véritable amateur. L'artiste est toujours sûr de son triomphe quand, à la justesse de l'intonation, il joint un timbre sympathique et le sentiment, si rare, qui ne lui permet pas de sacrifier l'expression et le caractère de la musique au désir de briller.

La musique instrumentale est, pour nous, une cause d'émotions profondes. Le violon de Baillot, l'orchestre du Conservatoire nous transportent, mais rien n'égale l'impression que produit une belle voix ; aucun instrument ne peut prétendre à ces sons veloutés ou mordants, passionnés ou exprimant la sérénité la plus pure, aucun n'a cette variété de timbres, ces accents qui nous fascinent et nous plongent dans l'extase. Les instruments et leurs voix sont un prodige de l'art, mais la voix humaine est le son vivant, comme le regard est la lumière animée.

Ventriloquie. Quand on a créé le mot de ventriloque, on croyait évidemment à une voix produite par un organe autre que le larynx. Tout le monde sait aujourd'hui que ce qu'on a nommé l'art du ventriloque consiste à dissimuler l'origine et la nature de la voix. Le ventriloque parle les lèvres presque fermées, il sait modifier le timbre des sons de manière à imiter la voix d'un enfant, d'une femme, à faire croire que sa voix sort d'une cheminée ou d'une cave, qu'elle vient de loin, du ciel ou des entrailles de la terre. Au siècle dernier, l'Académie des sciences nomma une commission pour étudier les phénomènes de la ventriloquie sur un homme très-habile en ce genre, mais de bonne foi et qui ne faisait pas mystère de son secret. C'est surtout à l'incertitude de la direction des sons et aux erreurs faciles de l'organe de l'ouïe que les ventriloques doivent leurs succès. Ils ont pu tromper des gens ignorants et crédules ; mais, de nos jours, ils se contentent d'amuser leur auditoire et ils y réussissent.

CHAPITRE XVII

La physionomie ; étude de la physionomie dans les œuvres d'art.— Mouvements d'expression, leur siége. — Coloration de la peau, pâleur, rougeur. — Expression des muscles ; effort, muscles de la face.— Physionomie des sens. — Expression des yeux, vision facile ou difficile, cécité. — Expression dans l'audition facile ou difficile, audition d'un orateur, audition musicale. — Expressions de l'odorat et du goût. — Expressions relatives au toucher.

La physionomie, que l'on considère généralement comme l'expression des traits du visage, n'est cependant pas si limitée dans ses éléments. L'attitude, le repos ou l'activité, la plénitude ou la gracilité des formes, leurs proportions, leur relief puissant ou gracieux, enfin la santé ou la maladie, ont dans l'ensemble des lignes une signification qui vient compléter celle de la face. La physionomie est donc l'expression que donnent au corps sa forme et ses mouvements.

Dans les cariatides du temple d'Érechthée, vous admirez le calme, la grandeur de ces figures aux draperies majestueuses, aux lignes simples et graves, supportant, sans effort, le marbre qui semble ne pas peser sur elles. Voyez à Toulon les cariatides de Puget ; quel déploiement de force dans ces muscles violemment contractés, dans ces bras qui cherchent à soulager la tête du fardeau sous lequel tout le corps se roidit et va succomber.

Comparez un Silène à l'Hercule Farnèse; chez le vieil ami de Bacchus, les formes sont obèses, lourdes, flasques, c'est l'abjection de l'ivresse; des muscles puissants, la stabilité et la fierté de l'attitude, le geste noble, vous font reconnaître le dompteur des monstres et des vices. La Diane chasseresse, au pas sûr et rapide, est l'ennemie de la paresse et du repos, son allure est sévère et les passions humaines n'ont jamais fait battre sa poitrine virginale. La Vénus Anadyomène, gracieuse, craintive, incertaine dans sa démarche, tient beaucoup plus de la faible humanité.

C'est à ce profond sentiment de la physionomie chez les grands artistes, que nous devons d'être si vivement émus à la vue de leurs chefs-d'œuvre, et les anciens ne méritent pas, suivant nous, le reproche qu'on leur adresse communément sur le peu d'expression des têtes.

Les Grecs, pour qui la statuaire était surtout un art monumental, donnèrent à leurs figures le calme et la dignité des dieux, bien plutôt que les passions humaines; aussi le mouvement était sobre, la ligne simple et l'expression des têtes en harmonie avec celle des corps; mais quand ils abordaient un sujet dramatique, nous pouvons juger, d'après le peu d'œuvres qui nous restent, s'ils étaient moins admirables dans ce genre.

Ils se gardaient sans doute de faire grimacer leurs statues, c'était dans le mouvement surtout qu'ils plaçaient l'expression; mais le courroux dédaigneux ne se lit-il pas sur cette lèvre d'Apollon, la fierté n'est-elle pas empreinte dans les traits de la Vénus de Milo, l'attention insoucieuse du danger dans les yeux du Gladiateur, l'affection, presque l'amour paternel, dans cette tête bonne et spirituelle du Faune à l'Enfant, la douleur d'une mère dans la Niobé, la souffrance et la prière dans le regard du Laocoon? Les sculpteurs de la Renaissance s'imposaient la même règle avant que les œuvres de l'antiquité leur fussent révélées. Nous la voyons également suivie par les peintres, quoiqu'elle soit moins sévère pour eux et qu'elle doive se prêter à plus de détails dans un art plus rapproché de la nature vivante.

Les artistes trouvent dans l'anatomie physiologique d'utiles enseignements et des données précises sur la physionomie; mais c'est avec raison qu'ils s'abstiennent d'en faire une application rigoureuse et servile, car s'il importe au médecin de connaître exactement les fonctions de tel muscle, le statuaire et le peintre doivent se borner à l'expression vraie, mais non réaliste, que détermine sa contraction. Allez plus loin, ce qui est facile du reste, et vous arrivez à cette vérité repoussante que certains maîtres de l'école espagnole n'ont pas craint d'aborder. Saisie sur nature par la photographie, l'expression physiologique appartient à la science, elle lui est précieuse, mais, en la voyant, l'artiste se souvient que, comme le poëte, il doit indiquer seulement et laisser deviner ce qu'il ne peut mettre en scène sans révolter le spectateur.

Les mouvements d'où résulte la physionomie s'accordent toujours, et c'est à leur ensemble, à leur concordance qu'est due notre impression. La moindre négligence à cet égard nous choque dans un tableau, comme une fausse note dans l'orchestre; tandis que notre admiration est sans mélange pour l'œuvre d'art où rien n'est oublié.

Lethière peint Brutus assistant au supplice de ses fils. Le visage, l'attitude du consul n'expriment qu'une impitoyable sévérité, les plis de la toge sont irréprochables, mais les mains contractées laissent deviner les angoisses du père sous l'inflexibilité du juge.

David nous représente Brutus au moment où l'on rapporte les corps de ses fils. La tête est violente d'expression, les pieds, la main gauche, tout le corps sont contractés avec force, la main droite seule est nonchalamment fléchie et ne prend aucune part à cet état convulsif.

Mouvements d'expression. Dans son traité *de la Physionomie*, Gratiolet comprend sous le nom de mouvements d'expression, les modifications de forme, de couleur, etc , qui se manifestent à l'extérieur du corps, sous l'influence des causes les plus diverses. Ces mouvements sont *directs*, *sympathiques* ou *symboliques*.

Quand on regarde un objet, l'action des yeux et l'animation qu'ils donnent à la physionomie sont des *mouvements directs;* mais, si l'on regarde avec attention, le corps, prenant part à l'action des yeux, se penche en avant et semble vouloir se porter dans la direction de l'objet observé, ce sont là des *mouvements sympathiques;* enfin, la pensée d'un froid glacial nous donne le frisson, *mouvement symbolique.*

Les membres, le tronc et la tête, c'est-à-dire les gestes et les attitudes, contribuent singulièrement, comme nous venons de le dire, à compléter la physionomie;

les cavités, au contraire, n'y prennent aucune part et les mouvements d'expression ont pour siége la peau, les muscles et les yeux.

Coloration des téguments. La peau, surtout à la face, prend les teintes les plus variées, du rouge violacé à la pâleur livide, sous l'influence de causes physiques ou morales, qui activent ou ralentissent la circulation du sang; mais à la coloration du visage se joignent les mouvements musculaires et l'expression des yeux, qui lui donnent une signification déterminée.

Chez l'homme affaibli, les mouvements du cœur sont ralentis ou, quelquefois, précipités comme si l'organe voulait suppléer par le nombre de ses battements à l'énergie qui leur manque; le sang n'arrive pas aux téguments en quantité suffisante et la face est pâle, mais l'alanguissement des formes et du regard dénote la cause de cette pâleur.

Le froid amène la rétraction des tissus, la circulation se ralentit à la surface du corps, les traits semblent amaigris, les lèvres, le nez, les joues prennent une teinte livide et plombée, des frissons agitent quelquefois les membres et la mâchoire inférieure; à la face, comme sur tout le corps, les téguments sont le siége d'une constriction douloureuse, mais les yeux n'expriment que la souffrance, et quand un assassin lui reproche d'avoir peur, Bailly répond : « Mon ami, j'ai froid. »

Un exercice violent, la joie, la confusion, la fureur activent les mouvements du cœur et précipitent le cours du sang dans les téguments détendus, ou cédant à la force d'impulsion du liquide; mais la bouche ouverte, les narines dilatées, la poitrine haletante, la respiration forte et rapide, exprimant, aussi bien que les traits, une agitation purement physique, ne permettent pas d'attribuer à une cause morale la rougeur qui suit l'effort musculaire. La sérénité, l'expansion des traits, le sourire, l'éclat du regard et le bonheur qu'il exprime, quand le visage s'empourpre de joie, n'ont rien de commun avec les yeux baissés, les lèvres tremblantes, l'affaissement musculaire et l'embarras du maintien chez l'homme qui rougit de confusion. Vous reconnaîtrez facilement aussi les yeux hagards et provocateurs, les sourcils froncés, les lèvres serrées, tous les muscles contractés violemment ou convulsivement agités de l'homme en proie à la colère et chez qui, par un mouvement de réaction, le sang, ralenti d'abord dans sa course, injecte avec force les téguments.

On voit par ce peu d'exemples que si la coloration de la peau, variable sous l'influence des causes les plus diverses, est un élément important de la physionomie, elle n'a cependant qu'une signification douteuse et qui doit être complétée par l'expression d'ensemble des traits ou du corps.

Expression des muscles. L'action des muscles et les mouvements qui en résultent ont, au contraire, un caractère spécial soit dans leur ensemble, soit isolément, pour certains muscles de la face. Dans l'effort, ces mouvements embrassent la presque totalité du système musculaire et l'expression qui en résulte est des plus caractérisées. Reproduite par les arts plastiques, elle impressionne toujours vivement le spectateur, qui éprouve une sorte de contraction sympathique, mais bientôt elle fatigue et agace comme toutes les attitudes instables.

Les muscles de la face déterminent par leur contraction isolée ou associée des expressions diverses et répondent à tous les sentiments simples ou complexes. Ainsi, le frontal relève le sourcil dans l'attention et l'admiration ou l'étonnement, le sourcilier fronce le sourcil dans la souffrance, le grand zygomatique relève la commissure des lèvres dans le rire, le triangulaire des lèvres l'abaisse chez l'homme qui pleure; d'autres muscles concourent à exprimer l'agression, la frayeur, la colère, l'ironie, etc.; enfin, les moindres phases de nos sentiments sont modelées sur le visage par les contractions légères ou énergiques de muscles intimement unis aux téguments qu'ils entraînent, rident ou distendent. Un éminent physiologiste, M. Duchenne (de Boulogne) a précisé l'action de ces muscles dans les mouvements expressifs. Mais, si quelques-uns peuvent jouer dans la mimique du visage un rôle isolé, d'autres muscles prennent toujours part au mouvement, quand le sentiment ou la sensation acquièrent une certaine vivacité; ainsi le sourcilier peut exprimer à lui seul un certain degré de souffrance, mais quand la douleur est vive, les paupières qui se rapprochent, les narines qui se dilatent et d'autres signes encore prouvent l'action simultanée, la synergie de muscles différents. Pour le physiologiste et le médecin, des données rigoureusement exactes, à cet égard, ont la plus grande importance, elles en ont moins, nous l'avons déjà dit, pour l'artiste qui doit modeler, non pas seulement le muscle, mais l'ensemble des parties, plus ou moins éloignées, auxquelles s'étend son action. S'il doit connaître l'anatomie et les fonctions des muscles pour reproduire exactement leurs saillies dans les mouvements du corps et des membres, c'est bien plutôt l'étude du modèle vivant qui le guide, lorsqu'il s'agit de rendre l'expression des traits et, s'il échoue dans ce travail, c'est moins par ignorance de l'anatomie que par défaut de sentiment ou par impuissance.

On doit remarquer aussi combien les appréciationss varient au sujet des œuvres d'art. Chacun apporte dans leur examen la préoccupation de ses études, et, si le savant peut faire à bon droit certaines critiques, quelquefois aussi, dans ses jugements, le sentiment artistique est remplacé par les formules rigoureuses et les notions précises de la science; il n'admet pas que le peintre doive redouter d'être vrai comme un trompe-l'œil et que le sentiment profond de l'artiste doive être complété, dans son expression, par celui du spectateur; enfin, le savant peut être un homme de génie et manquer tout à fait de sens artistique. Gratiolet, cet esprit si fin et si élevé, ne voyait dans la *Création* de Raphaël qu'une « œuvre déplorable... un vieillard furieux poussant du pied et des mains pour séparer deux épaisses nuées... » L'homme qui appréciait en ces termes un des plus admirables chefs-d'œuvre de l'art était un savant de premier ordre, un grand physiologiste, et il a laissé, précisément sur la physionomie, un travail où l'on trouve l'observation la plus profonde et les aperçus les plus délicats.

Physionomie des sens. Plus la pensée domine le monde matériel et s'en éloigne, plus l'expression de la physionomie s'élève. La prière, la foi transportent l'homme dans un ordre d'idées purement intellectuelles et donnent à ses traits un caractère auquel les sens n'ont point de part. La résignation se rattache déjà aux affections terrestres, il s'y mêle un élément de douleur, morale ou physique, mais toujours exprimée par les traits de la souffrance. Au récit d'une action déshonorante, l'indignation prend une nuance de dégoût et l'impression morale semble affecter nos organes comme le ferait une impression matérielle.

Cette action indirecte et comme au figuré des sens sur la physionomie se mêle sans cesse à des mouvements d'un autre ordre et se traduit souvent avec autant d'énergie que les sensations réelles. Pour celles-ci, lorsqu'elles sont vives, elles dominent l'expression presque aussi complétement que les passions les plus violentes et peuvent, comme elles, imprimer aux traits le cachet d'une infirmité, d'un défaut ou d'un vice.

Nos sens, comme nous l'avons dit plus haut, sont unis par des rapports continuels de fonctions sympathiques ou complémentaires; ainsi la vue et le toucher, la vue et l'ouïe, le goût et l'odorat se contrôlent ou se complètent fréquemment par leur action simultanée, souvent même tous nos sens à la fois sont en jeu. Cette coïncidence des sensations reflétées par la physionomie est une source d'expressions variées et complexes, autant que peuvent l'être les impressions nerveuses transmises au cerveau, et, pour décrire la physionomie d'un sens, il faudrait presque relever tous les traits de chacun des autres.

L'*œil*, plus que tout autre organe des sens, donne à la physionomie l'expression d'intelligence et traduit la pensée. C'est par les yeux surtout que les passions se révèlent, que la joie ou la douleur, le courage ou la crainte, l'affection, la haine, l'envie, la franchise ou la duplicité se peignent sur le visage ; aussi dit-on, des sentiments d'un homme, qu'on les lit dans ses yeux.

Les mouvements du globe de l'œil, sa fixité, la contraction ou la dilatation des pupilles varient à l'infini l'expression du visage et donnent à l'ensemble des traits une signification déterminée; mais à ce langage mimique du globe oculaire, celui des paupières apporte un complément important et souvent décisif.

Quand la vision est facile, les traits expriment l'attention sans efforts, le visage est calme, les paupières modérément écartées découvrent le globe de l'œil qui se fixe sur l'objet en vue, le suit dans l'espace et fonctionne alors, comme tous les organes à l'état normal, sans que, pour ainsi dire, on en ait conscience; s'agit-il, au contraire, de distinguer un objet qu'on aperçoit difficilement, les paupières se rapprochent, on cligne l'œil, l'immobilité du corps, la respiration suspendue dénotent une attention plus marquée, le haut du visage se contracte, les traits prennent une expression pénible et qui donne quelquefois au regard des myopes un caractère désobligeant.

La figure de l'aveugle est rarement empreinte de tristesse, mais l'immobilité des traits qui s'animeraient dans la vision a quelque chose de morne et produit un contraste douloureux.

Dans l'*audition*, l'attention est aussi plus ou moins caractérisée. S'il faut distinguer un bruit lointain ou apprécier un son, la tête s'incline et se tourne de manière à présenter, dans la direction du son, le pavillon de l'oreille; en même temps les yeux sont fixes et plus ou moins clignés. Le mouvement des lèvres de son interlocuteur est, pour le sourd, un moyen habituel de suppléer à l'insuffisance de l'ouïe; aussi les yeux et la tête entière, par sa pose, ont alors une expression d'attention pénible et toute particulière. En voyant le portrait de la Condamine, on reconnaissait, dit-on, que c'était celui d'un sourd. Même quand l'audition est facile, les yeux fonctionnent quelquefois comme auxiliaires de l'ouïe; pour bien entendre un orateur, il faut qu'on le voie, le geste et l'expression de la physionomie semblent ajouter à la clarté des paroles, et la leçon d'un professeur ne peut être bien suivie, si quelque obstacle s'interpose entre lui et les yeux de l'élève qui l'écoute.

Le ravissement, une sorte d'ivresse, se peint dans les traits de l'amateur de musique à l'audition d'un chef-d'œuvre, toute la force d'attention est concentrée dans un seul organe; les traits sont légèrement contractés par le sourire ou toute autre expression en rapport avec le caractère de la phrase musicale, les yeux sont demi-clos ou fermés, quelquefois cependant ils se fixent avec angoisse sur le chanteur, dans un passage difficile, ou avec enthousiasme sur Habeneck entraînant son orchestre par un geste passionné.

Un bruit déchirant, un son criard ou discordant vient-il frapper l'oreille, les yeux se ferment encore, mais en même temps les lèvres, le nez, tout le visage se contractent, comme si les autres sens voulaient concourir à préserver celui de l'audition du supplice qu'il endure et dont l'orifice immobile de son organe ne peut le défendre. C'est la souffrance impatiente et non plus le charme d'une sensation délicieuse.

Sous l'influence de l'*odorat* et du *goût*, la physionomie

prend des expressions très-variées et qui rendent parfaitement la douceur ou la force de la sensation, le degré du plaisir qui l'accompagne, ou la répugnance, l'horreur qu'il nous cause. Ici, comme dans l'audition, les mouvements sympathiques se joignent aux mouvements directement produits dans les organes affectés. Quand le goût est en jeu, presque toujours les expressions se confondent ; car il est rare qu'à la saveur ne se joigne pas un arome qui complète son mérite ou la rende encore plus insupportable. Mais, qu'il exprime la satisfaction ou l'antipathie, le jeu de la physionomie, dans les sensations de cet ordre, n'a jamais rien d'élevé, souvent même il dévoile un certain abaissement de l'individu ; c'est que la vue et l'ouïe sont en rapport immédiat avec les facultés les plus précieuses de l'intelligence, tandis que le goût et l'odorat parlent surtout aux appétits matériels. Il ne faut pas, cependant, juger trop sévèrement la jubilation d'un gourmet assis devant une bonne table : le meilleur compliment qu'il puisse faire à son hôte, c'est de se montrer digne appréciateur d'un repas exquis. Vous verrez dans un instant l'esprit, vivifié par cette douce influence, animer les yeux de votre convive d'un trait lumineux qui vous fera pardonner facilement à sa bouche ce qu'elle a d'un peu sensuel.

C'est par le sens du *tact* que nous acquérons la notion certaine de la forme des corps, de la distance, de la résistance, du poids, de la température, etc. De plus, ce sens confirme le témoignage de nos yeux et joint ses impressions à celles de la vue, souvent d'une manière effective et toujours par la pensée.

Le toucher produit donc en nous des mouvements

d'expression en rapport avec nos sensations tactiles ou visuelles, et ces mouvements sont tantôt directs, comme dans l'effort, tantôt sympathiques et signalant l'impression produite à la peau. Enfin le toucher est l'origine des mouvements symboliques par lesquels nous exprimons la pensée de rapprocher ou d'éloigner de nous un objet. C'est encore à ce sens que se rapporte le geste dont nous accompagnons nos paroles. Nous affirmons un fait en appuyant de la main comme pour poser solidement un corps ; nous nions, en écartant la proposition erronée ou mensongère ; nous exprimons le doute en tenant la main suspendue et comme hésitant à prendre ou à repousser. Qu'un être chéri nous quitte ou que nous le revoyions après l'absence, la main s'étend vers lui comme pour le retenir ou le rapprocher de nous plus promptement. Qu'un récit ou une hypothèse nous révolte, nous les repoussons vivement du geste comme de la pensée. Dans l'adieu amical, nous envoyons à travers l espace nos vœux à celui qui en est l'objet ; quand l'adieu exprime l'inimitié, d'un mouvement brusque, nous brisons tout lien. La main ouverte se porte en arrière pour témoigner la crainte ou l'horreur, comme pour éviter le contact; elle va au-devant de la main amie ; elle s'élève suppliante dans la prière vers celui dont elle attend le secours; elle caresse avec amour la joue satinée de l'enfant et se pose sur sa tête pour appeler la bénédiction du ciel, en un mot, le toucher, réel ou imaginaire, vient sans cesse ajouter un trait à la physionomie.

TABLE DES MATIÈRES

PARIS. — IMP. SIMON RAÇON ET COMP., RUE D'ERFURTH, 1.

BIBLIOTHÈQUE
DES MERVEILLES

DIRIGÉE

PAR ÉDOUARD CHARTON

ENVIRON 100 VOLUMES

ILLUSTRÉS DE NOMBREUSES VIGNETTES

Prix de chaque volume broché : 2 fr. 25 c.

La reliure en percaline, tranches rouges, se paye en sus 1 fr. 25 c.

Nous appelons « merveilles » ce qu'il y a de plus admirable dans la nature, dans les sciences, dans l'industrie, dans les arts, dans l'histoire, dans l'homme, dans tout ce qui est digne de notre intérêt en dehors de nous et en nous-même.

Depuis les métamorphoses de la petite graine en fleur ou de la chenille en papillon jusqu'aux évolutions sublimes des astres, combien de beautés à contempler, à admirer, à essayer de comprendre dans l'immense panorama de la nature !

Depuis les premières observations de quelques hommes de génie dans l'antiquité, les Aristote et les Archimède, jusqu'aux prodigieuses découvertes, nées hier sous nos yeux et l'honneur de notre siècle, application de la vapeur, de l'électricité, ou de la chimie, que d'admirables éclairs de l'intelligence humaine, que de conquêtes glorieuses sur l'ignorance ! Qui pourrait, sans être ému, sans être pénétré de respect et saisi d'admiration, entrer dans ce cercle des sciences qui va s'élargissant sans cesse, et, de siècle en siècle, tend de tous les points de sa circonférence vers l'infini !

Dans l'industrie, comment ne pas admirer tant de nombreux témoignages de la puissance humaine en lutte avec la nature, soit qu'on la suive cherchant l'or, le fer, la houille dans les entrailles de la terre, soit qu'on la contemple à l'œuvre dans ces fournaises éblouissantes, dans ces ruches laborieuses, usines et fabriques, où nuit et jour des essaims d'hommes font subir à la matière les transformations nécessaires à l'accroissement de notre bien-être, de nos forces, et au perfectionnement de nos moyens d'action.

Et quelles merveilles que ces chefs-d'œuvre des arts, peinture, sculpture, architecture, musique, ou poésie, dont les inspirations variées sont pour nous l'intarissable source de surprises si charmantes et de si doux ravissements !

L'admiration pour tout ce qui a une véritable grandeur est la plus noble de nos facultés et aussi la plus heureuse, car c'est celle qui a le plus de sujets de se satisfaire, sans mélange d'amertume, d'envie, ou d'aucun des sentiments qui abaissent ou altèrent la dignité de notre nature.

Laissons-nous aller, simplement, naturellement, aux délicieux enchantements qui rayonnent de toutes ces magnificences de l'univers, de toutes ces beautés et de tous ces progrès de la civilisation, qui nous font aimer le don de la vie, nous aident à supporter nos épreuves, nous consolent de nos misères, et nous inspirent la confiance qu'un jour l'étincelle sacrée qui est en nous deviendra flamme et notre petitesse grandeur.

N'est-ce pas au moment où, grâce à l'accroissement rapide des écoles et des cours publics, un grand nombre de nouvelles intelligences s'entr'ouvrent à la curiosité d'apprendre, qu'il est opportun et utile de montrer les pentes agréables et faciles qui conduisent aux premières études des sciences et des arts ? La raison suffira bien pour enseigner ensuite que des efforts plus sérieux deviendront nécessaires lorsque le goût, une fois né, aura communiqué aux esprits la persévérance et l'énergie d'application sans lesquelles, en effet, on ne saurait s'approprier une instruction solide et suffisamment complète.

Voilà le but que nous nous proposons d'atteindre par cette série d'ouvrages dont nous avons commencé la publication ; voilà ce que veut exprimer, annoncer, et conseiller notre titre ; voilà la conviction et l'espérance que partagent les professeurs, les savants, les littérateurs qui se sont groupés autour de nous, animés qu'ils sont, ainsi que nous, du désir de seconder l'heureux mouvement qui porte aujourd'hui toutes les classes de la société vers l'instruction.

Édouard CHARTON.

BIBLIOTHÈQUE DES MERVEILLES

OUVRAGES EN VENTE

BADIN (A.) : *Grottes et cavernes ;* 2ᵉ édition. 1 vol. illustré de 55 vignette par Camille Saglio.

BAILLE (J.) : *Les merveilles de l'électricité ;* 2ᵉ édition. 1 vol. illustré de 71 vignettes, par Jahandier.

BERNARD (Frédéric) : *Les évasions célèbres ;* 2ᵉ édition. 1 vol. illustré de 26 vignettes, par Bayard.

BOCQUILLON (Henri) : *La vie des plantes;* 2ᵉ édition. 1 vol. illustré de 60 vignettes, par Faguet, etc.

CAZIN (A.) : *La chaleur;* 2ᵉ édition. 1 vol. illustré de 92 vignettes, par Jahandier et d'une planche en couleur.

—— *Les forces physiques;* 2ᵉ édition. 1 vol. illustré de 58 vignettes, par A. Jahandier.

DEHERRYPON. *Les merveilles de la chimie.* 1 vol. illustré de 58 vignettes par Marie, Férat, Jahandier, etc.

DEPPING (G.) : *Les merveilles de la force et de l'adresse;* 2ᵉ édition. 1 vol. illustré de 80 vignettes par E. Ronjat et Rapine.

DIEULAFAIT. *Les pierres précieuses.* 1 vol. illustré de 130 vignettes.

DUPLESSIS (G.) : *Les merveilles de la gravure.* 1 vol. illustré de 32 reproductions de gravures, par P. Sellier, etc.

FLAMMARION (C.) : *Les merveilles célestes,* lectures du soir. 3ᵉ édition. 1 vol. illustré de 46 vignettes et de 2 planches.

FONVIELLE (W. de) : *Les merveilles du monde invisible;* 3ᵉ édition. 1 vol. illustré de 115 vignettes.

—— *Éclairs et tonnerre;* 2ᵉ édition. 1 vol. illustré de 39 vignettes par E. Bayard et H. Clerget.

GIRARD (J.). *Les plantes étudiées au microscope.* 1 vol. illustré de 380 fig., d'après les photographies de l'auteur.

GIRARD (M.) : *Les métamorphoses des insectes;* 3ᵉ édition. 1 vol. illustré de 308 gravures.

GUILLEMIN (A.) : *Les chemins de fer;* 3ᵉ édition. 1 vol. illustré de 111 vign.

—— *La vapeur.* 1 vol. illustré de 95 vignettes, par B. Bonnafoux, A. Jahandier et A. Marie.

JACQUEMART (A.) : *Les merveilles de la céramique.* Iʳᵉ partie (Orient); 2ᵉ édition. 1 vol. illustré de 53 vignettes, par H. Catenacci.

—— *Les merveilles de la céramique.* IIᵉ partie (Occident) ; 2ᵉ édition. 1 vol. illustré de 221 vignettes, par J. Jacquemart.

—— *Les merveilles de la céramique.* IIIᵉ partie (Occident). 1 vol. illustré de 48 vignettes et de 833 monogrammes, par J. Jacquemart.

LACOMBE (P.) : *Les armes et les armures;* 2ᵉ édition. 1 vol. illustré de 60 vignettes, par H. Catenacci.

LANDRIN (A.) : *Les plages de la France;* 2ᵉ édition. 1 vol. illustré de 140 vignettes par Mesnel.

—— *Les monstres marins.* 1 vol. illustré de 41 vignettes par Mesnel.

LANOYE (F. de). *L'homme sauvage.* 1 vol. illustré de 35 vign. par E. Bayard.

LEFÈVRE (A.) : *Les merveilles de l'architecture;* 3ᵉ édition. 1 vol. illustré de 50 vignettes par Théroud, Lancelot, etc.

—— *Les parcs et les jardins;* 2ᵉ édition. 1 vol. illustré de 29 vignettes, par A. de Bar.

LE PILEUR (Dʳ) : *Les merveilles du corps humain;* 2ᵉ édition. 1 vol. illustré de 45 gravures, par Léveillé.

LÉVÊQUE. *Les harmonies providentielles.* 1 vol. illustré de 4 eaux-fortes.

MARION (Fulgence) : *Les merveilles de l'optique;* 2ᵉ édition. 1 vol. illustré de 70 vignettes, par A. de Neuville et Jahandier, et d'une planche tirée en couleur.

—— *Les ballons et les voyages aériens;* 2ᵉ édition. 1 vol. illustré de 30 vignettes, par P. Sellier.

—— *Les merveilles de la végétation;* 2ᵉ édition. 1 vol. illustré de 45 vignettes, par Lancelot.

MARZY (F.) : *L'hydraulique*. 1 vol. illustré de 60 vignettes, par Jahandier.

MENAULT (E.) : *L'intelligence des animaux;* 2e édition. 1 vol. illustré de 80 vignettes, par E. Bayard.

MEUNIER (V.) : *Les grandes chasses;* 2e édition. 1 vol. illustré de 21 vignettes, par Lançon.

—— *Les grandes pêches*. 1 vol. illustré de 85 vignettes par Riou.

MILLET. *Les merveilles des fleuves et des ruisseaux*. 1 vol. illustré de 65 vignettes, par Mesnel, et d'une carte.

RADAU (R.) : *L'acoustique;* 2e édition. 1 vol. illustré de 114 vignettes, par Lœschin, Jahandier, etc.

RENARD (L.) : *Les phares*. 1 vol. illustré de 35 vignettes, par Jules Noël, Rapine, etc.

—— *Les merveilles de l'art naval*. 1 vol. illustré de 50 vignettes, par Morel-Fatio.

RENAUD (A.). *L'héroïsme*. 1 vol. illustré de 15 vignettes par Paquier.

REYNAUD (J.) : *Histoire élémentaire des minéraux usuels;* 3e édition 1 vol. illustré de 2 planches en couleur et de 2 planches en noir.

SAUZAY (A.) : *La verrerie* depuis les temps les plus reculés jusqu'à nos jours 2e édition. 1 vol. illustré de 67 vignettes, par B. Bonnafoux.

SIMONIN (L.) : *Les merveilles du monde souterrain;* 2e édition. 1 vol. contenant 18 gravures, par A. de Neuville, et 9 cartes.

SONREL (L.) : *Le fond de la mer;* 2e édition. 1 vol. illustré de 90 vignettes, par Mesnel, Yan' Dargent et Férat.

TISSANDIER (G.) : *Les merveilles de l'eau;* 2e édition. 1 vol. illustré de 77 vignettes, par A. de Bar, Clerget, Riou, Jahandier, etc., et de 6 cartes.

—— *La houille*. 1 vol. illustré de 50 vignettes, par A. Jahandier, A. Marie et A. Tissandier.

VIARDOT (L.) : *Les merveilles de la peinture;* Ire série; 2e édition. 1 vol. illustré de 15 vignettes, par Paquier.

—— *Les merveilles de la peinture,* IIe série. 1 vol. illustré de 11 reproductions de tableaux, par Paquier.

—— *Les merveilles de la sculpture*. 1 vol. illustré de 61 reproductions de statues, par Petot, P. Sellier, Chapuis, etc.

ZURCHER ET MARGOLLÉ : *Les ascensions célèbres*. 1 vol. illustré de 37 vignettes, par A. de Bar.

—— *Les glaciers;* 2e édition. 1 vol. illustré de 45 vignettes, par E. Sabatier.

—— *Les météores;* 3e édition. 1 vol. illustré de 23 vignettes, par Lebreton.

—— *Volcans et tremblements de terre*. 1 vol. illustré de 62 vignettes, par E. Riou.

—— *Les naufrages célèbres*. 1 vol. illustré de 30 vignettes par Jules Noël.

Un grand nombre d'autres volumes sont en préparation

PARIS. — IMP. SIMON RAÇON ET COMP., RUE D'ERFURTH, 1.

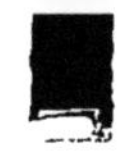

www.ingramcontent.com/pod-product-compliance
Ingram Content Group UK Ltd.
Pitfield, Milton Keynes, MK11 3LW, UK
UKHW020427200726
13857UKWH00002B/312